医疗护理员职业培训教程

储爱琴 田凌云 / 主编

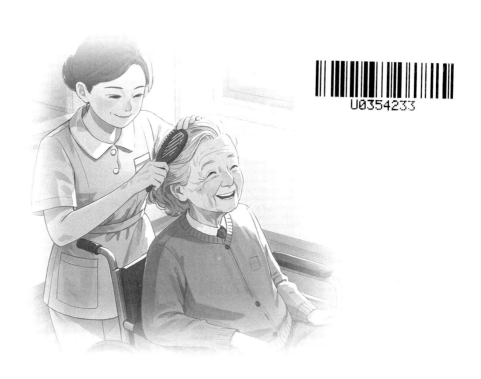

中国科学技术大学出版社

内 容 简 介

本书依据国家卫生健康委员会等五部门联合发布的《医疗护理员培训大纲(试行)》以及国家人力资源和社会保障部、国家卫生健康委员会联合制定的《医疗护理员国家职业标准》,参考国内外相关书籍、文献编写而成。按服务对象不同,全书分为3篇共17章,分别介绍了以一般患者、老年患者、孕产妇和新生儿为主要服务对象的医疗护理基础理论和技术技能。内容全面系统,表述简单易懂、图文并茂,培训要求突出标准化、规范化及实用性。部分内容配有技术操作二维码,方便读者阅读学习。

本书适用于医疗护理员、照护员、行业管理者、患者及其家属等相关人员使用。

图书在版编目(CIP)数据

医疗护理员职业培训教程 / 储爱琴,田凌云主编. -- 合肥:中国科学技术大学出版社,2025.3. -- ISBN 978-7-312-06238-4

Ⅰ. R47

中国国家版本馆CIP数据核字第20252NJ494号

医疗护理员职业培训教程

YILIAO HULIYUAN ZHIYE PEIXUN JIAOCHENG

出版	中国科学技术大学出版社
	安徽省合肥市金寨路96号,230026
	http://www.press.ustc.edu.cn
	https://zgkxjsdxcbs.tmall.com
印刷	合肥市宏基印刷有限公司
发行	中国科学技术大学出版社
开本	787 mm×1092 mm 1/16
印张	22.5
字数	562千
版次	2025年3月第1版
印次	2025年3月第1次印刷
定价	68.00元

本书编委会

主　编　储爱琴　田凌云
副主编　秦寒枝　程桂芝　董桂平
编　委（以姓氏笔画为序）

王忠丽　王　咪　邓小山　叶敏慧
白　璐　朱梦瑶　刘　柳　孙　丽
孙彩杰　李玉华　李晨晨　李静茹
吴小婷　余　娟　辛友地　张洪辉
张凌晨　张海玲　赵梦倩　姚志远
姚秀英　贺雪梅　倪倩倩　郭溪溪
唐稳雪　彭建飞　蒋亚琴　程　兰
楚　丽

前　言

在现代医疗体系中，医疗护理员发挥着重要的作用，是医疗团队中不可或缺的生力军。作为医疗辅助服务人员之一，经过职业培训，具备一定护理知识和技能的医疗护理员，主要负责协助护士对患者，尤其是老年患者、孕产妇和新生儿患者，进行日常照护和生活护理工作，对于优化护理资源分配、完善护理层级结构、缓解住院患者生活护理的劳动力供给不足等问题，精准对接人民群众多样化、多层次的健康需求，实施健康中国战略、提升人民群众健康水平具有重要意义。

早在2018年，国家卫生健康委员会、国家发展和改革委员会、教育部等11个部门就联合印发了《关于促进护理服务业改革与发展的指导意见》，明确要求各级医疗机构加强医疗护理员的规范管理，加快辅助型护理人员的培养、培训。2019年国家卫生健康委员会、财政部、人力资源和社会保障部、国家市场监管总局、国家中医药管理局五部门印发的《关于加强医疗护理员培训和规范管理有关工作的通知》中强调，医疗机构应当使用培训合格的医疗护理员从事相应工作，合法、规范用工。五部门同时发布了《医疗护理员培训大纲（试行）》，首次建立了医疗护理员培训的国家标准。同年，人力资源和社会保障部、民政部联合颁布《养老护理员国家职业技能标准（2019年版）》，根据养老护理员发展的新情况、新特点，突出强调职业技能要求、放宽入职条件、拓宽职业空间、缩短晋级时间，促进医疗护理员队伍健康发展。2024年2月29日，人力资源和社会保障部、国家卫生健康委员会共同发布《关于颁布医疗护理员国家职业标准的通知》，正式颁布《医疗护理员国家职业标准（2024年版）》，进一步明确了目前医疗护理员培训的最新标准，自公布之日起正式施行。该标准的指导思想是"以职业活动为导向、职业技能为核心"，对医疗护理员的职业活动内容进行了规范、细致的描述，进一步明确规定了各等级医疗护理员的服务技能和应该达到的理论知识水平与技能层次。

随着一系列新政策、新法规的出台,以及职业认证、专业培训和国家技能标准的不断修订,国家对医疗护理员的重视程度日益增强,这些举措旨在满足医疗护理员的职业发展需求,推动其职业化培训进程。

医疗护理员的工作涵盖患者的饮食起居、个人卫生、康复训练等多个方面,致力于为患者提供全面且个性化的照护服务,旨在促进患者的康复进程并提升其生活质量。此外,医疗护理员必须严格遵守相关的法律法规和职业道德规范,以确保工作的安全性、有效性和规范性。基于当前的政策环境和医疗护理员的工作特性,本书紧密围绕《医疗护理员培训大纲(试行)》及《医疗护理员国家职业标准(2024年版)》的指导精神,以患者需求为核心,紧密结合临床护理的实际情况与需求。同时,考虑到医疗护理员的文化背景差异,本书在强调生活照护理论及技能的基础上,还特别注重对医疗护理员职业认知、工作认知的培养,以及感染控制常识和患者安全意识的提升,旨在全面提高医疗护理员的专业素养和服务质量。

本书内容分为3篇,共17章。其中,第一篇讲述以一般患者为主要服务对象的照护,包括职业道德和工作规范、生活照护、消毒隔离、安全与急救、观察与测量、康复保健、辅助医疗护理配合方法、人文关怀等。第二篇讲述以老年患者为主要服务对象的照护,包括老年人身心特点、老年人常见疾病照护、老年人常见症状照护等。第三篇讲述以孕产妇和新生儿为主要服务对象的照护,包括孕产妇身心特点、孕产妇日常照护、孕产妇常见疾病照护、新生儿日常照护、新生儿常见疾病及其症状的识别与照护、新生儿安全与急救等。内容选取严格遵循规范、实用、直观的原则,确保技能全面、理实交融、表述简洁、质量上乘。此外,我们还精心收录了护理服务实践中常用的项目,录制了教学视频,通过强化视觉效果,实现培训操作的具体化和形象化,有助于医疗护理员快速学习、领会和实践常用操作技能。

中国科学技术大学附属第一医院(安徽省立医院)是一所设备先进、专科齐全、技术力量雄厚,集医疗、教学、科研、预防、保健、康复、急救于一体的省级大型三级甲等综合性医院,长期承担着高校护理专业学生的教学和临床带教工作。近年来,医院在医疗护理员管理方面持续进行改进与优化,积累了丰富的培训经验。参与本书编写的作者均来自临床一线,是护理领域的专家,拥有丰富的护理临床与教育经验。因此,本书适用于高等医学院校、职业院校、行业学会、医疗机构以及职业培训机构,作为开展医疗护理员培训的教材和重要参考资料。

在本书的编写过程中，我们得到了安徽省卫生健康委员会的热情支持、充分肯定和精准指导；参与编写、审稿的专家和工作人员夜以继日，鼎力相助，为本书的出版付出了辛劳和智慧。在本书即将付梓出版之际，一并向他们表示深切的感谢。由于时间紧迫、编者水平有限，书中难免存在疏漏与不足，敬请同行专家、学者和读者不吝赐教、批评指正，以便日后再版时进一步修改完善。

编 者

2024 年 10 月

编者注：我们将不定期更新书中的教学视频，如果原二维码失效无法读取，欢迎至中国科学技术大学出版社官网—下载专区—教学资源中寻找浏览。官网网址：http://press.ustc.edu.cn/main.htm。

目 录

前言 ·· (i)

第一篇 以一般患者为主要服务对象

第一章 职业道德和工作规范 ·· (002)
 第一节 医疗护理员职业道德 ·· (002)
 第二节 医疗护理员岗位职责 ·· (003)
 第三节 医疗护理员行为规范 ·· (004)
 第四节 服务对象的权利与义务 ··· (007)

第二章 生活照护 ·· (010)
 第一节 饮食照护 ·· (011)
 第二节 清洁照护 ·· (018)
 第三节 睡眠照护 ·· (034)
 第四节 排痰照护 ·· (037)
 第五节 排泄照护 ·· (040)
 第六节 移动照护 ·· (045)
 第七节 冷热应用 ·· (059)
 第八节 压力性损伤预防 ··· (066)

第三章 消毒隔离 ·· (071)
 第一节 手卫生 ··· (071)
 第二节 戴(脱)手套/口罩/帽子 ·· (073)
 第三节 隔离技术 ·· (077)
 第四节 医疗废物的分类与管理 ··· (082)
 第五节 职业安全与防护 ··· (084)
 第六节 环境及物品的清洁与消毒 ·· (086)

第四章 安全与急救 ·· (092)
 第一节 患者安全防护 ·· (092)
 第二节 保护用具的使用与观察 ··· (100)
 第三节 停电与火灾应急预案 ·· (102)

第四节　初级急救知识及心肺复苏术 …………………………………… (104)
第五章　观察与测量 ……………………………………………………………… (106)
　　第一节　身高、体重的测量与记录 ……………………………………… (106)
　　第二节　生命体征的观察与测量 ………………………………………… (109)
　　第三节　呕吐的观察 ……………………………………………………… (119)
　　第四节　手术伤口敷料观察 ……………………………………………… (120)
　　第五节　皮肤黏膜的观察与记录 ………………………………………… (120)
　　第六节　大小便的观察与测量 …………………………………………… (122)
　　第七节　低血糖的观察和处理 …………………………………………… (125)
　　第八节　患者标识的分类和观察 ………………………………………… (126)
第六章　康复保健 ………………………………………………………………… (131)
　　第一节　协助患者肢体活动锻炼 ………………………………………… (131)
　　第二节　辅助用具的使用 ………………………………………………… (133)
　　第三节　中药服用的基本知识和中药饮片的煎煮方法 ………………… (135)
第七章　辅助医疗护理配合方法 ………………………………………………… (138)
　　第一节　配合标本留取方法 ……………………………………………… (138)
　　第二节　常用检查配合方法 ……………………………………………… (141)
　　第三节　给药照护 ………………………………………………………… (145)
第八章　人文关怀 ………………………………………………………………… (149)
　　第一节　患者心理特点 …………………………………………………… (149)
　　第二节　沟通技巧 ………………………………………………………… (151)
　　第三节　安抚照护 ………………………………………………………… (154)
　　第四节　安宁疗护 ………………………………………………………… (156)

第二篇　以老年患者为主要服务对象

第九章　老年人身心特点 ………………………………………………………… (164)
　　第一节　老化与衰老 ……………………………………………………… (164)
　　第二节　老年人生理与心理特点及常见心理问题 ……………………… (166)
　　第三节　老年人衰老过程中的照护要点 ………………………………… (167)
第十章　老年常见疾病照护 ……………………………………………………… (172)
　　第一节　老年高血压患者的照护 ………………………………………… (172)
　　第二节　老年冠心病患者的照护 ………………………………………… (177)
　　第三节　老年慢性阻塞性肺病患者的照护 ……………………………… (178)
　　第四节　老年坠积性肺炎患者的照护 …………………………………… (182)
　　第五节　老年脑卒中患者的照护 ………………………………………… (185)
　　第六节　老年糖尿病患者的照护 ………………………………………… (188)
　　第七节　老年消化道溃疡患者的照护 …………………………………… (191)

| 第八节 | 老年骨质疏松患者的照护 | (195) |
| 第九节 | 老年阿尔茨海默病患者的照护 | (198) |

第十一章　老年人常见症状照护 (204)

第一节	老年吞咽障碍患者的照护	(204)
第二节	老年营养障碍患者的照护	(210)
第三节	老年排泄障碍患者的照护	(217)
第四节	老年睡眠障碍患者的照护	(228)
第五节	老年意识障碍患者的照护	(232)
第六节	老年视听障碍患者的照护	(238)
第七节	老年疼痛患者照护	(241)
第八节	老年抑郁患者的照护	(245)

第三篇　以孕产妇和新生儿为主要服务对象

第十二章　孕产妇身心特点 (250)

第一节	妊娠期生理特点	(250)
第二节	产褥期生理特点	(252)
第三节	孕产妇的心理特点及常见的心理问题	(255)

第十三章　孕产妇日常照护 (258)

第一节	围生期和产褥期的生活照护	(258)
第二节	产褥期卫生指导	(268)
第三节	孕产妇营养指导	(272)
第四节	母乳喂养指导	(277)

第十四章　孕产妇常见疾病照护 (285)

第一节	妊娠期高血压疾病	(285)
第二节	妊娠合并糖尿病	(287)
第三节	妊娠合并肝内胆汁淤积综合征	(289)
第四节	前置胎盘	(290)
第五节	胎膜早破	(291)
第六节	胎盘早剥	(292)
第七节	羊水量异常	(293)
第八节	早产	(294)
第九节	产后出血	(295)
第十节	围产期抑郁症	(296)

第十五章　新生儿日常照护 (298)

第一节	新生儿的生理特点	(298)
第二节	新生儿生长发育	(302)
第三节	新生儿日常照护	(306)

第四节　新生儿喂养 …………………………………………………………（319）
　　第五节　新生儿感染的预防 ……………………………………………………（320）
　　第六节　新生儿预防保健 ………………………………………………………（323）
第十六章　新生儿常见疾病与症状及其照护 ……………………………………（327）
　　第一节　黄疸 ……………………………………………………………………（327）
　　第二节　尿布皮炎 ………………………………………………………………（329）
　　第三节　脐炎 ……………………………………………………………………（331）
　　第四节　湿疹 ……………………………………………………………………（333）
　　第五节　排泄异常 ………………………………………………………………（335）
　　第六节　体温异常 ………………………………………………………………（337）
　　附：新生儿给药照护 ……………………………………………………………（340）
第十七章　新生儿安全与急救 ……………………………………………………（343）
　　第一节　新生儿呕吐窒息的急救——海姆立克急救法 ………………………（343）
　　第二节　新生儿跌落的照护 ……………………………………………………（345）
　　第三节　新生儿烫伤的照护 ……………………………………………………（346）

第一篇
以一般患者为主要服务对象

第一章　职业道德和工作规范

医疗护理员是对患者和其他需要照护的人群提供生活照护,并在医护人员的指导下进行部分辅助工作的人员,不属于医疗机构卫生专业技术人员。医疗护理员的职业道德和工作规范是针对其行业特点制定的从业人员应遵守的具体职业要求。一个合格的医疗护理员不但需要具备所从事职业的专业素质,如理论知识、专业技能,而且还要具备该专业所需要的道德素养。学习医疗护理员的职业道德、岗位职责、行为规范和服务对象的权利与义务这些内容,在一定程度上能够规范医疗护理员的照护行为,对提高服务质量具有重要意义。

【学习目标】

1. 识记
正确叙述医疗护理员的职业道德、岗位职责、行为规范的基本概念。

2. 理解
（1）正确描述医疗护理员的职业道德要求。
（2）正确描述医疗护理员的岗位职责要求。
（3）正确描述医疗护理员的行为规范要求。
（4）正确描述服务对象的权利与义务。

3. 应用
（1）应用医疗护理员的职业道德、岗位职责、行为规范要求自己,规范服务。
（2）保护服务对象的正当权利,监督服务对象正确履行义务。

第一节　医疗护理员职业道德

职业道德是指从事一定职业的人们,在特定工作中以其内心信念和特殊社会手段来维系行为规范的总和,是人们在从事职业的过程中形成的一种内在的、非强制性的约束机制。

一、医疗护理员职业道德概述

医疗护理员职业道德是在一般社会道德的基础上,根据医疗护理员职业性质、任务,以及医疗护理员岗位对患者所承担的社会义务与责任,对其提出的职业道德规范和行为规范,是医疗护理员用于指导自己言行,调整与患者、集体之间关系的标准,也是判断自己和他人在工作过程中是非、善恶、荣辱的标准。

二、医疗护理员职业道德的具体要求

（1）奉行救死扶伤的人道主义精神，履行维护生命、减轻痛苦、预防疾病、增进健康的专业职责。

（2）依法依规执业，严格执行照护制度和规程，履行岗位职责，工作严谨、慎独，对个人判断及执业行为负责。

（3）遵守所在医院院纪、院规，坚守岗位，不迟到、不早退、不离岗、不串岗、不做私事，未经上级领导同意，不得擅自换班、积假、借假；有事需先请假，经批准后方可离开。

（4）严格执行消毒隔离制度，做好手卫生和基本防护，生活垃圾、医用垃圾分类处置、及时处理。

（5）不得在病区内聊天、会客、打闹嬉戏等；不得在工作时间干私活。

（6）服务热情主动，对患者一视同仁。尊重、关心患者，保护患者隐私，维护患者健康权益。

（7）具备"五心"的人文关怀能力。"五心"，即耐心、细心、爱心、同理心、责任心。耐心和细心是最起码的工作态度，爱心和同理心是架构医疗护理员与患者之间理解的桥梁，责任心是履行工作职责的自觉态度。

（8）培养钻研业务精神，勤奋好学，敏锐果断，具有爱心耐心，具有应变、动手、自控等能力。

（9）严格遵守劳动纪律，不准向患者索要钱财，严禁私拿公物及患者钱物。

（10）诚实谦让，工作中互相尊重，团结协作，不弄虚作假，不闹纠纷。

（11）关心集体，爱护公物，不谋私利，不假公济私。

（12）服从安排，有意见向上级领导提出，如意见未被采纳，不得影响工作。

第二节　医疗护理员岗位职责

医疗护理员的岗位职责是指对其所从事照护工作的职责和任务进行规定，以明确工作内容和范围，使工作井然有序，提高工作效率和质量，减少不良事件的发生，使患者得到周到、满意的照护。

一、岗位职责总体要求

医疗护理员应接受护理管理者的领导，并在责任护士的监督下，承担低技术含量以及低安全风险的照护活动，应具有医院感染防控意识，掌握医院感染控制原则与方法，掌握清洁、消毒以及隔离的知识与技术，在照护活动中必须严格遵守和实施消毒隔离规范。禁止执行其他有创性、侵入性、无菌性技术护理操作，如输液、注射、配药等。不能单独实施危重患者的生活护理，如有需要，应在执业护士的带领下进行。

二、岗位职责具体内容

（1）遵守国家各部门相关法律法规及所在医院各项规章制度。

（2）在执业护士的指导下，遵照分级护理标准，完成生活照护工作及辅助服务活动。

（3）持证上岗，仪容、仪表、礼仪符合要求。

（4）负责整理并维持室内环境和床单位的干净、整齐，定时整理用物。

（5）负责每日居室通风2次，每次30 min左右。

（6）协助护士为生活不能自理或仅能部分自理的患者提供日常卫生照护工作，包括口腔清洁、皮肤清洁、头发清洁、协助更换衣服、修剪指/趾甲。保证服务对象"三短六洁"。三短：头发、胡须、指(趾)甲短；六洁：口腔、皮肤、头发、手足、会阴及肛门清洁。

（7）协助护士为患者提供休息与活动照护，包括取合适卧位、变换卧位、下床活动、床椅转移、平车运送、肢体被动练习。

（8）协助护士提供饮食和排泄照护，包括进食进水、床上大小便、如厕，协助评估出入量，餐后负责清洁整理餐具，大小便后进行会阴部清洁，定期完成大小便器清洁消毒工作。

（9）协助护士做好标本采集、冰袋使用、热水袋使用、约束带使用、用药管理、各种检查和手术的准备工作。

（10）熟悉患者基本生命体征和常见症状，能够协助观察生命体征的变化。

（11）了解临终患者的生理、心理以及社会需求，协助做好临终关怀，为家属提供哀伤疗护。

（12）协助转科、出院、转院患者整理物品，协助医护人员安全转运患者。

（13）负责出院患者床单位的更换以及终末消毒。

（14）掌握基本人文沟通技巧，及时识别患者负面情绪并积极疏导，提供情感支持。

（15）尊重、爱护患者，保护患者隐私。

（16）掌握烫伤、冻伤、跌倒、坠床、脱管等异常情况的识别与初步处理办法并及时向医护人员汇报。

（17）掌握个人防护、消毒隔离、医疗废物管理、职业暴露处理等感染控制知识和手卫生、消毒隔离、穿脱隔离衣、穿脱防护服等职业防护技能。

第三节　医疗护理员行为规范

行为规范是社会群体或个人在参与社会活动中所遵循的规则、准则总称，是社会和人们普遍接受具有一般约束力的行为标准，体现在仪容仪表、行为举止、语言等方面。人类在履行对社会所承担的职责和义务的过程中，每个人的思想、行为都必须遵循具有职业特征的准则和规范。医疗护理员作为医疗机构从业人员，其行为应严格遵守由国家制定的《医疗机构从业人员行为规范》。

一、仪容仪表

医疗护理员工作时应仪表端庄，服装整洁统一，符合职业要求。型号适宜，领口衣扣齐全，佩戴工作牌。头发清洁美观，内里衣服的领、袖、裤脚不得外露，口罩潮湿后及时更换，指甲短、手部清洁无污垢，穿白色或浅色袜子。

女性避免披头散发，选择庄重大方的发带或发卡；不染指甲，不浓妆艳抹，不戴影响护理操作的饰品；着装得体，避免过分暴露，不穿高跟鞋、响底鞋、拖鞋等。

男性不留长胡须，保持面部清洁和口气清新；头发应保持适当长度，不遮挡眉毛、耳朵和领子，避免过厚或过长。

二、行为举止

(1) 坐姿要端正：腰背挺直，两臂放松，坐在椅子2/3至3/4处，双膝并拢，小腿稍后收，双手轻握、自然放于双膝上。

(2) 站姿要挺拔：头要端正，双目平视，颈直背挺，表情自然、面带微笑，下颌微收，双肩外展放松，两臂自然下垂，掌心向内，双手可在小腹前交叉或自然垂于身体两侧，足跟并拢、足尖分开，夹角成60°或"丁"字站立，也可以采用"稍息"的姿势，以缓解疲劳。

(3) 走姿要轻快：眼睛平视前方，双臂前后自然摆动，注意前后摆动幅度不超过30°。遇到紧急情况时要碎步行走，脚步要轻。

(4) 蹲姿要文雅：下蹲时左脚在前、右脚稍后，双脚靠紧，臀部向下。俯身拾物时，应走近物体，一脚后腿半步屈膝下蹲，左手扶住衣裙下摆，以右手拾物。

(5) 推车姿势：双手扶住车缘两侧，躯体略向前倾，轻巧地向前推进。进入病房前应先停车，用手轻轻推开房门，再推车进入，至患者床旁。

(6) 工作场所不大声喧哗，工作中做到"四轻"（说话轻、走路轻、操作轻、开关门窗轻）。

三、语言要求

(一) 使用文明用语

文明使用"请""您""对不起""请原谅"等文明用语，不用带有歧视或污秽的语言。

(二) 规范语言文明

规范语言文明，表达清晰、亲切、温和，最好使用普通话，可根据患者的反应来调整语音和语速。表达护理用语应简洁、通俗、易懂。

(三) 保密

在未获得允许的情况下，不与他人透露或讨论患者的病情或私生活。

(四) 情感语言

情感语言是沟通的桥梁，良好的语言沟通能给人带来精神上的安慰，要将对患者的爱心、耐心、细心和责任心融入到语言中，给患者带来愉悦，促进其康复。应避免将自身的任何不良情绪用语言发泄给患者。患者出现心理变化时，应保持冷静，态度温和，语言恰当，避免使用刺激性语言。

(五) 日常护理用语

(1) 称谓：对患者的称呼要因人而异，可根据患者的年龄、职业而选择不同称呼，如"老师""先生""女士""老人家""小朋友"等,不能直呼患者姓名。

(2)鼓励:对需要患者协助的工作,应多使用鼓励的语言,以取得患者的积极配合,增强患者治疗信心。

(3)安慰:在患者情绪低落时,应多使用真诚、关怀的语言,让患者感到温暖和有依靠。

(六)非语言沟通

非语言沟通的作用是传递信息、沟通思想、交流感情,可使沟通双方在恰当的护理情境内,更广泛地交流情感、增强信任、维护关系,有利于提高医疗护理员的沟通能力和构建良好的护患关系。非语言沟通主要有以下几种形式:

(1)倾听:要耐心并善于倾听患者讲话,通过患者讲话的音量、音调、流畅程度、面部表情及动作等理解其所表达的含义。

(2)面部表情:微笑是爱心的表达,医疗护理员每天带着亲切、真诚的微笑为患者服务,可以让患者感受到愉悦、安全、可信赖。

(3)专业性皮肤接触:皮肤接触因受到一系列严格的社会规则限制,沟通双方不能随意相互触摸。但是,当患者痛苦时,可以轻抚手或轻拍肩给予安慰;患者发热时,可通过触摸额部表示关心;患者有视觉或听觉障碍时,通过触摸可以让患者感受到关怀。

(4)目光:根据不同的沟通目的,医疗护理员可通过目光的自我调节,自然地采用与之相适应的目光,表明专注、同情、和蔼、关爱等不同情感,提高沟通效果。交谈时应避免目光左顾右盼、躲闪不定、缺乏诚意。

(5)其他:如得体的手势、体态,会让患者感受到亲切、温暖、可信任,这需要医疗护理员在实践中不断加强非语言沟通的修养。

四、从业规范

(一)遵纪守法,依法执业

自觉遵守国家法律法规,遵守医疗卫生行业规章和纪律,严格执行所在医疗机构各项制度规定,知法守法,严于律己。了解老年人、妇女的合法权益及维权途径,保障母婴健康,在工作中运用法律知识切实保障服务对象的合法权益。加强法治观念,增强自我保护意识,在学法、懂法的同时也要学会尊重患者的权利,了解自己的义务,全面提升自身的综合素质。

相关法律法规主要参考《中华人民共和国劳动法》《中华人民共和国劳动合同法》《中华人民共和国消防法》《中华人民共和国传染病防治法》《中华人民共和国老年人权益保障法》《中华人民共和国妇女权益保障法》《中华人民共和国母婴保健法》,同时也要遵守《医疗机构管理条例》《医疗废物管理条例》《医院感染管理办法》以及与医疗机构工作相关的规章制度。

(二)尊重患者,关爱生命

遵守医学伦理道德,尊重患者的知情同意权和隐私权,为患者保守医疗秘密和健康隐私,维护患者合法权益;关注身体和心理健康状况,关注患者感受和需求,提供个性化的关爱和支持,传递正面、尊重和鼓励的信息,充分尊重患者的自主权和自由,尊重患者的意见和决策，给患者一定的主动权和选择权，自觉保护患者隐私。

（三）优质服务，医患和谐

言语文明，举止端庄，认真践行医疗服务承诺，加强与患者的交流与沟通。具有认真负责的态度及责任意识，满足患者基本生活需要，保证安全，保持患者躯体舒适，协助平衡患者心理，取得患者家庭和社会的谐调和支持，为患者提供细致周到的护理服务，提高患者满意度。

（四）严谨求实，精益求精

热爱学习，钻研业务，努力提高专业素养，诚实守信。不断更新知识，提高专业技术能力和综合素质，刻苦学习，钻研技术，熟练掌握本职业务技能，认真执行各项具体工作制度和技术操作规范，善观察、讲实际、做细致、及时发现问题并及时处理完善，确保照护工作安全周到。

（五）爱岗敬业，团结协作

忠诚职业，尽职尽责，热爱本职工作，认真履行岗位职责，忠诚地对待自己的职业岗位，遵守自己的职业本分，增强为患者服务的意识。树立团队意识，明确工作任务和共同目标，一切以患者利益为重，顾全大局。正确处理同事间关系，互相尊重、互相信任、互相配合、和谐共事。在工作中尊重他人，虚心诚恳，协助护士做好患者的生活照护。

（六）勤俭节约，爱护公物

勤劳、节俭，爱惜和保护科室公共物品。严格执行医疗废物处理规定，不随意丢弃、倾倒、堆放、使用、买卖医疗废物。落实安全生产管理措施，保持医疗机构环境卫生，为患者提供安全整洁、舒适便捷、井然有序的就医环境。

第四节　服务对象的权利与义务

医疗护理员的核心服务对象聚焦于患者群体。在狭义范畴内，患者专指那些罹患疾病、需要医疗照护的人。若从广义角度审视，患者则涵盖了所有接受医疗服务的人群，这既包括身体状况不佳、正在接受治疗的患者，也涵盖了那些虽未患病但主动寻求医疗服务或健康咨询的个人。医疗护理员唯有深刻理解服务对象的权利与义务，才能更加精准、贴切地为他们提供所需的服务与支持。

一、患者权利

患者权利是指患者在接受医疗服务过程中所享有的权利。患者权利因医疗关系而形成，反映的是医患之间在医疗上的互动关系，并体现他们之间的权利和义务。因此，患者的权利也是指患者参与医疗活动的权利。

患者权利在性质上属于民事权利。《民法通则》和《民法总则》这些民事基本法律是患者权利的基础。《民法通则》第九十八条规定，公民享有生命健康权。第一百零一条规定，公民的人格尊严受法律保护。2017年10月1日施行的《民法总则》第一百零九条规定，自然人的人身自由、人格尊严受法律保护。第一百一十条规定，自然人有生命权、身体权、健康权、姓名权、肖像权、名誉权、荣誉权、隐私权、婚姻自主权等权利。第一百一十一条规定，自然人的个人信息受法律保护。任何组织和个人需要获取他人个人信息的，应当依法取得并确保信息安全，不得非法收集、使用、加工、传输他人个人信息，不得非法买卖、提供或者公开他人个人信息等。

目前，我国已经基本形成了比较完整的患者权利体系。主要包括：

（1）患者有权获得医疗服务。这来源于公民健康权利，即"病有所医"。

（2）患者有权得到尊重和关怀。

（3）患者有权知道有关自己的医疗情况。如自己的病情、诊断、治疗和预后，但应当避免对患者产生不利后果。基于医学考虑，认为患者不宜知道的，医疗机构及其医护人员应当如实告知患者的近亲属。

（4）患者有权查阅和复制自己的病历资料。

（5）患者有权做出是否同意的决定。

（6）患者有权选择医疗方案或者医疗措施。

（7）患者有权在法律允许范围内拒绝治疗。

（8）患者有权拒绝参加临床试验。

（9）患者有权获得隐私方面的保护。

（10）患者有权核实医疗收费。

（11）患者有权投诉。

（12）患者有权参与医疗损害争议的处理。

（13）患者有权要求医疗损害赔偿或者补偿。

二、患者义务

患者义务是指患者在接受医疗服务过程中应当履行的义务。通常，权利与义务相对应，有什么样的权利就有什么样的义务。但由于医疗服务的特殊性，患者权利与义务并不对称。在医疗法中，患者权利远多于义务，对患者义务的规定往往是为了实现患者的权利，即患者义务是另一种形式的患者权利。

目前患者义务的规定，主要侧重在传染病防治、精神卫生、医疗秩序维护等与公共卫生关系密切的方面。主要包括：

（1）患者应当尊重医护人员。

（2）患者应当如实陈述病情。

（3）患者应当负责任地表达意见。

（4）患者应当积极配合治疗。

（5）患者应当遵守医疗机构的规章制度。

（6）患者应当及时缴清费用。

（7）患者不应扰乱医疗秩序或者干扰医疗活动正常进行。

参 考 文 献

[1] 国家中医药管理局.关于加强医疗护理员培训和规范管理工作的通知[EB/OL].(2022-07-20)[2024-08-01].http://bgs.satcm.gov.cn/zhengcewenjian/2019-08-27/10693.htm.

[2] 卫生部.关于印发医疗机构从业人员行为规范的通知[EB/OL].(2012-07-18)[2024-08-01].https://www.gov.cn/gzdt/2012-07/18/content_2186360.htm.

[3] 薛莉,石美霞,薛平,等.护理员工作模式探讨[J].护理研究,2019,33(3):518-519.

[4] 谭雯渲,张容,朱瑾,等.医疗护理员核心能力评价指标体系的构建[J].护理学杂志,2023,38(10):65-69.

[5] 谭雯渲,张容,朱瑾,等.医疗护理员核心能力特征要素的质性研究[J].护理研究,2022,36(18):3348-3354.

[6] 栾伟,曹莹,唐文娟,等.基于行为事件访谈法及专家咨询法的医疗护理员胜任力模型研究[J].护理学杂志,2022,37(4):59-63.

第二章 生活照护

对患者的生活照护是医疗体系中不可或缺的一环,也是医疗护理员的工作内容之一,旨在为患者提供全方位的日常生活照顾与支持,包括饮食照护、清洁照护、睡眠照护、排痰照护、排泄照护、移动照护、冷热应用、压力性损伤预防等多方面内容。上述照护不仅要关注患者的生理需求,更要着眼于患者的心理、情感和社会需求,确保他们在接受治疗期间能够维持正常、舒适的生活状态。

【学习目标】

1. 识记

(1) 复述饮食基本知识、医院饮食的基本分类。

(2) 复述居室环境与安全要求。

(3) 复述患者睡眠的影响因素。

(4) 复述患者常见的排尿和排便异常情况。

(5) 复述冷热疗法的应用目的与禁忌。

(6) 复述压力性损伤的发生原因、分期与分类、预防措施。

2. 理解

(1) 了解协助患者进食进水的目的、适用对象、操作步骤和注意事项。

(2) 了解患者清洁照护的主要内容、目的、操作步骤和注意事项。

(3) 描述患者的睡眠需要及促进睡眠的措施。

(4) 了解患者排痰、排泄照护的主要内容、目的、操作步骤和注意事项。

(5) 了解患者移动照护的主要内容、适用人群,移动器具的使用方法及注意事项。

(6) 描述患者冷热应用的主要内容及注意事项。

(7) 了解患者压力性损伤的预防要点及注意事项。

3. 应用

(1) 正确实施照护前评估。

(2) 对患者实施适当、有效的日常照护。

(3) 正确给予患者生活照护的健康教育和指导。

第一节 饮食照护

食物是人类赖以生存的物质基础,合理的饮食和平衡的营养不仅能维持机体正常的生长发育和各种生理功能,还可以促进组织修复,提高机体免疫功能,降低与膳食相关慢性病发生的风险,在人类预防疾病和维持健康方面起着非常重要的作用。医疗护理员应充分认识饮食对患者的重要性,要掌握一定的与饮食相关的知识和饮食照护方法,满足患者在疾病康复过程中的营养需求,从而达到恢复健康和促进健康的目的。

一、营养学相关知识

(一)人体对营养的需要

为了维持生命与健康、预防疾病及促进疾病康复,人体必须从食物中获取一定量的能量及营养素。食物中能够被人体消化、吸收和利用的物质称为营养素。人体所需的营养素有六大类:碳水化合物(糖类)、蛋白质、脂肪、矿物质(常量和微量元素)、维生素和水。其中,碳水化合物、脂肪和蛋白质又称为"产能营养素",是人体的主要热能来源,用于维持生命活动和体力劳动。

(1)碳水化合物:每天推荐摄入量占总能量的50%~65%,其主要来源是谷类和根茎类食物(如谷物和薯类)及各种食用糖(如蔗糖和麦芽糖)。

(2)蛋白质:每天推荐摄入量占总能量的10%~15%,其主要来源为畜禽肉类、鱼类、蛋类、乳类和豆类。

(3)脂肪:每日推荐摄入量占总能量的20%~30%,其主要来源为动物性食品、食用油、坚果类等。

(4)矿物质:机体中,除碳、氢、氧、氮等组成的有机物质外,其余的一些金属及非金属元素称为矿物质,分为常量元素(钙、磷、钾、钠、镁、硫、氯)和微量元素(铁、碘、锌、硒、铜、铬等)两大类。矿物质并不是多多益善,需要掌握好摄入量。

(5)维生素:分为脂溶性维生素(维生素 A、D、E、K)和水溶性维生素(维生素 B_1、B_2、B_6、B_{12}、维生素 C、叶酸、胆碱等)。由于体内不能合成或合成不足,维生素须由食物供给。

(6)水:是构成人体的重要成分,其主要来源为饮用水、食物中所含水分及体内代谢水,来自食物中的水分和膳食汤水大约占 1/2,推荐一天中饮水和整体膳食(包括食物中的水及汤、粥、奶等)水摄入共计 2700~3000 mL。低身体活动水平的成年人每天至少饮水 1500~1700 mL(7~8 杯)。

为了帮助人们合理搭配日常膳食,均衡营养摄入,中国营养学会根据我国居民膳食的特点提出了中国居民平衡膳食宝塔(2022)和中国居民平衡膳食餐盘(2022),见图 2.1.1、图 2.1.2。

(二)医院基本饮食分类

医院基本饮食包括普通饮食、软质饮食、半流质饮食和流质饮食四种。

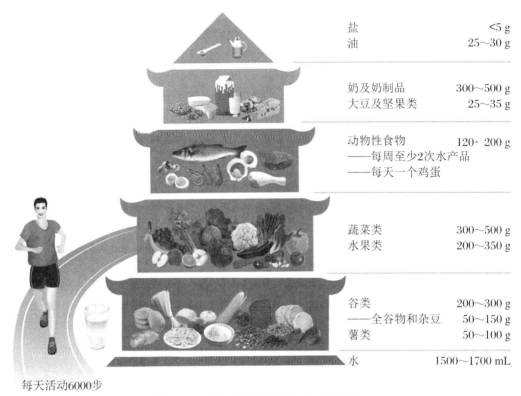

图 2.1.1　中国居民平衡膳食宝塔(2022)

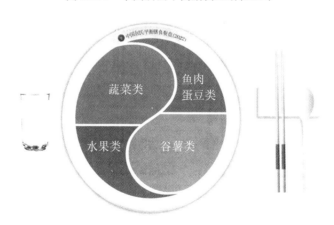

图 2.1.2　中国居民平衡膳食餐盘(2022)

1. 普通饮食

适用于消化功能正常、无饮食限制、体温正常、病情较轻或处于恢复期的患者。在配制的过程中要注意平衡营养、美味可口,既要有主食,也要有副食(即,有荤菜、素菜、豆制品、食用油),且各种营养素之间比例合理,选取易消化、无刺激的一般食物。水分2500~3000 mL,每日3餐。

2. 软质饮食

适用于消化吸收功能差、咀嚼功能不良、低热、消化道术后恢复期的患者。在配制的过程中要注意平衡营养、易咀嚼易消化、食物碎烂软、少油炸、少油腻、少粗纤维及刺激性调料。主食可选用软饭、面条等食物;副食选择少筋肉类,切成小块,炖烂;水果和蔬菜切成小段,炒软,水果去皮。禁用油煎炸食物、凉拌菜类食物。同时也要避免辛辣的调味品,如辣椒、胡椒等。每日3～4餐。

3. 半流质饮食

适用于口腔及消化道疾病、中等发热、体弱、术后患者等。食物被加工成半液体状态,无刺激性,易咀嚼、吞咽和消化,纤维少且营养丰富。应少食多餐,每日5～6餐。可选食物为泥状、末状、粥、面条、羹等,必要时补充矿物质和维生素。要注意:胃肠功能紊乱者禁用含纤维素或易引起胀气的食物;痢疾患者禁用牛奶、豆浆及过甜食物。

4. 流质饮食

适用于口腔疾患、各种大手术后、急性消化道疾病、高热、病情危重患者。食品被加工成液体状态后易吞咽、易消化,无刺激性。需注意以下几点:

(1) 流质饮食缺乏营养素,所含热量不足,只能短期使用,通常辅以肠外营养以补充能量和营养素。

(2) 少食多餐,每日6～7餐,每2～3 h进食一次,每次200～300 mL。

(3) 可选的食物有乳类、豆浆、米汤、稀藕粉、菜汁、果汁等。

二、患者的饮食照护

(一) 患者进食前的照护

1. 评估

(1) 目的:了解患者的一般情况,为患者提供合适的进食方式。

(2) 内容:① 评估患者的一般情况、饮食习惯,有无缺牙和活动性义齿,偏瘫或残障的程度、吞咽功能等,询问患者是否有饮食限制的医嘱(如低盐、低脂、低蛋白等)。② 评估患者的自理程度,是否能够坐、立,手的握力,视力,能否独立进餐,是否需要帮助等。

2. 医疗护理员准备

洗手,准备食物和餐具,加热食物。

(1) 加热食物的方法:将食物放入适用于微波炉的容器中,确保食物均匀分布;选择适当的加热时间和火力,注意观察食物的加热情况,避免过热或加热不足。

(2) 加热食物的注意事项:① 确保食物卫生:在加热食物前,要确保食物和容器的卫生。使用干净的餐具和容器,避免交叉污染。② 选择合适容器:检查所使用的容器是否适用于微波炉。③ 明确严禁事项:严禁用微波炉加热密封的食物,例如,袋装、瓶装、罐装食品,以及带皮、带壳的食品,如栗子、鸡蛋,以免爆炸、污染或损坏微波炉;严禁空载使用微波炉;严禁在炉门开启状态下启动微波炉。④ 控制加热时间:加热时间不宜过长,以免食物失去营养和口感。同时,要确保食物加热均匀,避免出现部分过热或不足的情况。⑤ 注意食物搭配:在加热食物时,要注意食物之间的搭配。避免将不同种类、不同性质的食物混在一起加热,以免影响口感和营养。

3. 进食环境准备

舒适的进食环境可使患者心情愉快,促进食欲。患者进食的环境应清洁、整齐、空气新鲜、气氛轻松愉快。整理床单位,收拾床旁桌椅及床上不需要的物品,去除不良气味;鼓励患者离床进餐,或者鼓励患者与家属、同病房患者一同进餐,以刺激食欲;营造令人心情愉悦的进餐环境;按患者的生活习惯及肢体功能摆放进餐的用物。

4. 患者准备

减轻或去除各种不舒适因素;减轻/调整/改善患者的不良心理状态;协助患者排净大小便,洗手及清洁口腔,整理衣物,梳理头发;协助患者采取舒适的进餐姿势(偏瘫患者可协助其采用健侧在下的侧卧位,并垫软枕,医疗护理员从健侧进行喂食,或采取头偏一侧的仰卧位,将床头摇高,利用重力作用将口腔中的食物送入咽部);将围裙或餐巾围于患者胸前。

(二)患者进食中的照护

(1)食物温度要适宜,防止烫伤。
(2)鼓励卧床患者自行进餐,并将食物、餐具放于患者易于拿取的位置,必要时给予帮助。
(3)对不能自行进食者,应给予喂食。食物的大小、一口量及进食顺序,应依据患者习惯来进行,前一口完全吞咽后再吃下一口,不要催促患者,以便其咀嚼和吞咽。主食、菜、汤类应交替喂食。对食欲不振或咀嚼、吞咽功能减退的患者,一口量可以少一些。避免勺子和筷子碰到牙床和牙齿。
(4)进餐时,随时保持患者口腔周围的清洁。

(三)患者进食后的照护

(1)及时撤去餐具,清理食物残渣,整理床单位。
(2)协助患者饭后洗手、漱口或刷牙,并用餐巾擦拭嘴角,以保持清洁和舒适。偏瘫的患者需要查看口腔中是否残留食物。根据需求协助患者服药。
(3)如果病情允许,餐后 30 min 尽量保持坐位,防止食物反流等造成误咽,30 min 后再协助患者取舒适卧位。
(4)记录进餐量、水分摄入量、患者进食后反应等进餐状况。

(四)患者进食过程中的异常情况及处理方法

1. 恶心

若患者在进食过程中出现恶心,暂时停止进食并鼓励患者做深呼吸,待症状消失后再继续进食。

2. 呕吐

若患者发生呕吐,应及时将患者头偏向一侧,防止呕吐物进入气管内,并立即按呼叫铃通知护士;给患者提供盛装呕吐物的容器;尽快清除呕吐物并及时更换被污染的被服等;协助患者漱口或给予口腔护理;询问患者是否愿意继续进食,对不愿意继续进食者,可帮助其保存好剩下的食物,待其愿意时再协助进食;观察呕吐物的性质、颜色、量和气味,并告知医护人员;处理呕吐物。

3. 呛咳

告诉患者在进食过程中应细嚼慢咽,不要边进食边说话,以免发生呛咳。协助患者进食时要慢,待患者咀嚼充分、完全咽下后再继续喂食。若患者发生呛咳,应帮助患者拍背;若异物进入喉部,应通知医护人员,并在腹部剑突下、肚脐上用手向上、向下推挤数次,使异物排出,防止发生窒息。

4. 噎食

噎食窒息是一种十分紧急的情况,会危及生命。为预防噎食,进食时尽量协助患者采取坐位或半坐卧位,姿势稳定、舒适;保持轻松、安静的进食氛围,患者注意力集中;喂食有耐心,不催促患者;食物应软烂,避免生冷、粗硬、大块的食物,叮嘱患者细嚼慢咽;进食过程中可适当饮水;对于吞咽困难的患者,医疗护理员不得擅自喂食,一定要在护士的指导下为患者提供饮食照护。当患者在进食过程中突然发生严重的呛咳、呼吸困难、面色苍白或青紫,可能是发生了噎食,应第一时间报告医护人员,并立即处理。噎食的急救措施如下:

(1)食物堵塞在咽喉时,可通过刺激舌根引起呕吐,使食物排出。

(2)食物堵塞气管时,应立即用手拳冲击腹部,促使食物从气管中上移或排出,具体的方法包括立位腹部冲击法和卧位腹部冲击法:① 立位腹部冲击法:适用于意识清楚的患者。患者站立,医疗护理员站在患者背后,双臂环绕患者腰部,使患者弯腰、头部前倾;医疗护理员一手握拳,拇指顶在患者肚脐稍上方,另一只手紧握此拳快速向内、向上冲击,连续6~10次。② 卧位腹部冲击法:适用于意识不清的患者,也适用于医疗护理员身体矮小、不能环抱患者腰部时。患者仰卧,头后仰。医疗护理员跪在患者大腿旁或骑跨在患者两大腿上方,一手掌跟放在患者肚脐稍上方,另一只手放在第一只手的手背上,两手重叠,一起快速向内、向上冲击患者的腹部,连续6~10次。然后检查食物是否在患者口中,如果在口中,用手将食物取出,如果没有,可以再冲击腹部6~10次后再检查。

(五)喂食

适用于不能自行进餐的患者,由医疗护理员协助喂食、喂水。

1. 目的

满足患者食欲,维持机体良好的营养状况。

2. 操作规程

表2.1.1 喂食操作规程[①]

项 目	操 作 规 程
操作前准备	1. 医疗护理员准备:着装整洁,修剪指甲,洗手 2. 患者准备:评估患者身体状况和进食需求,明确饮食摄入的注意事项(哪些食物不能摄入,是否需要准备特殊食物,探视者或配餐室送来的食物是否适合患者),询问患者进食前是否需要大小便,协助患者洗手及清洁口腔 3. 用物准备:餐桌、餐具(碗、汤匙、筷子)、小毛巾、餐巾、吸管、刷牙或漱口用具 4. 环境准备:清除一切污物及其他不良视觉影响,室内整洁、无异味,必要时开窗通风

---

① 本书中相关"操作规程"均以列表形式表述。后文类似之处不再说明。

续表

项　目	操　作　规　程
操作方法 与程序	1. 备齐用物,携至床旁,核对患者身份,沟通解释操作目的,取得配合 2. 协助患者采取合适体位:如无禁忌,给予半卧位(＞30°)或坐位;抬高上半身受限的患者,给予20°～30°卧位,医疗护理员双手分别扶住患者的肩部和髋部,协助患者翻身侧卧面向自己(一般采用右侧卧位),肩背部垫软枕或楔形垫 3. 协助患者佩戴所需要的义齿和眼镜,将餐巾围在患者胸前 4. 喂食前,先予适量温开水;食物温度以不烫为宜,小口慢喂;把握喂食间隔时间,以患者将口中食物全部咽下为准,再喂食下一口 5. 喂食完毕后喂水,保持患者口腔清洁 6. 协助患者清理口鼻或面部 7. 撤去餐具,清理食物残渣,整理床单位 8. 洗手,记录患者进食的种类、数量、进食中及进食后的反应,并评价患者的进食是否达到营养需求
效果评价	1. 操作熟练,动作敏捷、轻稳 2. 患者未出现呛咳、噎食等情况

3. 注意事项

(1) 食物及水温度适宜,忌过热过冷。喂水前测水温,用勺子蘸取少许水,滴到手臂内侧,以不烫或触及杯壁时温热为宜。

(2) 患者进餐时,医疗护理员应陪伴,耐心鼓励及指导其自行进餐。如发生餐具或食物掉落,不应指责;如出现恶心、呕吐、呛咳、噎食等现象,立即通知医护人员处理。

(3) 对于咀嚼、吞咽功能差及老年患者,食物要去骨、去刺、切细、煮软,不宜选择圆形、滑溜或黏性强的食物,如汤圆、糯米、果冻等,且固体、流质食物应交替喂,以防噎食,必要时可将食物加工成糊状。

(4) 以汤匙喂食时,一次食物量以汤匙的1/3为宜(偏瘫者送食入口腔健侧);使用汤匙喂水时,水量以汤匙的1/2～2/3为宜,小口缓慢喂服,见患者下咽后再喂下一口。

(5) 指导患者平时少食多餐,多饮水,避免仰卧位进食进水,防误吸、噎食。

(六) 鼻饲技术

鼻饲法是将导管经鼻腔插入胃肠内,从管内灌注流质食物、水和药物的方法,由护理人员遵医嘱实施。医疗护理员则需掌握管道的观察与护理,以及通过鼻胃管熟练、安全、有效地为患者供给食物和药物。鼻饲技术适用于:昏迷患者;口腔疾患或口腔手术后患者,上消化道肿瘤等引起吞咽困难患者;不能张口的患者,如破伤风患者;其他患者,如早产儿、病情危重者、拒绝进食者等。

1. 目的

对不能自行经口进食的患者,以鼻胃管供给食物和药物,以维持患者营养和治疗需要。

2. 操作规程

表 2.1.2　鼻饲技术操作规程

项　目	操　作　规　程
操作前准备	1. 医疗护理员准备：着装整洁，修剪指甲，洗手 2. 患者准备：评估患者身体状况和进食需求，指导患者用餐前 30 min 避免剧烈运动，使其了解管饲饮食的目的、操作过程及注意事项，愿意配合，鼻腔通畅 3. 用物准备：毛巾、餐巾纸、灌食器、鼻饲液(38～40 ℃)、适量温开水 4. 环境准备：安静、安全、整洁、无异味，必要时开窗通风
操作方法与程序	1. 备齐用物，携至床旁，核对患者身份，沟通解释操作目的，取得配合，如有需要，协助患者翻身、叩背 2. 协助患者采取合适体位：如无禁忌，给予半卧位(>30°)或坐位；昏迷患者去枕平卧位，将毛巾围于患者颈部及胸前 3. 查看胃管置入日期、深度、固定情况 4. 确认胃管在胃内且通畅 5. 回抽胃内容物，如超出 150 mL，与医护人员沟通，是否需要调整鼻饲计划 6. 灌注食物前，先注入少量温开水润滑管腔，后分次缓慢注入鼻饲液或药物 7. 鼻饲完毕，再次注入少量温开水冲净胃管，将胃管末端提高，观察患者有无呛咳 8. 将胃管末端反折，用纱布包好，橡皮筋扎紧，用别针固定于患者床单、衣领处或枕边 9. 协助患者清洁口鼻或面部，整理床单位，嘱患者维持原卧位 20～30 min 10. 冲净灌食器，放置妥当备用，洗手并记录（对于需要记录出入量的患者，准确记录鼻饲时间、鼻饲液或药物内容及含水量）
效果评价	1. 操作熟练，动作敏捷、轻稳 2. 患者无不良反应

3. 注意事项

（1）操作前与医护人员沟通，了解鼻饲的时间、量、种类和注意事项，一定要洗手，确保鼻饲液清洁。

（2）每次鼻饲前应证实胃管在胃内且通畅，用少量温水冲管后再进行喂食，鼻饲完毕后再次注入少量温开水，防止鼻饲液凝结。

（3）鼻饲液温度应保持在 38～40 ℃，避免过冷或过热，干稀度适中；新鲜果汁与奶液应分别注入，防止产生凝块；药片应研碎溶解后注入；每次鼻饲量不超过 200 mL，间隔时间大于 2 h。

（4）每次抽吸鼻饲液后应反折胃管末端，避免灌入空气。

（5）鼻饲速度缓慢，同时注意观察患者的反应，如出现面色苍白、呛咳、呼吸困难、噎食等异常情况，应立即停止鼻饲，迅速通知医护人员。

（6）鼻饲后，胃管末端妥善固定，防止活动时牵拉胃管而脱出。

（7）长期鼻饲者每天给予 2 次口腔护理。

（8）对于意识模糊或躁动的患者，要防止其自行拔管，必要时给予保护性约束。

第二节 清洁照护

良好的清洁卫生是人类基本的生理需要之一,做好清洁卫生不仅可以使个体感到舒适和心情愉悦,而且有助于预防感染和并发症的发生。因此,为使患者在住院期间身心处于最佳状态,医疗护理员应及时评估患者的卫生状况,并根据患者的自理能力、卫生需求及个人习惯进行清洁照护,确保患者清洁和舒适,预防感染和并发症的发生。在清洁照护过程中,医疗护理员要注意保护患者隐私、规范操作,避免照护活动给患者带来额外伤害。

一、居室环境与安全

(一)居室环境卫生要求

病区环境应做到整洁、美观、安静、安全、舒适,其中,物理环境包括空间、温度、湿度、通风、噪声、光线、色彩和装饰等。

(1)空间:一般情况下,每个病区设30~40张病床为宜,每间病房宜设2~4张病床或单床,尽量配有卫生间,病床之间的距离不得少于1 m。

(2)温度:一般来说,普通病房温度保持在18~22 ℃为宜,新生儿病房、老年病房、产房、手术室以22~24 ℃为宜。

(3)湿度:湿度会直接影响皮肤表面的蒸发散热,从而影响人体舒适感。适宜的病房湿度为50%~60%,湿度过高时,蒸发作用减弱,可抑制排汗,患者感到潮湿、气闷,尿液排出量增加,肾脏负担加重;湿度过低时,空气干燥,人体蒸发大量水分,可引起口干舌燥、咽痛、烦渴等表现,对呼吸道疾患或气管切开患者尤为不利。

(4)通风:通风效果受通风面积(门窗大小)、室内外温差、通风时间及室外气流速度的影响,一般通风30 min/次即可达到置换室内空气的目的,每日应通风2次。通风注意事项:① 一般来说,早晨和傍晚的空气质量较好,此时开窗通风可以置换室内空气。而在中午和下午,由于室外温度较高,空气质量可能较差,此时应减少通风时间或选择室内空气净化设备。② 可以采用自然通风和机械通风相结合的方式。在空气质量良好的情况下,优先选择自然通风。③ 在通风过程中,要注意防止室外污染物进入室内,如雾霾天气应减少开窗通风时间,或使用空气净化器等设备来过滤空气中的污染物。④ 通风时要避免对流风直吹患者,避免过度通风,注意保持室内温度适宜、做好保暖措施。⑤ 合理布局室内设施及物品,避免阻挡通风口,确保空气流通顺畅。

(5)噪声:噪声的单位是分贝(dB),根据世界卫生组织规定的噪声标准,白天较理想的强度是35~40 dB。噪声强度在50~60 dB即能产生一定的干扰。突发性噪声,如爆炸声、鞭炮声、警报声等,其频率高、音量大,虽然这些噪声持续时间短,但当其强度≥120 dB时,可造成高频率的听力损害,甚至永久性失聪。长时间处于90 dB以上的高音量环境中,能导致耳鸣、血压升高、血管收缩、肌肉紧张,以及出现焦躁、易怒、头痛、失眠等症状。医院周围环境的噪声虽非医疗护理员所能控制,但应尽可能地为患者创造安静的环境,在说话、行动与工作时应尽可能做到"四轻",即说话轻、走路轻、操作轻、关门轻。

(6) 光线:紫外线有强大的杀菌作用,并可促进机体内部合成维生素 D,因此病房内经常打开门窗,让阳光直接射入(避免直接照射患者眼睛),或协助患者到户外接受阳光照射,对辅助治疗颇有意义。另外,日光的变化可减少患者与外界的隔离感。夜间照明采用地灯或可调节型床头灯,光线亮度以不影响患者睡眠、方便护士夜间巡视为原则。

(7) 色彩和装饰:病房布置应简单、整洁、美观,色彩搭配适当。

(二) 患者生活起居安全

(1) 地面安全:按照防滑系数的不同,防滑等级通常分为 3 级。1 级是指不安全,防滑系数小于 0.50;2 级是指安全,防滑系数为 0.50~0.79;3 级是指非常安全,防滑系数不小于 0.80。通常医院的防滑等级不应低于 2 级;对于老人、儿童、残疾人等活动较多的室内场所,防滑等级应达到 2 级;对于室内易浸水的地面,防滑等级应达到 3 级。此外,应注意保持患者活动范围地面的干燥、清洁,发现污物及时清除,避免患者滑倒。

(2) 防滑鞋的选择要点:① 防滑性能:优先选择具有优秀防滑性能的鞋底材料,如橡胶或热塑性橡胶材料,不仅防滑且耐磨。此外,应选择具有密集小凸起和复杂齿痕的鞋底,以增大与地面的摩擦力,降低滑倒的风险。② 轻便与舒适:鞋子应选择轻便、有良好的透气性的,且应符合人体工程学设计,提供足够的支撑和缓震。③ 安全性与卫生性:应考虑鞋子材质和设计是否易于清洁和消毒,以防止疾病传播。同时,鞋子的边缘和接缝应光滑,避免可能的刮伤或绊倒风险。④ 尺码与款式:过大或过小的鞋子都可能影响防滑效果和穿着舒适度。此外,根据个人的脚型和喜好,可以选择合适的款式,如鞋头形状(斜头、方头或圆头)和鞋跟高度(一般建议鞋跟高度在 2 cm 左右,以保证稳定性和隔冷性)。

(3) 防护措施:① 医疗护理员应履行职责,陪伴在患者身侧。对有跌倒风险的患者,应有预警,可让其暂缓床下活动。② 确保患者活动范围内无障碍物。如有必须放置的物品,在患者下床前应移至不影响其活动处。③ 患者须穿合适的鞋子,且系紧鞋带方可活动,尽量避免穿拖鞋。

二、照护前评估

(一) 口腔评估

(1) 口腔卫生状况:评估口唇、口腔黏膜、牙龈、牙齿、舌、腭、唾液及口腔气味等。此外,评估患者日常的口腔清洁习惯,如刷牙、漱口或清洁义齿的方法、频率。

(2) 自理能力:评估患者完成口腔清洁活动的自理能力,分析和判断是否存在自理缺陷,以确定医疗护理员提供协助的程度。

(3) 对口腔卫生保健知识的了解程度:评估患者对保持口腔卫生重要性的认识程度及预防口腔疾患等相关知识的了解程度,如刷牙方法、口腔清洁用具的选用、牙线使用方法、义齿护理,以及口腔卫生的影响因素等。

(4) 口腔特殊问题:佩戴义齿者,取下义齿前观察其义齿佩戴是否合适,有无连接过紧,说话时是否容易滑下;取下义齿后观察义齿内套有无结石、牙斑及食物残渣等,检查义齿表面有无破损和裂痕。

(二)皮肤评估

健康皮肤温暖、光滑、柔嫩、不干燥、不油腻,且无发红、破损、肿块和其他疾病征象。自我感觉清爽、舒适,无任何刺激感,对冷、热及触摸等感觉良好。医疗护理员应评估患者皮肤的颜色(苍白、发红、发绀、黄染、色素沉着、色素脱失)、温度、湿度(手足皮肤发凉而大汗淋漓称为冷汗,见于休克和虚脱患者)、弹性及有无皮疹、出血点、紫癜、水肿和瘢痕等皮肤异常情况,以及皮肤的感觉和清洁度等。

(三)会阴部评估

(1)病情:咨询医护人员患者具体病情,例如有无二便失禁、留置尿管、泌尿生殖系统炎症或手术等情况。

(2)自理能力:评估患者日常会阴部清洁情况,根据患者自理能力确定患者自行完成还是需要医疗护理员协助完成,以及需要协助的程度。

(3)会阴部卫生状况:观察患者会阴部有无感染症状、破损、异味及分泌物情况。

(4)会阴部卫生知识的了解程度及技能:评估患者对会阴部清洁卫生重要性的认识程度,会阴部清洁方法是否正确。

三、洗脸洗手

适用于无法自行完成个人清洁的患者,由医疗护理员协助患者清洁面部和手部。

(一)目的

清除污垢,保持清洁,促进血液循环,增进舒适感,预防感染,维护患者自尊。

(二)操作规程

表 2.2.1　洗脸洗手操作规程

项目	操 作 规 程
操作前准备	1. 医疗护理员准备:着装整洁,修剪指甲,洗手 2. 患者准备:了解面部及手部清洁的目的、操作过程及注意事项,愿意配合 3. 用物准备:水盆、大毛巾(用于擦干)、小毛巾或纱布(用于清洗)、防水垫、靠枕、热水(40℃左右或以患者能耐受为宜)、水壶(内盛热水,45～50℃)、清洁用品(如洗面奶、洗手液、肥皂等)、护肤用品、护手霜、指甲刀(必要时) 4. 环境准备:酌情关闭门窗,调节合适的室温

续表

项　目	操　作　规　程
操作方法与程序	1. 备齐用物,携至床旁,核对患者身份,沟通解释操作目的,取得配合,查看有无排泄物 2. 协助患者采取合适体位:取仰卧位或半坐卧位,将干毛巾围于患者颈下和胸前 3. 水盆内倒好热水,确认水温合适 4. 铺防水垫,将水盆放置于防水垫上 5. 将小毛巾浸湿、拧干、展开、折叠。折叠方法:围绕手心和4个手指折叠,毛巾的左右两边包绕4个手指后反折,并将边缘塞于掌根与毛巾之间 6. 擦拭面部:眼睛—前额—鼻部—脸颊—耳部—颈部。① 眼部:由内眦向外眦方向;② 额部:由额中间分别向左再向右擦洗;③ 鼻部:由鼻根擦向鼻尖;④ 面颊:由鼻翼横向擦洗颊部、耳部、耳后,用同样方法擦拭另一侧;⑤ 下颌部:横向擦洗下颌部;⑥ 颈部:由中间分别向左再向右擦洗。酌情使用洗面奶或肥皂,清洗后用温水进行冲洗 7. 手部清洗:双手放入盆中,浸泡约5 min,用洗手液或肥皂清洗手部及手腕,依次揉搓:手心—手背—手指—指缝—指尖,仔细清洗指尖、指甲和皮肤褶皱处,用温水冲净泡沫后,用毛巾擦干(注意擦拭指缝) 8. 撤去水盆,按需要为患者面部、手部涂抹护肤用品或护手霜,必要时修剪指甲 9. 协助患者取舒适卧位,整理床单位,清洗毛巾和水盆,并放回原处 10. 洗手
效果评价	1. 操作熟练,动作敏捷、轻稳、省力 2. 注意保暖,防止打湿衣物,避免患者受凉 3. 保持患者平稳和舒适卧位

(三)注意事项

(1) 操作前检查患者面部、手部是否存在各种管路,如吸氧管、鼻胃管、输液管等,如存在管路,应向护士了解管路的注意事项,清洗面部、手部过程中注意管路的位置,避免脱出。

(2) 操作前检查水温,水温不可过高或过低,以免导致烫伤或受凉。为末梢神经有障碍的患者洗脸、洗手时,温度不得高于40 ℃。操作过程中注意询问患者水温是否合适,关心患者感受,酌情添加热水。控制盆内水量在2/3左右,防止溢出。

(3) 擦拭面部时,眼周不用清洁剂,避免流入眼睛;手法应柔缓,避免压迫眼球;注意擦拭干净耳后、后颈部、皮肤皱褶处。

(4) 毛巾须保持清洁,日光照射或煮沸消毒。

(5) 注意观察患者反应及皮肤情况,有问题及时报告护士。

四、活动性义齿清洁

活动性义齿材料独特的物理化学性质和口腔的特殊环境相互作用容易导致许多口腔疾病的发生,故义齿佩戴过程中的清洁问题需引起重视。医疗护理员需要运用正确的方法定期清洁义齿,维护患者口腔健康。

（一）目的

保持口腔与义齿的清洁，正确使用和保护义齿，增进患者舒适感，预防并发症。

（二）操作规程

表 2.2.2　活动性义齿清洁操作规程

项　目	操　作　规　程
操作前准备	1. 医疗护理员准备：着装整洁，修剪指甲，洗手，戴手套 2. 患者准备：了解义齿清洁的目的、操作过程及注意事项，愿意配合，评估患者口腔及义齿情况 3. 用物准备：软毛牙刷、冷水（或专业的义齿清洁溶液）、贴有标识的水杯（盛放义齿）、手套 4. 环境准备：室内整洁、无异味
操作方法与程序	1. 备齐用物，携至床旁，核对患者身份，沟通解释操作目的，取得配合 2. 协助患者采取坐位或半坐卧位，洗手，戴手套 3. 嘱患者张口，协助患者取下义齿：上下均有义齿者，一般先取上方义齿，后取下方义齿，单手将患者上方义齿轻轻向外下方拉动，下方义齿轻轻向外上方拉动，取下义齿后协助患者漱口 4. 将取下的义齿放入盛有冷水或专业义齿清洁溶液的杯子中，浸泡 5 min 或一整夜 5. 用软毛牙刷顺着义齿的牙缝轻轻刷洗，方法同刷牙，在流动水下冲洗干净 6. 义齿刷洗干净后，用手推动义齿基托帮患者戴上义齿。一般先戴下方义齿，后戴上方义齿。患者上下齿轻轻咬合数次，使义齿与牙组织完全吻合 7. 擦净患者口角，协助其舒适卧位，整理床单位 8. 整理用物并放回原处，摘手套，洗手，记录义齿清洗时间及情况
效果评价	1. 操作熟练，动作轻柔 2. 义齿妥善保存 3. 未发生牙龈损伤、窒息等情况

（三）注意事项

（1）为患者取、戴义齿时动作要轻柔，避免损伤牙龈。

（2）每餐后应取下义齿进行清洗；夜间休息时，应协助患者取下义齿，使牙龈得到充分休息，防止细菌繁殖。取下义齿后，应协助患者漱口以清洁口腔，并保持义齿湿润以减少摩擦。

（3）义齿在冷水中保存，勿将义齿浸于热水、乙醇或漂白剂中，以防变色、变形和老化。浸泡液应完全覆盖义齿，每日更换。

（4）佩戴义齿的患者不宜咀嚼过硬或过黏的食物。

（5）有部分义齿的患者，取出时应注意不要将义齿脱落到咽部，防止窒息。

五、口腔护理

对于高热、昏迷、危重、禁食、鼻饲、口腔疾患、术后及生活不能自理的患者，医疗护理员应给予口腔护理，一般每日 2～3 次。如果病情需要，则应酌情增加次数。

(一)目的

去除患者口腔食物残渣,保持口腔清洁、湿润,去除口腔异味,增进舒适感,促进食欲,预防感染。

(二)操作规程

表 2.2.3　口腔护理操作规程

项　目	操　作　规　程
操作前准备	1. 医疗护理员准备:着装整洁,修剪指甲,洗手 2. 患者准备:了解口腔清洁的目的、操作过程及注意事项,愿意配合,评估患者口腔及义齿情况 3. 用物准备:一次性口腔护理包(内有弯盘2个,棉球,弯止血钳1把,镊子1把,压舌板),水杯(带吸管)、垫巾或手纸、口腔护理液(如生理盐水)、润唇膏 4. 环境准备:室内整洁、无异味、宽敞、光线充足
操作方法与程序	1. 备齐用物,携至床旁,核对患者身份,沟通解释操作目的,取得配合 2. 协助患者采取侧卧位或仰卧位,身体移近医疗护理员,头偏向其一侧 3. 铺垫巾或手纸于患者颈下,置弯盘于患者口角旁 4. 另一弯盘中准备12~16个棉球,倒口腔护理液,湿润并清点棉球 5. 湿润患者的口唇及口角 6. 协助患者用吸管吸水漱口(昏迷患者禁止漱口),擦净口唇及口周 7. 用镊子夹取浸润口腔护理液的棉球,用弯止血钳协同拧干(以不能挤出液体为宜),弯止血钳夹紧棉球按顺序擦拭:① 昏迷患者或牙关紧闭者:可采用开口器协助张口;② 能够配合者:a. 嘱患者咬合上下齿,用压舌板撑开左侧颊部,弯止血钳夹紧棉球,纵向擦拭牙齿左外侧面,同法擦拭牙齿右外侧面。b. 嘱患者张口,擦拭牙齿左上内侧面、左上咬合面、左下内侧面、左下咬合面,弧形擦拭左侧颊部,同法擦拭右侧。c. 擦拭舌面、舌下及硬腭部 8. 擦拭完毕,再次清点棉球 9. 协助患者再次漱口,擦净口唇,酌情使用润唇膏 10. 撤去弯盘和垫巾,协助患者取舒适卧位,整理床单位,整理用物,洗手
效果评价	1. 操作熟练,动作轻柔 2. 患者感觉舒适 3. 患者未出现口唇皲裂、恶心、误吸等情况

(三)注意事项

(1)昏迷患者禁止漱口,以免引起误吸。

(2)嘱患者张口前,需湿润口唇及口角,以防口唇破裂出血。

(3)有活动性义齿者,应取下义齿,并用冷水刷洗,浸于冷水或义齿清洁溶液中备用。

(4)弯止血钳须夹紧棉球,棉球应包裹止血钳尖端;一次只夹一个棉球,一个棉球只擦拭一个部位;棉球不可过湿,以不能挤出液体为宜,以防误吸;两次清点棉球的数目应一致,防止棉球遗留口腔中。

(5)镊子协同弯止血钳拧干棉球时,镊子位置应高于止血钳。

(6) 勿擦拭过深,以免触及咽部引起恶心。

六、床上洗头

对于长期卧床、关节活动受限、肌肉张力降低或共济失调的患者,医疗护理员应协助完成头发的清洁,注意尊重患者的个人习惯,确保患者安全、舒适以及不影响治疗。洗头频率因人而异,以头发不油腻和不干燥为度。长期卧床患者,应每周洗发1次;有头虱的患者,须经灭虱处理后再洗发。

(一)目的

清洁头发和头皮,去除污物异味,预防感染,促进头皮血液循环,增进患者舒适感,维持患者形象,愉悦身心。

(二)操作规程

表 2.2.4　床上洗头操作规程

项 目	操 作 规 程
操作前准备	1. 医疗护理员准备:着装整洁,修剪指甲,洗手 2. 患者准备:了解床上洗头的目的、方法、注意事项及配合要点,评估患者头发、头皮卫生情况,询问是否需要排便 3. 用物准备:马蹄形垫或床上洗发器、防水垫或橡胶单、浴巾、毛巾、洗发液、梳子、量杯、水壶(内盛热水,以不超过40℃为宜,水温略高于体温)、脸盆、污水桶、眼罩或纱布、耳塞或棉球(以不吸水棉球为宜),必要时备吹风机 4. 环境准备:整洁、宽敞,光线充足,关闭门窗,调节室温
操作方法与程序	1. 备齐用物,携至床旁,核对患者身份,沟通解释操作目的,取得配合,查看有无排泄物,洗手 2. 协助患者取仰卧位,松解衣领向内折,毛巾围于颈肩部 3. 抬起患者颈肩部,协助患者将头移至床边,枕头移于肩下 4. 将防水垫、浴巾依次铺于枕上 5. 一手托患者头部,另一手将马蹄形垫或床上洗发器垫于患者头下,将马蹄形垫的尾端或床上洗发器的排水管接入污水桶 6. 用耳塞或棉球塞好患者双耳,嘱患者闭双眼,用眼罩或纱布遮盖双眼 7. 用梳子轻轻梳理患者头发,用量杯盛温水充分浸湿头发,取适量洗发液于掌心,均匀涂抹于头发,由发际至脑后反复揉搓,同时用指腹轻轻按摩头皮,温水冲洗干净 8. 解下颈部的毛巾,擦干头发水分,包裹头发 9. 取下眼罩/纱布(用纱布轻轻擦拭脸部水渍)和耳内棉球/耳塞 10. 一手托患者头部,一手撤去马蹄形垫或洗发器 11. 将枕移向床头,协助患者取舒适体位 12. 解下包头毛巾,用浴巾擦干头发,用吹风机吹干头发,梳子梳理整齐 13. 撤防水垫和浴巾,协助患者取舒适卧位,整理床单位,整理用物 14. 洗手,记录操作时间和患者反应
效果评价	操作熟练,动作轻稳

（三）注意事项

(1) 尽量缩短洗发时间,洗发全程应观察患者反应,适时询问感受,若面色、脉搏及呼吸出现异常,立即停止操作并呼叫医护人员。
(2) 注意调节室温和水温,避免打湿衣物和床铺,及时擦干头发,避免患者着凉。
(3) 注意保护眼耳,避免水和洗发液流入眼、耳,如果发生须及时处理。
(4) 用指腹按摩头皮,避免用指甲抓,以防损伤头皮。
(5) 病情危重和极度衰弱患者不宜洗发。
(6) 洗发时注意保持患者舒适体位,保护伤口及各种管路。

七、沐浴

皮肤清洁可使个体感到清新、放松,利于维持外观和增进自尊,因此,医疗护理员需指导或协助患者采取合理的皮肤清洁方法。洗浴方式取决于患者的年龄、活动能力、健康状况及个人习惯等,以清洁为目的,采用流动的水淋浴为佳,时间控制在10 min左右。

（一）目的

去除皮肤污垢,保持皮肤清洁,促进身心舒适、放松,促进皮肤血液循环,增强皮肤排泄功能,预防感染,增进健康。

（二）操作规程

表2.2.5 沐浴操作规程

项目	操作规程
操作前准备	1. 医疗护理员准备:着装整洁,修剪指甲,洗手 2. 患者准备:了解沐浴的目的、方法及注意事项,评估患者的自理能力、配合程度、皮肤情况和日常洗浴习惯,根据需要协助患者排便 3. 用物准备:毛巾、浴巾、防滑拖鞋、干净衣物、香皂、洗发液 4. 环境准备:调节室温至22 ℃以上,水温以皮肤温度为准,夏季可略低于体温,冬季可略高于体温
操作方法与程序	1. 备齐用物,携至床旁,核对患者身份,解释操作目的,取得配合,询问患者有无特殊用物需求 2. 检查浴室是否清洁,浴室内放置防滑垫和洗浴凳,将洗浴用物放置于患者易拿取处 3. 调节室温,协助患者进入浴室,穿好防滑拖鞋,协助患者脱衣。协助患者坐在洗浴凳上,指导其调节水温和使用浴室呼叫器 4. 确认水温合适,协助患者淋浴,淋水先从足部开始,待适应后再清洗全身。患者自己能够清洗的部位,嘱患者自己洗;不容易清洗到的部位,如后背、足部、会阴及皮肤褶皱处,由医疗护理员协助清洗 5. 协助患者擦干皮肤,穿好干净衣物和防滑拖鞋,必要时吹干头发 6. 协助患者返回床旁,取舒适卧位,喝水补充水分 7. 清洁浴室,将用物放回原处 8. 洗手

续表

项 目	操 作 规 程
效果评价	1. 操作熟练,动作轻稳 2. 保护患者安全,未发生跌倒、晕厥等不良事件

(三)注意事项

(1)避免餐后立即沐浴或空腹沐浴,沐浴应在进食 1 h 后进行,以免影响消化功能。

(2)嘱患者进、出浴室时扶好安全扶手;沐浴时间不应过长,以不超过 30 min 为宜,尤其是高血压、冠心病患者更需注意控制时间。

(3)注意保护患者隐私,防止其受凉或意外烫伤。

(4)沐浴过程中,医疗护理员须注意观察患者反应,如患者发生晕厥,应立即将患者抬出,予平卧、保暖,迅速呼叫医护人员;患者自主洗浴时,医疗护理员需在可呼唤到的地方等待,勿锁门。

八、床上擦浴

对于病情较重、长期卧床、制动或活动受限(如使用石膏、牵引)以及身体衰弱而无法自行洗浴的患者,医疗护理员应协助其进行床上擦浴,擦拭全身皮肤。

(一)目的

保持清洁,促进血液循环,增进舒适感,活动肢体,预防肌肉挛缩和关节僵硬等并发症,维持患者形象。

(二)操作规程

表 2.2.6 床上擦浴操作规程

项 目	操 作 规 程
操作前准备	1. 医疗护理员准备:着装整洁,修剪指甲,洗手,戴口罩 2. 患者准备:了解床上擦浴的目的、方法、注意事项及配合要点,评估患者自理能力及配合程度、皮肤完整性及清洁度,有无伤口和引流管,根据需要排便 3. 用物准备:水盆、浴巾、毛巾、小毛巾(全身和会阴部区分使用)、香皂、热水桶、污水桶、便盆、防水垫、换洗衣物,根据需要备按摩用物及护肤用品 4. 环境准备:调节室温在 24 ℃左右,关闭门窗,拉上窗帘或用屏风遮挡

续表

项　　目	操　作　规　程
操作方法与程序	1. 备齐用物,携至床旁,核对患者身份,解释操作目的,取得配合;询问患者有无特殊用物需求,按需给予便盆 2. 关闭门窗,拉上窗帘,用围帘或屏风遮挡,调节室温(24 ℃以上) 3. 协助患者移向医疗护理员,取仰卧位,松开盖被,叠放于床尾,大浴巾遮盖身体 4. 将水盆和香皂放置在床旁桌上,盆内倒入适量温水 5. 将毛巾拧干,以不滴水为宜,折叠成手套状,包于医疗护理员手上,用毛巾的平面进行擦拭,按照从末梢(指尖、脚尖)到中心(心脏)的方向,一般用清水和香皂各擦洗一遍后,再用清水擦净,用浴巾擦干水渍 　(1) 擦拭面部和颈部:将另一条浴巾铺于患者枕上,毛巾充分浸润后拧干,由内眦至外眦擦拭眼部,而后按顺序先后擦拭前额、鼻翼、面颊、耳后、下颌、颈部(前额、鼻翼、面颊应由中心向外侧擦拭) 　(2) 擦拭上肢和手部:为患者脱去上衣,盖好大浴巾,掀开近侧上肢的遮盖浴巾,将另一条浴巾纵向铺于患者上肢下方,按照手腕、前臂、肘部、上臂、腋窝、肩膀的顺序擦拭,而后将水盆放置在浴巾上,协助患者将手浸于水盆中,洗净并擦干,必要时修剪指甲。操作后移至对侧,同法擦拭对侧上肢及手部 　(3) 擦拭胸、腹部:根据需要换水,测试水温。将大浴巾向上折叠在患者会阴部,另一条浴巾盖于患者胸腹部,医疗护理员一手略掀起浴巾一边,另一只手包裹小毛巾擦洗患者胸部(女性乳房处应环形擦拭)和腹部(顺着肠道走向,从腹部中心向左下方移动,顺时针方向环形擦拭) 　(4) 擦拭背部:协助患者取侧卧位,背向医疗护理员。大浴巾遮盖患者胸腹部和肩部,另一条浴巾纵向铺于患者身下,依次擦拭后颈、背部至臀部,必要时予背部按摩。协助患者穿好清洁上衣,换水 　(5) 擦拭下肢和足部:协助患者取平卧位,大浴巾遮盖身体,另一条浴巾纵向铺于患者腿部下方,协助患者脱去裤子。大浴巾折叠盖于对侧腿部,暴露近侧腿部(确保遮盖会阴部),按照脚踝、小腿前侧、小腿后侧、膝关节、大腿的顺序依次擦拭,洗净后彻底擦干水渍,同法擦拭对侧下肢。移盆于足下,盆下垫浴巾,一手托起患者小腿部,将足部轻轻置于盆内,浸泡后擦洗足部(脚背、脚底、趾间缝隙)。彻底擦干足部水渍,必要时修剪指甲、涂润肤露 　(6) 擦拭会阴部:换水,测试水温。将大浴巾遮盖上肢、胸腹部及下肢,只暴露会阴部,参照会阴清洁方法(表2.2.7)洗净并擦干会阴部,协助患者穿上清洁裤子 6. 撤去擦浴用物,整理床单位,协助患者取舒适卧位,整理用物并放回原处,洗手
效果评价	1. 操作熟练,动作迅速而平稳,力量适中,减少翻动次数 2. 擦浴全程注意保护患者隐私,注意保暖 3. 有节奏地擦拭,给皮肤和肌肉带来愉快的刺激

(三) 注意事项

(1) 擦浴全程须注意保护患者隐私,减少不必要的暴露;擦浴时应注意保暖,控制室温,随时调节水温,及时为患者盖好浴毯,天冷时可在被内操作。

(2) 擦浴时间不宜过长,一般以 20~30 min 为宜。

(3) 脱衣时,先脱近侧,后脱远侧,如患者有肢体外伤或活动障碍,应先脱健侧,后脱患侧；穿衣时，先穿远侧，后穿近侧。如有肢体外伤或活动障碍，应先穿患侧，后穿健侧。

（4）一般先擦拭较干净的部位，最后擦拭污染部位；先擦拭健侧，后擦拭患侧；擦拭眼睛时，不要使用香皂，面部其他部位可根据患者洗浴习惯使用香皂；擦洗女性患者乳房时应环形用力，可用手托起乳房，擦净乳房下皮肤皱褶处；注意擦拭脐部和腹股沟处的皮肤皱褶，擦净臀部和肛门部位皮肤皱褶。

（5）擦浴过程中应注意观察患者反应及皮肤情况，如出现寒战、面色苍白、脉速等征象，应立即停止擦浴，并迅速呼叫医护人员。

（6）擦浴过程中，注意保护患者伤口和引流管，避免伤口受压、引流管打折或扭曲。

码2.2.1　床上擦浴技术

九、会阴清洁

会阴部因其特殊的生理结构，有许多孔道，成为病原微生物侵入人体的主要途径。因此，会阴部清洁护理对预防感染及增进患者舒适十分重要，特别是对于生殖系统及泌尿系统炎症、大小便失禁、留置导尿、产后及会阴部术后患者尤为重要。对于自理能力受限的患者，医疗护理员应协助其完成会阴部护理。

（一）目的

保持会阴部清洁、舒适，去除异味，增进舒适感，预防和减少感染，促进伤口愈合。

（二）操作规程

表2.2.7　会阴清洁操作规程

项　目	操　作　规　程
操作前准备	1. 医疗护理员准备：着装整洁，修剪指甲，洗手 2. 患者准备：了解会阴清洁的目的、方法、注意事项及配合要点，评估患者自理能力、配合程度及会阴部清洁程度，检查有无失禁或留置导尿管，协助患者取仰卧位，双腿屈膝外展 3. 用物准备：防水垫（或吸水尿垫、护理垫）、浴巾、毛巾、口罩、一次性手套、大棉棒（或镊子、棉球、纱布）、冲洗水壶（内盛温水，以不超过40℃为宜）、水盆、便器、清洁衣物 4. 环境准备：拉上窗帘或使用屏风遮挡，操作时拉起围帘予以遮挡
操作方法与程序	1. 备齐用物，携至床旁，核对患者身份，解释操作目的，取得配合，洗手、戴口罩 2. 关闭门窗，围帘遮挡，调节室温 3. 协助患者取仰卧位，双腿屈膝外展 4. 将防水垫和毛巾（或吸水尿垫）垫于患者臀下，协助其脱裤至膝下 5. 盆内放温水，将水盆和卫生纸放于床旁桌上，毛巾置于盆内 6. 戴一次性手套 7. 擦拭会阴部

续表

项　目	操　作　规　程
操作方法与程序	（1）男性患者：擦洗大腿内侧1/3，由外向内擦洗至阴囊边缘；轻轻提起阴茎，手持纱布将包皮后推，露出冠状沟，由尿道口向外环形擦洗阴茎头部；沿阴茎体由上向下擦洗；擦洗阴囊及阴囊下皮肤皱褶处。擦净后用毛巾擦干 （2）女性患者：擦洗大腿内侧1/3，由外向内擦洗至大阴唇边缘；从阴阜开始，按照阴阜、阴唇、尿道口、阴道口到肛门的顺序擦拭和冲洗（置便盆于患者臀下，手持水壶向下冲洗会阴部，一边冲洗，一边用大棉棒轻轻擦洗，冲洗完毕，将会阴部彻底擦干），撤去便盆 8. 协助患者取侧卧位，擦洗肛周及肛门部位 9. 脱手套，撤防水垫和毛巾，协助患者穿好清洁衣裤，取舒适卧位 10. 整理床单位，整理用物，洗手
效果评价	操作熟练，动作轻柔

（三）注意事项

（1）会阴擦拭和冲洗前，用前臂测试水温。冲洗时，不要将水流至患者腹部和被褥上，如有潮湿、污染，应及时更换。

（2）全程注意保护患者隐私，调节合适室温。

（3）因肛门部位含有大量大肠杆菌等病原菌，清洗时应放在最后。

（4）擦拭会阴部的毛巾、水盆应专用。会阴部擦洗时，每擦洗一处需更换毛巾部位。如用棉球擦洗，每擦洗一处应更换一个棉球。

（5）女性患者月经期宜采用会阴冲洗。

（6）注意观察会阴部皮肤黏膜情况，有伤口者需注意观察伤口有无红肿、分泌物的性状、伤口愈合情况。如发现异常，及时呼叫医护人员并配合处理。

十、修剪指（趾）甲

对不能自理的患者，医疗护理员应协助其修剪指（趾）甲。

（一）目的

保持患者清洁、舒适，避免损伤。

（二）操作规程

表 2.2.8　修剪指（趾）甲操作规程

项　目	操　作　规　程
操作前准备	1. 医疗护理员准备：着装整洁，修剪指甲，洗手，戴手套 2. 患者准备：了解修剪指（趾）甲的目的、方法、注意事项及配合要点，检查指（趾）甲是否需要修剪 3. 用物准备：指甲刀、指甲锉刀、指甲刷、纸巾、护手霜 4. 环境准备：室内整洁、宽敞，光线充足

续表

项目	操作规程
操作方法与程序	1. 备齐用物,携至床旁,核对患者身份,沟通解释操作目的,取得配合 2. 协助患者取舒适卧位,铺垫纸巾 3. 用指甲刷轻刷指(趾)甲,去除指(趾)甲内污垢 4. 用指甲刀剪裁,用指甲锉刀将指(趾)甲边缘磨平,剪除倒刺 5. 协助患者给手部、足部涂抹护手霜,收集剪下的指(趾)甲碎屑并弃于垃圾桶内,脱手套 6. 协助患者取舒适卧位,整理床单位,整理用物并放回原位,洗手
效果评价	操作熟练,动作轻柔平稳

(三) 注意事项

(1) 修剪指(趾)甲应在沐浴或手浴或足浴后待指甲变软再进行,可每2周修剪一次。

(2) 按照先手后脚的顺序修剪指(趾)甲;手指甲可剪成弧形,脚趾甲要沿甲床缘平剪,两侧略作修剪,不留锐角即可;倒刺应剪除,不可用手撕。

(3) 指(趾)甲有真菌感染者,应用专用的指甲刀,与其他指甲刀分开,用后消毒。

(4) 患者有灰指甲或卷指甲等情况时,与医护人员沟通后再行操作。

十一、整理床单位

患者床单位是指医疗机构提供给患者使用的家具与设备,它是患者住院时用以休息、睡眠、饮食、排泄、活动与治疗的最基本的生活单位。由于患者大多数时间均在床单位内活动,因此,医疗护理员必须注意维持患者床单位的整洁与安全,并安排足够的日常生活活动空间。

(一) 目的

保持床单位整洁,使其平整、干燥、无渣屑,增进患者舒适感,预防压力性损伤。

(二) 操作规程

表 2.2.9 整理床单位操作规程

项目	操作规程
操作前准备	1. 医疗护理员准备:着装整洁,修剪指甲,洗手,戴口罩 2. 患者准备:了解扫床的目的、方法及配合要点 3. 用物准备:床刷、扫床巾 4. 环境准备:室内整洁、宽敞,光线充足,病房内无患者进行治疗或进餐,清洁、通风等

续表

项 目	操 作 规 程
操作方法与程序	1. 备齐用物,携至床旁,核对患者身份,沟通解释操作目的,取得配合 2. 放平床头和膝下支架 3. 松开床尾盖被,协助患者翻身至对侧,松开近侧各层被单,用套有扫床巾的床刷清扫床单,从床头至床尾(包括枕下),扫净床单上的渣屑,最后将近侧的大单、橡胶中单、中单等各层被单依次抻平铺好 4. 协助患者翻身侧卧于已清扫的一侧,医疗护理员移至床的对侧,逐层清扫床单,抻平铺好,方法同上 5. 将棉被和被套拉平整,两侧内折后尾端内折,折成被筒,为患者盖好 6. 取下枕头,清扫枕上头发、碎屑,使枕头两角充实平整,开口背门,放于患者头下 7. 整理用物,洗手,摘口罩
效果评价	操作熟练,动作节力,省时

(三) 注意事项

(1) 清扫原则:自床头至床尾,自床中线至床外缘;患者进餐或治疗时应暂缓整理床单位;湿式清扫,减少或避免尘土飞扬;整理床单位前后都要洗净双手。

(2) 患者翻身时,要特别注意观察患者的皮肤状况,有无压力性损伤、感染等,同时注意预防坠床,必要时拉起床栏;操作过程中,注意避免牵拉引流管或导管。

(3) 一人一套,避免交叉感染。

十二、协助患者穿脱、更换衣裤

尽可能让患者自行更衣,当患者自理有困难时,医疗护理员应协助患者更换干净衣裤。

(一) 目的

保持患者衣服整洁、干净,增进患者舒适感,维护患者形象。

(二) 操作规程

表 2.2.10 协助患者穿脱、更换衣裤操作规程

项 目	操 作 规 程
操作前准备	1. 医疗护理员准备:着装整洁,修剪指甲,洗手 2. 患者准备:了解更换衣裤的目的、方法、注意事项及配合要点,评估患者需求和喜好 3. 用物准备:清洁衣裤 4. 环境准备:室内光线充足,关闭门窗,调节室温

续表

项 目	操 作 规 程
操作方法与程序	1. 备齐用物,携至床旁,核对患者身份,沟通解释操作目的,取得配合,查看是否有排泄物,如有,先清理再更衣 2. 协助患者取仰卧位,身上盖被子或毯子,围帘遮挡 3. 脱上衣: 　(1) 开衫上衣:解开扣子,打开前襟,先脱近侧(健侧),将患者身体稍稍倾向对侧(患侧),将脱下的衣服向内侧卷起,平整塞于患者身下;协助患者取倾向近侧(健侧)侧卧位,将身下衣服轻轻拉出,脱掉对侧(患侧)衣袖,一边卷一边整个脱下,维持体位不变 　(2) 套头上衣:将患者上衣拉至胸部,协助患者近侧(健侧)手臂上举,顺势脱出一侧袖子,扶颈肩部,脱领口,再脱对侧(患侧)衣袖 4. 穿上衣: 　(1) 开衫上衣:拿住清洁衣服的袖子,先从对侧(患侧)将手插入、穿上,押平肩部、后背、腋下的褶皱,贴合对侧(患侧)身体;将衣服剩余部分平整塞于患者身下,协助患者将身体倾向对侧(患侧),将身下的衣服轻轻拉出,协助患者取仰卧位,穿上近侧(健侧)袖子,押平肩部、后背、腋下的褶皱,合上衣襟,系好扣子 　(2) 套头上衣:一手从衣服袖口处穿入到衣服的下摆,手握患者手腕,将衣袖轻轻向患者对侧(患侧)手臂套入,同法穿好近侧(健侧),将衣领口从患者头部套入,押平衣服皱褶 5. 脱裤: 　(1) 患者腰部能够活动:嘱患者屈膝,抬高腰部,将裤子脱至大腿,然后脱去两条裤腿 　(2) 患者腰部无法抬起:嘱患者倾向近侧(健侧),将对侧(患侧)裤子脱至大腿,协助患者取仰卧位,稍微抬起近侧(健侧)身体,将近侧(健侧)裤子脱至大腿,协助患者平仰卧屈膝,将裤腰向下褪至膝部,抬起患者脚踝,拉出裤管,同法拉出另一侧裤管 6. 穿裤:单手握住对侧(患侧)脚踝,将清洁裤子套入对侧(患侧)大腿,同法套入近侧(健侧)大腿,拉起裤腰,提至大腿处 　(1) 患者腰部能够活动:屈膝,抬高腰部,将裤子提至腰部,系好裤带 　(2) 患者腰部无法抬起:嘱患者倾向近侧(健侧),将对侧(患侧)裤子提至腰部,取仰卧位,稍微抬起近侧(健侧)身体,将近侧(健侧)裤子提至腰部,系好裤带 7. 查看衣裤是否穿好,询问患者有无身体不适等情况,撤去污染衣裤,协助患者取舒适卧位,整理床单位,洗手
效果评价	1. 操作熟练,动作敏捷、轻柔,避免弄伤患者 2. 确保患者衣物平整、舒适

(三)注意事项

(1) 更衣原则:容易穿脱,尽量选择开襟样式的衣服;方便治疗和检查;不影响关节活动;考虑患者的个人喜好和舒适度。

(2) 冬天更换衣裤前,应先将室温调高,防止患者着凉。

(3) 脱衣裤时先近侧(健侧)后对侧(患侧),穿衣裤时先对侧(患侧)后近侧(健侧)。

(4) 穿衣完毕,应检查患者身下的衣物是否押平、有无褶皱,确保衣物平整、舒适,防止压力性损伤发生。

十三、卧床患者更换床单

对长期卧床患者,床单的清洁与平整对皮肤保护、预防并发症和疾病后的康复有着重要的作用。因此,医疗护理员应根据患者病情需要及个人需求,定期、按时更换床单。

(一)目的

保持整洁,增进患者舒适度,同时可观察患者的皮肤状况,预防压力性损伤等并发症。

(二)操作规程

表 2.2.11　卧床患者更换床单操作规程

项　目	操　作　规　程
操作前准备	1. 医疗护理员准备:着装整洁,修剪指甲,洗手,戴口罩 2. 患者准备:了解更换床单的目的、方法、注意事项及配合要点 3. 用物准备:大单、中单、被套、枕套、床刷(扫床巾),需要时准备清洁衣裤 4. 环境准备:室内整洁、宽敞,光线充足,病房内无患者进行治疗或进餐,清洁、通风等
操作方法与程序	1. 备齐用物,携至床旁,核对患者身份,沟通解释操作目的,取得配合 2. 放平床头和膝下支架 3. 移床旁椅至床尾处,移开床旁桌,距床 20 cm 左右 4. 协助患者翻身至对侧,背对医疗护理员 5. 松开近侧大单、中单并向内卷于患者身下,取床刷,清扫橡胶单,将橡胶单搭于患者身上,清扫床褥及床垫 6. 铺近侧清洁大单:将对侧大单向内折卷于床中线处,放于患者身下,铺平橡胶单,铺近侧中单于橡胶单上(对侧部分内折卷于患者身下),将近侧清洁大单、中单、橡胶单铺平,塞于床垫下 7. 协助患者翻身至清洁单一侧,医疗护理员转移至对侧,撤下污染大单、中单,清扫橡胶单、床褥、床垫,依次铺平大单、橡胶单、中单,塞于床垫下 8. 协助患者取平卧位,将清洁被套放于盖被上,将棉胎从污染被套中取出,装入清洁被套内,撤去污染被套,将棉胎展平,系好被套尾端开口处系带 9. 于床尾更换枕套,撤去污染枕套 10. 整理床单位,移回床旁桌椅,洗手,脱口罩
效果评价	1. 操作熟练,动作敏捷、轻柔、节力、省时 2. 保证患者卧位安全,防止坠床,必要时拉起床栏 3. 避免棉胎接触患者皮肤

(三)注意事项

(1)撤床单时,不可硬拉、硬拽,更换后的床单应平整、紧固,避免有褶皱。

(2)全程注意保暖,床单更换完毕后,可根据天气和患者情况,开窗通风,保持室内空气新鲜。

码 2.2.2　卧床患者更换床单技术

第三节 睡眠照护

睡眠是休息的一种重要形式,充足、高质量的睡眠可以使人的精力和体力得到恢复,促进机体修复和身体功能的恢复。保持良好的觉醒状态,对于维持人的健康,尤其是促进疾病的康复,具有十分重要的意义。然而,住院时由于医院环境的变化,身体不适及紧张、焦虑等不良情绪,很多患者会出现如睡眠不足、睡眠质量下降、异态睡眠等睡眠问题。因此,医疗护理员应了解睡眠相关知识和影响睡眠的因素,掌握为患者营造睡眠环境和促进睡眠的方法,为患者创造良好的睡眠环境,确保患者得到充足、高质量睡眠,以达到减轻痛苦、加速康复的目的。

一、睡眠的需要

睡眠量受年龄、个体健康状况、职业等因素的影响。青少年睡眠需要量为 8~9 h;成人一般为 7~8 h;50 岁以上平均 7 h。疲劳、怀孕、术后或患病状态时,个体的睡眠需要量会明显增加;体力劳动者比脑力劳动者需要的睡眠时间长;劳动强度大、工作时间长的人需要的睡眠时间也长;肥胖者对睡眠的需要多于体瘦者。

二、影响睡眠的因素

(一)年龄因素

通常睡眠时间与年龄成反比,即随着年龄的增长,个体的睡眠时间逐渐减少。

(二)生理因素

如果长时间、频繁的夜间工作或航空时差,会造成生物节律失调,产生疲劳与不适,过度疲劳会造成入睡困难。

(三)病理因素

几乎所有疾病都会影响原有的睡眠型态。伴有失眠的疾病有高血压、心脏病、哮喘、睡眠呼吸暂停综合征、消化性溃疡、甲状腺功能亢进、关节炎、癌症及过度肥胖等。此外,80%的失眠与精神障碍、精神疾病有关,如神经衰弱、精神分裂症、焦虑症、抑郁症等。

(四)环境因素

环境的改变直接影响人的睡眠状况,大多数人在陌生的环境下难以入睡。另外,患者睡眠时的体位、持续静脉输液治疗、身体的各种插管、以及所处环境中的光线、声音、温度、湿度、空气质量等均会直接影响患者的睡眠质量。

(五)药物因素

某些神经系统药物、抗高血压药、抗组胺药、镇痛药、镇静药、激素等均对睡眠有一定的影响。长期不适当地使用安眠药,可产生药物依赖或出现戒断反应,加重原有的睡眠障碍。

(六)情绪因素

患者由于生病及住院产生的情绪及心理变化,例如,对疾病的担忧、经济压力、角色转变等都有可能造成睡眠障碍。

(七)饮食因素

如豆类、牛奶及其制品等能促进入睡,缩短入睡时间,是天然的催眠剂;浓茶、咖啡及可乐中含有咖啡因,饮用后使人兴奋难以入睡;少量饮酒能促进放松,大量饮酒则可使睡眠变浅。

(八)个人习惯

睡前的一些习惯,如洗热水澡、喝牛奶、阅读、听音乐等均有助于睡眠;进食过度、处于饥饿、饮水过多等状态则会影响睡眠的质量。另外,睡前任何种类的身心强烈刺激,例如看恐怖电影或听恐怖故事、严厉的责备、剧烈的活动以及过度的兴奋、悲伤、恐惧等也会影响睡眠。

(九)生活方式

长期处于紧张忙碌的工作状态,生活无规律,缺乏适当的运动和休息,或者长期处于单调乏味的生活环境中,缺少必要的刺激,都会影响睡眠质量。

三、促进睡眠的措施

(1) 使患者舒适和放松:医疗护理员应积极采取措施从根本上消除影响患者身体舒适和睡眠的因素。如睡前协助患者洗漱、排便、更衣、整理床单位,避免衣服对患者身体的刺激和束缚,避免床褥对患者舒适的影响,帮助患者采取舒适的卧位,放松关节和肌肉,保证呼吸通畅等。对于疾病所导致的不适,如疼痛、咳嗽、心慌、气短、胸闷等症状应及时向医护人员报告,以对症处理,缓解症状。

(2) 减轻患者的心理压力:轻松愉快的心情有助于睡眠,医疗护理员应善于观察患者情绪,及时发现和了解患者的心理变化,与患者共同探讨影响睡眠的原因,陪伴患者,倾听患者诉说,解决患者的睡眠问题。

(3) 创造良好的睡眠环境:见表2.3.1。

(4) 建立良好的睡眠习惯:① 合理安排睡眠时间,起居有规律;尽量减少日间睡眠,白天适当活动与锻炼,避免在非睡眠时间卧床;不要熬夜。② 睡前可少量进食易消化的食物或热饮料,防止饥饿影响睡眠,如进食温热牛奶等,但不宜饮用咖啡、浓茶、可乐以及含酒精的刺激性饮料;不吸烟、喝酒,不暴饮暴食;睡前避免大量饮水,睡前排空大小便。③ 睡前可根据个人爱好选择短时间的阅读、听音乐或做放松操等方式促进睡眠,视听内容要轻松、柔和,避免身心受到强烈刺激而影响睡眠。④ 睡前做好个人卫生,热水泡脚,必要时协助患者排便。

(5) 合理使用药物：在使用促进睡眠的药物前，应咨询相关医师的具体用法、用量，切勿自行服用。医疗护理员还应督促患者在正确的时间正确服用，出现任何问题要及时报告医护人员。

(6) 做好晚间护理：见表2.3.2。

四、睡眠环境准备

睡眠是休息的一种重要形式，对于维持健康、促进患者康复具有十分重要的意义。因此，医疗护理员应为患者创造安静、舒适、光线柔和的睡眠环境。

（一）目的

保持患者的正常睡眠，使其精力和体力得到恢复，促进疾病的康复。

（二）操作规程

表2.3.1 睡眠环境准备操作规程

项 目	操 作 规 程
操作前准备	与患者交谈，了解其睡眠习惯，向患者解释操作目的，取得配合
操作方法与程序	1. 调节病房内温度：借助空调或开窗，使病房内保持适宜的温度（理想的环境温度为冬季18~22℃，夏季25℃左右） 2. 调节病房内湿度：可借助加湿器、除湿器等，保持室内适宜的湿度（一般为50%~60%） 3. 整理病房内环境：及时清理病房内的血、尿、便、呕吐物等，室内换气通风，地面整洁干燥；将呼叫器放置在易于获取的位置；关闭门窗，拉窗帘 4. 整理床单位：协助患者取舒适卧位，铺好盖被，调整枕头高度 5. 降低噪声：尽可能将噪声降到最低，如说话声、脚步声、电视声、开关门声、卫生间流水声等，避免穿硬底鞋，减少走动 6. 调整室内光线：关闭照明灯，按照个人习惯打开床头灯或地灯，避免光线直射患者眼睛
效果评价	1. 操作轻柔、安静 2. 注意观察患者的睡眠状态

（三）注意事项

（1）睡前整理病房内空间环境，避免异味对患者睡眠的影响，保持地面清洁、干燥，避免因物品摆放不当或地面湿滑造成患者起夜时发生危险。

（2）老人、儿童及意识障碍者要加床栏，以保证睡眠安全。

五、晚间护理

为促进患者舒适入睡，就寝前医疗护理员应为患者做好晚间护理，包括协助患者洗漱、排便、更衣、整理床单位等，帮助其采取舒适卧位，注意检查身体各部位引流管、伤口、牵引、敷料等可能引起患者不舒适的情况，并及时给予处理。

（一）目的

协助患者就寝前做好晚间护理，以促进患者舒适入睡。

（二）操作规程

表 2.3.2　晚间护理操作规程

项　目	操　作　规　程
操作前准备	与患者交谈，了解其睡眠习惯，向患者解释目的，取得其配合，准备脸盆、毛巾、清洁衣裤，关闭门窗，调节室内温度，洗手
操作方法与程序	1. 协助患者洗漱：按照自理程度，协助患者刷牙、漱口、洗脸洗手、热水泡脚、擦洗背部（女患者予会阴部清洁），检查皮肤受压情况 2. 协助患者更换衣物、整理床铺 3. 协助患者排便：如有需要，协助患者使用便器排便，排便后协助患者取舒适卧位 4. 检查导管有无打折、扭曲或受压，妥善固定 5. 通风，调节室温 6. 准备睡眠环境：关闭门窗，拉窗帘，减少噪声干扰，关闭照明灯，打开地灯或床头灯 7. 洗手
效果评价	操作熟练，动作轻柔

（三）注意事项

（1）协助患者洗漱时，注意检查卫生及皮肤情况。

（2）排便后及时清理排泄物，避免异味刺激，影响睡眠。

（3）保持室内空气新鲜，创造良好的睡眠环境。

第四节　排痰照护

掌握协助患者排痰的方法，提供正确的处理措施，维持呼吸道通畅，预防呼吸道感染，保障患者安全。

一、概述

（一）痰液的定义

痰液是气管、支气管和肺泡所产生的分泌物，正常情况下分泌较少。痰液主要成分有黏液和炎性渗出物。

（二）痰液的产生

当呼吸道黏膜受到刺激时，分泌物增多，痰量也增多，但大多清澈、呈水样。如伴随呼吸系统疾病或其他系统疾病伴呼吸道症状时，痰量会增多，其透明度及性状会有所改变。

（三）排痰方式与照护

按排痰方式的不同，可大致分为两类，一类是作用于咳嗽与呼吸环节，将分泌物由远端移向近端，从而排出痰液；另一类是引起胸廓或吸入气体振动从而松动痰液并促进痰液排出。具体操作见下面的"有效咳痰"和"胸部叩击"。

二、有效咳痰

咳嗽是一种防御性呼吸反射，有效咳嗽则要求患者深呼吸后屏气，腹肌用力做爆破性咳嗽，排出呼吸道内的异物、分泌物，适用于神志清醒、尚能咳嗽的患者。

（一）目的

通过有效咳嗽的防御性反射，排出呼吸道内的异物、分泌物，达到清洁、保护和维护呼吸道通畅的作用。

（二）操作规程

表 2.4.1 有效咳痰操作规程

项　　目	操　作　规　程
操作前准备	1. 医疗护理员准备：着装整洁，修剪指甲，洗手 2. 患者准备：了解有效咳嗽的目的、方法、注意事项及配合要点 3. 用物准备：枕头、纸巾或湿巾 4. 环境准备：关闭门窗
操作方法与程序	1. 备齐用物，携至床旁，核对患者身份，沟通解释操作目的，取得配合 2. 协助患者取坐位或半坐卧位：屈膝，上身前倾，双手抱膝或在胸部和膝盖上置一枕头并用双肘夹紧 3. 嘱患者缓慢吸气、呼气，做深而慢的腹式呼吸 5～6 次 4. 指导患者有效咳痰的方法：深吸气后屏气 3 s（有伤口者将双手压在切口两侧），然后腹肌用力，做爆破性咳嗽 5. 嘱患者深吸气，屏气 3～5 s，身体前倾，继而进行 2～3 次短促有力的爆破性咳嗽，将痰液咳出 6. 观察患者痰液情况 7. 用纸巾或湿巾擦净患者口鼻，协助患者取舒适卧位，整理床单位 8. 洗手，指导患者缩唇呼吸（即鼻吸口呼）及利于排痰的方法
效果评价	1. 操作熟练，指导正确 2. 有伤口者，医疗护理员应将双手压在患者切口两侧 3. 注意观察痰液颜色、性质、量，做好记录

（三）注意事项

（1）告知患者有效咳嗽的重要性。

（2）教会患者正确的咳嗽方法，避免无效咳嗽。

(3) 注意观察痰液的量、颜色及性质,根据痰液的黏稠度给予具体指导,如增加饮水量、增加活动量。

三、胸部叩击

通过叩击患者的胸背部,间接地振动附着在气管壁与肺泡周围的痰液,促使痰液松动,诱发痰液排出,适用于长期卧床、久病体弱、排痰无力患者。

(一)目的

清理呼吸道分泌物。

(二)操作规程

表 2.4.2 胸部叩击操作规程

项 目	操 作 规 程
操作前准备	1. 医疗护理员准备:着装整洁,修剪指甲,洗手 2. 患者准备:了解叩击排痰的目的、方法、注意事项及配合要点 3. 环境准备:关闭门窗或围帘保护,避免患者受凉
操作方法与程序	1. 备齐用物,携至床旁,核对患者身份,沟通解释操作目的,取得配合 2. 明确患者肺部情况及痰液滞留部位,评估患者进餐时间 3. 协助患者取坐位或侧卧位,用单层薄布覆盖叩击部位 4. 叩击手法:五指并拢,向掌心微弯曲,即手背隆起,手掌中空,手指弯曲,拇指紧靠食指 5. 叩击排痰:医疗护理员有节奏地从肺底自下而上、由外向内轻轻叩击胸和背部,同时鼓励患者做深呼吸和咳嗽 6. 操作完毕,及时清理患者口腔,保持口腔清洁
效果评价	操作熟练,动作敏捷、平稳,力度适中

(三)注意事项

(1) 不可在裸露的皮肤、肋骨上下、脊柱、乳房等部位叩击,以防损伤组织;叩击部位的覆盖物不宜过厚,患者可穿单层内衣,不可在纽扣、拉链上叩击。

(2) 叩击时间应选择在餐后 2 h 或餐前 30 min,避免引发呕吐。

(3) 叩击前,听诊或询问护士患者肺部有无异常呼吸音及干、湿啰音,明确痰液滞留部位。

(4) 叩击排痰原则:从肺底自下而上、由外向内。

(5) 叩击时可听见空洞声,患者应无疼痛的感觉,一般每 2 h 叩击一次。

(6) 叩击时应询问患者的感受,观察面色、呼吸、咳嗽、排痰情况,如有异常及时呼叫医护人员。

第五节 排泄照护

排泄是机体将新陈代谢所产生的不能再利用、过剩的终产物排出体外的生理过程,是人体的基本生理需要之一,也是维持生命的必要条件之一。人体排泄可通过皮肤、呼吸道、消化道及泌尿道,其中主要的排泄途径为消化道和泌尿道。医疗护理员应掌握患者排泄照护的方法,根据不同的排泄情况,给予正确的护理措施,保证患者的安全与舒适。

一、排便异常

(一)便秘

(1)概念:便秘是指正常的排便形态改变,排便次数减少,排出过干、过硬的粪便,且排便费力、困难,或常有肛门直肠堵塞感、排便不尽感,排便费时以及需手法辅助排便。

(2)症状和体征:腹胀、腹痛、食欲不佳、消化不良、乏力、舌苔变厚、头痛等。另外,便秘者粪便干硬,触诊腹部较硬实且紧张,有时可触及包块,肛诊可触及粪块。

(3)处理:① 为患者提供单独隐蔽的排便环境及充裕的排便时间。② 病情允许时让患者下床上厕所排便。③ 排便时用手沿结肠解剖位置自右向左环形按摩。④ 遵医嘱予口服缓泻药物。⑤ 使用简易通便剂,如开塞露、甘油栓等。⑥ 健康教育:帮助患者重建正常的排便习惯;合理安排膳食,多进食可促进排便的食物和饮料;鼓励患者适当运动。

(二)粪便嵌塞

(1)概念:粪便嵌塞是指粪便持久滞留堆积在直肠内,坚硬不能排出。常见于慢性便秘患者。

(2)症状和体征:患者有排便冲动,腹部胀痛,直肠肛门疼痛,肛门处有少量液化的粪便渗出,但不能排出粪便。

(3)处理:早期可使用栓剂、口服缓泻剂来润肠通便,人工取便通常在清洁灌肠无效后实施,向患者及其家属讲解有关排便的知识,建立合理的膳食结构。

(三)腹泻

(1)概念:指正常排便形态改变,频繁排出松散、稀薄的粪便甚至水样便。

(2)症状和体征:腹痛、肠痉挛、疲乏、恶心、呕吐、肠鸣、有急于排便的需要和难以控制的感觉。粪便松散或呈液体样。

(3)处理:去除病因,如肠道感染者,应遵医嘱给予抗生素治疗;卧床休息,减少肠蠕动。注意腹部保暖;做好肛周皮肤的护理,记录排便的性质、次数及量。

(四)排便失禁

(1)概念:指肛门括约肌不受意识的控制而不自主地排便。

(2)症状和体征:患者不自主地排出粪便。

(3) 处理:保持肛周皮肤清洁干燥,帮助患者重建控制排便的能力,保持床褥、衣服清洁,室内空气清新,及时更换污染、潮湿的衣裤和被单。如无禁忌,应保证患者每天摄入足量的液体。

(五)肠胀气

(1) 概念:指胃肠道内有过量气体积聚,不能排出。
(2) 症状和体征:患者表现为腹部膨隆、叩诊呈鼓音、腹胀、痉挛性疼痛、呃逆、肛门排气过多。当肠胀气压迫膈肌和胸腔时,可出现气急和呼吸困难。
(3) 处理:避免或减少进食易产气的食物,如豆类、牛奶、碳酸饮料等,增加食物中的膳食纤维含量,行腹部按摩刺激肠蠕动以利于排气、排便。

二、排尿异常

(一)尿量异常

(1) 临床表现:① 多尿,指24 h尿量超过2500 mL。② 少尿,指24 h尿量少于400 mL或每小时尿量少于17 mL。③ 无尿或尿闭,指24 h尿量少于100 mL或12 h内无尿液产生。
(2) 处理:协助护士寻找病因,针对原发病进行治疗。

(二)膀胱刺激征

(1) 临床表现:尿频、尿急、尿痛。
(2) 处理:针对病原体治疗,鼓励患者多饮水。

(三)尿潴留

(1) 临床表现:耻骨上膨隆,可扪及囊性包块,叩诊呈实音,有压痛。患者主诉下腹胀痛,排尿困难。
(2) 处理:提供隐蔽的排尿环境;调整体位和姿势,尽可能使患者以习惯姿势排尿;利用条件反射,例如,听流水声或用温水冲洗会阴诱导患者排尿;对患者进行局部热敷、按摩,以放松肌肉,促进排尿;指导患者养成定时排尿的习惯;与患者加强沟通,及时发现患者心理问题,安慰患者,消除其焦虑和紧张情绪。

(四)尿失禁

(1) 临床表现:尿失禁是指排尿失去意识控制或不受意识控制,尿液不自主地流出。
(2) 处理:保持会阴部皮肤清洁、干燥,可使用尿垫或一次性纸尿裤,可用温水清洗或弱酸性免洗清洁剂清洁会阴部皮肤,勤换衣裤、床单、尿垫;必要时应用接尿装置引流尿液,但此方法不宜长时间使用;帮助患者重建正常的排尿功能,指导患者每日白天摄入液体2000~3000 mL,建立规则的排尿习惯,指导患者进行骨盆底部肌肉的康复锻炼,以增强控制排尿的能力;尊重和理解患者,给予安慰、开导和鼓励,使其树立恢复健康的信心,积极配合治疗和护理。

三、便器使用

便器适用于无法自行下床进行排泄的卧床患者,通常采取平卧位或侧卧位,将便器放置于患者臀部下方,协助其进行排便。

(一) 目的

协助卧床患者排便,满足患者排泄需要,增进舒适感,使其形成良好的排便习惯。

(二) 操作规程

表 2.5.1　使用便器协助患者床上排泄操作规程

项目	操作规程
操作前准备	1. 医疗护理员准备:着装整洁,修剪指甲,洗手,戴手套 2. 患者准备:了解床上排便的目的、方法、注意事项及配合要点,评估患者自理能力、配合程度及排便需求 3. 用物准备:便盆、一次性护理垫、卫生纸、湿巾、温水(37~40℃)、水盆、毛巾(会阴部用)、手套 4. 环境准备:关闭门窗,围帘遮挡,调节室温
操作方法与程序	1. 备齐用物,携至床旁,核对患者身份,沟通解释操作目的,取得配合,询问患者是否需要排便 2. 协助患者取仰卧位,在盖被里(或薄毯遮盖)协助患者松解裤带,将裤子褪至膝下,屈膝 3. 掀开盖被折向对侧,嘱患者抬高臀部,一手托患者臀部,另一手持一次性护理垫,垫于患者臀下,然后将便盆置于臀下,为患者盖好盖被 4. 双手食指、中指、无名指交叉,沿患者结肠走向,自右下腹上行至右上腹,横行至左上腹,再下行至左下腹,沿耻骨上回到右下腹,做顺时针腹部按摩,促进肠蠕动 5. 排便完毕,医疗护理员一手扶稳便盆一侧,另一手抬高患者臀部,取出便盆放在地上,取卫生纸或湿巾擦净肛门及臀部,必要时用温水清洗肛门及会阴部,擦干 6. 撤去一次性护理垫,协助患者取舒适卧位,穿好裤子,整理床单位 7. 开窗通风,倾倒粪便,冲洗消毒便盆,晾干备用 8. 脱手套,洗手
效果评价	操作熟练,动作轻柔、省力

(三) 注意事项

(1) 注意全程拉起围帘遮挡,保护患者隐私;注意保暖,冬天可先用热水温暖便盆。

(2) 臀部不能抬起的患者,可两侧翻身铺护理垫,也可侧卧置入便器。

(3) 取、放便盆时需托起患者臀部,避免硬塞、硬拉,以防擦伤皮肤。

(4) 腹部按摩时,嘱患者放松,轻重以患者自觉舒适为宜,最初可每次10圈,后可逐步增加,按摩的同时嘱患者做肛门收缩动作。

(5) 为防止排尿溅湿盖被,可在女性患者会阴上部覆盖1张一次性护理垫(或用长方形的卫生巾遮盖),男性患者可嘱其先用尿壶排尿。

(6) 注意观察患者粪便的颜色、性质、量和气味。

四、更换护理垫或纸尿裤

为不能自理的尿失禁或尿滴沥患者更换护理垫或纸尿裤,清洗会阴部。

(一)目的

保持会阴部的清洁、干燥,增进舒适感,预防并发症。

(二)操作规程

表 2.5.2 更换护理垫或纸尿裤操作规程

项　目	操　作　规　程
操作前准备	1. 医疗护理员准备:着装整洁,修剪指甲,洗手,戴手套 2. 患者准备:了解更换护理垫或纸尿裤的目的、方法、注意事项及配合要点,愿意配合 3. 用物准备:橡胶手套、一次性护理垫或纸尿裤、卫生纸、湿巾、便盆、温水(37～40℃)、水盆、毛巾(会阴部用) 4. 环境准备:关闭门窗,围帘遮挡,调节室温
操作方法与程序	1. 备齐用物,携至床旁,核对患者身份,沟通解释操作目的,取得配合 2. 戴手套,将盖被折向远侧,协助患者取左侧卧位(使用纸尿裤的患者需先打开纸尿裤胶贴,再取左侧卧位) 3. 擦拭患者右侧臀部及会阴部皮肤,用毛巾沾水擦洗患者会阴部并擦干 4. 将污染的护理垫或纸尿裤的污染面向内卷起,塞于患者身下;将干净的护理垫或纸尿裤一侧向内卷起,塞于患者身下,另一侧平整展开 5. 协助患者取右侧卧位,撤掉污染的护理垫或纸尿裤,弃于垃圾桶,擦拭患者左侧臀部及会阴部皮肤,将干净的护理垫或纸尿裤(折叠)一侧平整展开 6. 调整护理垫或纸尿裤,确保平整、无褶皱 7. 将纸尿裤粘贴固定好,使其在腹股沟、腰部和腹部不留空隙 8. 脱手套,为患者盖被,整理床单位、整理用物、洗手
效果评价	操作熟练,动作轻柔、迅速

(三)注意事项

(1) 注意全程拉起围帘遮挡,保护患者隐私,注意保暖。

(2) 注意观察患者粪便的颜色、性状、量和气味及臀部与会阴部皮肤,如有异常及时报告医护人员。

(3) 选择合适型号的纸尿裤,粘贴,松紧适宜,以能放入一指为宜,纸尿裤与腹股沟要接触贴合,防止侧漏。

(4) 定时查看纸尿裤浸湿情况,及时更换;如有大便,立即更换。

五、尿壶使用

尿壶适用于无法自行下床进行排泄的卧床患者,通常采取平卧位或侧卧位,将尿壶放置于患者臀部下方或阴茎处,协助其进行排尿。

(一)目的

协助卧床患者顺利完成床上排尿,满足患者排泄需要,保持衣被清洁、干燥。

(二)操作规程

表 2.5.3 尿壶使用操作规程

项目	操作规程
操作前准备	1. 医疗护理员准备:着装整洁,修剪指甲,洗手 2. 患者准备:了解床上排尿的目的、方法、注意事项及配合要点 3. 用物准备:一次性护理垫、尿壶(男性)或尿盆(女性)、卫生纸 4. 环境准备:关闭门窗,围帘遮挡,调节室温
操作方法与程序	1. 备齐用物,携至床旁,核对患者身份,沟通解释操作目的,取得配合 2. 铺护理垫:① 将盖被折向远侧,嘱患者抬高臀部,医疗护理员一手托住患者臀部,另一手将一次性护理垫铺于患者臀下。② 协助患者取侧卧位,将一次性护理垫一侧向内卷起塞于患者身下,另一侧平整展开,协助患者平卧,平整展开(卷起)一侧,调整护理垫 3. 摆体位:① 男性患者:协助其取侧卧位或平卧位,脱裤暴露阴茎。② 女性患者:协助其取平卧位,脱裤至膝部,嘱患者双腿分开、屈膝 4. 放置尿壶/尿盆:① 男性患者:将阴茎插入尿壶接尿口,用手固定。② 女性患者:一手托起患者腰骶部,另一手从侧面将尿盆置于患者臀下,协助其臀部紧贴尿壶/尿盆边缘 5. 排尿完毕,用卫生纸擦拭会阴部,取出尿壶/尿盆 6. 盖好盖被,整理床单位,尿液倒入厕所,清水冲洗,整理用物,洗手
效果评价	操作熟练,动作轻稳、迅速

(三)注意事项

(1)注意全程拉起围帘遮挡,保护患者隐私,注意保暖;女性患者腰部用毛巾垫起。

(2)为防止尿液飞溅和保护患者隐私,可在会阴部上方盖 1 张一次性护理垫。

(3)注意观察患者尿液的颜色、性状、量、气味及患者反应,如有异常及时报告医护人员。

(4)尿壶专人专用,及时倒液,保持清洁,定期消毒。

(5)鼓励能自理的患者自行接尿,协助排尿时持壶压力要适当。

六、连续接尿器使用

适用于手术后、肌肉拉伤、行动不便、瘫痪、重症颅脑损伤、痴呆昏迷、残疾、遗尿、连续输液、长期卧床的尿失禁男性患者。连续接尿器是由一个窄口背心式超薄透明塑料袋或平口接尿袋加弹性绑带组成,使用方便,便于携带。

(一)目的

满足尿失禁男性患者的排泄需要,保持衣被清洁、干燥,预防尿路感染。

（二）操作规程

表 2.5.4　连续接尿器使用操作规程

项　目	操　作　规　程
操作前准备	1. 医疗护理员准备：着装整洁，修剪指甲，洗手 2. 患者准备：了解使用连续接尿器的目的、方法、注意事项及配合要点 3. 用物准备：集尿器、尿袋、别针，连接集尿器与尿袋 4. 环境准备：关闭门窗，围帘遮挡，调节室温
操作方法与程序	1. 备齐用物，携至床旁，核对患者身份，沟通解释操作目的，取得配合 2. 将盖被折向远侧，解开患者裤带，脱裤至膝部，暴露阴茎 3. 将集尿器套入阴茎，集尿器腰带固定于患者腰部，松紧以可容纳2指为宜 4. 尿袋从患者腿下方穿过，用别针固定于床旁，位置低于尿道口 5. 盖好盖被，整理床单位，整理用物，洗手
效果评价	操作熟练，动作轻稳、迅速

（三）注意事项

（1）注意全程拉起围帘遮挡，保护患者隐私，注意保暖。
（2）集尿器腰带不可过紧，以免造成局部皮肤压力性损伤。
（3）尿袋固定的位置一定要低于尿道口，以防尿液逆流，造成感染。
（4）注意观察尿袋中尿液的颜色、性状和量，及时倾倒尿液，如有异常及时报告医护人员。

第六节　移动照护

移动照护作为医疗护理员生活照护的重要内容之一，要求其掌握移动照护（如卧位摆放、更换体位、搬运转运等）的内容、方法、标准和注意事项等，并在实践操作方面也制定了明确的培训内容，包括常用卧位摆放（平卧位、侧卧位、半卧位、半坐位等）、协助更换体位、协助上下床、搬运法、轮椅及平车转运法、辅助用具使用（轮椅、拐杖、助行器）等。医疗护理员应掌握患者移动照护的方法，根据患者病情和具体情况，给予正确的卧位摆放、体位更换及有效转运，保证患者的安全与舒适。

一、常用卧位摆放

卧位即患者休息和适应医疗护理需要时所采取的卧床姿势，临床上常常需要根据患者的病情和治疗需要为其调整相应的卧位，常用卧位包括：仰卧位、侧卧位、半坐卧位、端坐位、俯卧位、头低足高位、头高足低位、膝胸卧位和截石位。

（一）目的

协助患者摆放正确的卧位，便于检查诊断，减轻症状，增进舒适感，预防并发症。

（二）操作规程

表 2.6.1　常用卧位摆放操作规程

项　目	操　作　规　程
操作前准备	1. 医疗护理员准备：着装整洁，修剪指甲，洗手 2. 患者准备：了解卧位摆放的目的、方法、注意事项及配合要点，愿意配合；评估患者的病情、心理状态及合作程度 3. 用物准备：枕头 4. 环境准备：环境整洁、安静，温湿度适宜，光线充足，关闭门窗，围帘遮挡
操作方法与程序	1. 备齐用物，携至床旁，核对患者身份，沟通解释操作目的，取得配合 2. 协助患者摆放合适卧位： 【去枕仰卧位】 （适用于昏迷或全身麻醉未清醒的患者、椎管内麻醉或脊髓腔穿刺后的患者） 去枕仰卧，头偏向一侧，两臂放于身体两侧，两腿自然放平、伸直，将枕头横立于床头 【中凹卧位】 （适用于休克患者，抬高其头胸部有利于保持气道通畅，改善通气功能；抬高下肢有利于静脉血回流，增加心排血量） 用垫枕抬高患者头胸部 10°～20°，抬高下肢 20°～30° 【屈膝仰卧位】 （适用于行胸腹部检查或行导尿术、会阴冲洗等操作的患者，使腹部肌肉放松，便于检查或暴露操作部位） 患者仰卧，头下垫枕，两臂放于身体两侧，两膝屈起，并稍向外分开 【偏瘫患者仰卧位】 （适用于偏瘫患者，使其躯干和肢体保持功能状态，防止或减轻痉挛、畸形的发生） 头下放置一软枕，患侧肩下垫一厚软垫，患侧上臂外旋稍外展，肘、腕关节伸直，掌心朝上，手指伸直并分开，整个患侧上肢放置于枕头上；患侧髋下放一枕头，使髋向内旋，患侧臀部、大腿外侧下放一枕头，膝关节稍垫起，足底不放任何东西 【侧卧位】 （适用于行灌肠，肛门检查，配合胃镜、肠镜检查，臀部肌肉注射等操作及单侧肺部病变的患者，用于预防压力性损伤） 患者侧卧，臀部稍后移，两臂屈肘，一手放在枕旁，一手放在胸前，下腿稍伸直，上腿弯曲。必要时在两膝之间、胸腹部、后背部放置软枕 【健侧卧位】 （适用于偏瘫患者，使其健侧肢体在下方，患侧肢体在上方，避免患侧肩关节直接受压，减少患侧肩关节损伤，预防关节挛缩、畸形，为进一步的康复训练创造条件） 头下放一软枕，胸前放一软枕，患侧肩部充分前伸，腋下垫软枕，患侧肘关节伸展，腕、指关节伸展放在枕上，掌心向下；患侧髋关节和膝关节尽量前屈 90°，放置于身体前方另一软枕上，注意患侧踝关节不能内翻悬在软枕边缘；健侧肢体自然放置即可 【患侧卧位】 （适用于偏瘫患者，使其患侧肢体在下方，健侧肢体在上方，减轻或缓解痉挛，使瘫痪关节韧带受到一定压力，促进本体感觉的输入，利于自由活动健侧肢体）

续表

项　目	操　作　规　程
操作方法与程序	患者头下放置一合适高度的软枕(一般10～12 cm)，躯干稍向后旋转，后背用枕头支撑；患臂前伸，前臂外旋，将患肩拉出，手指伸展，掌心向上；患侧髋关节略后伸，膝关节略屈曲，患侧踝关节屈曲90°；健侧上肢放于身上或背后软枕上，勿放在身前；健侧下肢充分屈髋屈膝，腿下放一软枕支撑 【半坐卧位】 (适用于某些面部及颈部手术后患者，胸腔疾病、胸部创伤或心肺疾病引起呼吸困难的患者，腹腔、盆腔手术后或有炎症的患者，以及疾病恢复期体质虚弱的患者) 患者仰卧，先摇起床头支架使上半身抬高，与床呈30°～50°，再摇起膝下支架，以防患者下滑，床尾可置一软枕，垫于患者足底；放平时，先摇平膝下支架，再摇平床头支架 【端坐位】 (适用于左心衰竭、心包积液、支气管哮喘发作的患者) 扶患者坐起，摇起床头或抬高床头支架；患者身体稍向前倾，床上放一跨床小桌，桌上放软枕，患者可伏桌休息；必要时加床栏，保证患者安全 【俯卧位】 (适用于行腰、背部检查或配合胰、胆管造影检查，脊椎手术后或腰、背、臀部有伤口，不能平卧或侧卧，以及胃肠胀气所致腹痛的患者) 患者俯卧，两臂屈肘放于头的两侧，两腿伸直，胸下、髋部及踝部各放置一软枕，头偏向一侧 【头低足高位】 (适用于行肺部分泌物引流、十二指肠引流术及跟骨或胫骨结节牵引的患者) 患者仰卧，头偏向一侧，枕横立于床头，床尾抬高15°～30°，使患者身体呈头低足高斜坡位，注意此卧位不可长时间使用，颅内高压者禁用 【头高足低位】 (适用于颈椎骨折者做颅骨牵引、颅脑术后患者，降低颅内压，预防脑水肿) 患者仰卧，床头抬高15°～30°，使患者身体呈头高足低斜坡位，床尾横立一软枕 3. 整理床单位，盖好盖被，洗手
效果评价	1. 操作熟练，动作轻柔、稳重 2. 患者卧床时，身体各部位均处于合适的位置，感到轻松自在 3. 如无禁忌，应经常变换卧位，至少每2 h变换一次，改变卧位时应进行全范围关节运动练习

(三) 注意事项

(1) 操作过程中注意询问患者有无眩晕或不适。

(2) 操作过程中关心患者，注意保暖，保护患者隐私。

(3) 如无禁忌应经常变换卧位，至少每2 h变换一次，改变卧位时应注意保护管道和导线，进行全范围关节运动练习。

(4) 注意各种卧位的安全，必要时使用床栏或者约束带。

(5) 注意各种卧位下压力性损伤的预防。

码 2.6.1 常用卧位摆放技术

二、协助患者移向床头

协助滑向床尾而无法自行移动的患者移向床头,保持舒适和安全。

(一)目的

帮助患者恢复安全而舒适的卧位,预防并发症的发生。

(二)操作规程

表 2.6.2 协助患者移向床头操作规程

项目	操作规程
操作前准备	1. 医疗护理员准备:着装整洁,修剪指甲,洗手 2. 患者准备:了解床上移动的目的、方法、注意事项及配合要点,情绪稳定,愿意配合;评估患者的年龄、体重、病情、心理状态及合作程度 3. 用物准备:枕头 4. 环境准备:环境整洁、安静,温湿度适宜,光线充足,关闭门窗,围帘遮挡
操作方法与程序	1. 备齐用物,携至床旁,核对患者身份,沟通解释操作目的,取得配合 2. 放平床头,患者仰卧屈膝,双手握住床头栏杆,枕头横立于床头 3. 协助患者移向床头 【单人移动法:适用于半自理患者】 医疗护理员双腿分开与肩同宽,降低重心,一手托住患者肩背部,一手托住膝盖,在抬起患者的同时,嘱患者双脚蹬床面,挺身上移 【双人移动法:适用于不能自理/体重较重患者】 (1) 两名医疗护理员站在同侧:一人托住患者的颈肩部和腰部,一人托住臀部及腘窝部,一人喊口令,同时抬起患者移向床头 (2) 两名医疗护理员站在床的两侧:两人双手交叉,托住患者的颈肩部和臀部,一人喊口令,同时抬起患者移向床头 4. 放回枕头,根据病情协助患者取舒适卧位,整理床单位,洗手
效果评价	操作熟练,动作轻稳、节力、安全,两人动作应协调一致

(三)注意事项

(1) 枕头横立于床头,注意保护患者头部,避免撞伤。

(2) 操作中动作要协调、轻稳,不可使用拖、拉、推等生硬动作,以减少患者与床之间的摩擦力,避免擦伤皮肤及关节脱位。

(3) 操作后整理床单位,保持床单平整、无褶皱,以减少皮肤受损的可能性。

(4) 协助有管路的患者移向床头时,注意提前妥善放置各种导管,避免牵拉、扭曲、受压,一旦管路脱落,立即反折并报告护士,操作后妥善固定导管。

(5) 注意患者安全,防止坠床。

三、协助患者翻身侧卧

医疗护理员按照轻稳、节力、安全的原则,协助处于仰卧位的患者转至侧卧位,适用于不能起床、无法自主翻身的患者。

(一) 目的

(1) 协助不能起床的患者更换卧位,使其感觉舒适。
(2) 满足检查、治疗和护理的需要,如背部皮肤护理、更换床单或整理床单位等。
(3) 预防并发症,如压力性损伤、坠积性肺炎等。

(二) 操作规程

表 2.6.3 协助患者翻身侧卧操作规程

项 目	操 作 规 程
操作前准备	1. 医疗护理员准备:着装整洁,修剪指甲,洗手 2. 患者准备:了解翻身的目的、方法、注意事项及配合要点,情绪稳定,愿意配合;评估患者的年龄、体重、病情、心理状态及合作程度 3. 用物准备:枕头 4. 环境准备:环境整洁、安静,温湿度适宜,光线充足,关闭门窗,围帘遮挡
操作方法与程序	1. 备齐用物,携至床旁,核对患者身份,沟通解释操作目的,取得配合 2. 固定床脚轮,将各种导管及输液装置妥当安置,必要时将盖被折叠至床尾或床的一侧 3. 协助患者仰卧,双手放于腹部,双下肢屈曲 4. 单人协助翻身侧卧:适用于体重较轻者 　(1) 托住患者的肩部和臀部,向近侧床沿移动,再将双下肢移向近侧床沿 　(2) 医疗护理员一手托患者肩部,一手托膝部,轻轻将患者转向对侧 5. 双人协助翻身侧卧:适用于体重及病情较重者 　(1) 两名医疗护理员站在同侧,一人托住患者颈肩部及腰部,另一人托住患者臀部及腘窝部,两人同时将患者抬起,移向近侧床沿 　(2) 两人分别托住患者的肩、腰部和臀、膝部,轻推,将患者转向对侧 6. 按照侧卧位要求,在患者的背部、胸前和两膝间放置软枕,必要时拉起床栏 7. 检查并安置患者肢体各关节处于功能位置,各种管路保持通畅 8. 观察患者背部皮肤状况 9. 洗手,记录翻身时间及皮肤状况
效果评价	1. 操作熟练,动作轻稳、节力、安全,两人动作应协调一致 2. 患者卧位稳定、安全

表 2.6.4 协助患者轴线翻身操作规程

项　目	操　作　规　程
操作前准备	1. 医疗护理员准备：着装整洁，修剪指甲，洗手 2. 患者准备：了解翻身的目的、方法、注意事项及配合要点，情绪稳定，愿意配合；评估患者的年龄、体重、病情、心理状态及合作程度 3. 用物准备：枕头 4. 环境准备：环境整洁、安静，温湿度适宜，光线充足，关闭门窗，围帘遮挡
操作方法与程序	1. 备齐用物，携至床旁，核对患者身份，沟通解释操作目的，取得配合 2. 固定床脚轮，将各种导管及输液装置妥当安置，必要时将盖被折叠至床尾或床的一侧 3. 协助患者仰卧，双手放于腹部，双下肢屈曲 4. 翻身 【两人协助患者轴线翻身】 （1）两名医疗护理员站在同侧，小心地将大单置于患者身下，分别抓紧靠近患者肩、腰背、髋部、大腿等处的大单，将患者拉至近侧，拉起床栏 （2）医疗护理员绕至对侧，将患者近侧手臂置于头侧，远侧手臂置于胸前，两膝间放一软枕 （3）医疗护理员双脚前后分开，两人双手分别抓紧患者肩、腰背、髋部、大腿等处的远侧大单，由其中一人发口令，两人动作一致地将患者整个身体以圆滚轴式翻转至侧卧 【三人协助患者轴线翻身】 （1）第一名医疗护理员固定患者头部，纵轴向上略加牵引，使头、颈部随躯干一起慢慢移动；第二名医疗护理员双手分别置于患者肩部、背部；第三名医疗护理员双手分别置于患者腰部、臀部，使患者头、颈、腰、髋保持在同一水平面上，移至近侧 （2）翻转至侧卧位，翻转角度不超过 60° 5. 按照侧卧位要求，在患者的背部、胸前和两膝间放置软枕，拉起床栏 6. 检查并安置患者肢体各关节处于功能位置，各种管路保持通畅 7. 观察患者背部皮肤状况 8. 洗手，记录翻身时间及皮肤状况
效果评价	1. 操作熟练，动作轻稳、节力、安全，多人动作应协调一致 2. 患者卧位稳定、安全

（三）注意事项

（1）移动患者时动作应轻稳，协调一致，不可拖拉，以免擦伤皮肤。应将患者身体稍抬起再行翻身。轴线翻转时，要维持躯干的正常生理弯曲，避免翻身时脊柱错位而损伤脊髓。

（2）翻身前，床边要留有足够的空间，并将床栏拉起；翻身时，应注意为患者保暖并防止坠床；翻身后，需用软枕垫好身体，维持舒适而安全的体位，维持各关节正常的功能位置。

（3）根据患者病情及皮肤受压情况，确定翻身间隔的时间（至少每 2 h 翻身一次），如发现患者皮肤发红或破损应及时处理，酌情增加翻身次数，同时记录，做好交接。

（4）若患者身上有各种导管或输液装置时，应先将导管安置妥当，翻身后仔细检查导管是否有脱落、移位、扭曲、受压，以保持导管通畅。

（5）为脊柱骨折患者翻身时，必须保持正确的脊柱位置，保持脊柱平直，头、脊柱、下肢三点一线，避免扭伤及移位。

码 2.6.2　协助患者翻身侧卧

四、协助患者床上坐起

医疗护理员按照轻稳、节力、安全的原则,协助处于仰卧位或侧卧位的患者转换至坐位,适用于需定期更换体位、有功能锻炼需求的卧床患者。

(一)目的

(1) 为卧床患者更换体位,减少卧床及术后并发症。
(2) 协助患者坐起,便于进行功能锻炼。
(3) 向下床活动过渡,便于评估患者身体活动能力。

(二)操作规程

表 2.6.5　协助患者床上坐起操作规程

项　目	操　作　规　程
操作前准备	1. 医疗护理员准备:着装整洁,修剪指甲,洗手 2. 患者准备:了解床上坐起的目的、方法、注意事项及配合要点,情绪稳定,愿意配合;评估患者的年龄、体重、病情、心理状态及合作程度 3. 用物准备:毯子 4. 环境准备:环境整洁、安静,温湿度适宜,光线充足,关闭门窗,围帘遮挡
操作方法与程序	1. 备齐用物,携至床旁,核对患者身份,沟通解释操作目的,取得配合 2. 嘱患者双上肢置于身体两侧,双侧肘关节屈曲支撑于床面 3. 协助患者坐起 　(1) 仰卧位状态下:医疗护理员站在患者侧前方,双手托扶患者双肩并向上拉,指导患者利用双肘的支撑抬起上身,逐渐改用双手支撑身体慢慢坐起,双下肢下垂 　(2) 侧卧位状态下:协助患者移向床沿,面向医疗护理员,医疗护理员一手从颈后绕过至对侧肩背部,另一手扶患者髋部,以髋关节为支点,托扶患者坐起,双下肢下垂 4. 协助患者调整坐姿,根据情况加盖毯子 5. 洗手
效果评价	1. 操作熟练,动作轻稳、轻缓、节力、安全 2. 患者体位稳定、安全

(三)注意事项

(1) 移动患者时动作应轻稳,不可生拉硬拽、用力过猛,防止骨折。
(2) 坐起过程中注意观察患者有无头晕、恶心等不适,一旦出现异常情况,立刻停止操作,呼叫医护人员。
(3) 注意控制体位变换的速度,防止速度过快引发不适。

五、轮椅转运法

在患者入院、接受检查或治疗、出院时,凡是不能自行移动的患者均需医疗护理员根据患者病情选用不同的运送工具,如轮椅、平车或担架等运送患者。普通轮椅一般由可折叠框架、左右侧板、前后车轮、左右护膝和脚踏板、左右扶手、把手刹车装置、座椅、靠背(有医学影像资料袋、接尿袋挂钩等)部分组成。

(一)目的

(1)护送不能行走但能坐起的患者入院、出院、检查、治疗或室外活动。
(2)帮助患者下床活动,促进血液循环和体力恢复。

(二)操作规程

表 2.6.6 轮椅转运操作规程

项 目	操 作 规 程
操作前准备	1. 医疗护理员准备:着装整洁,修剪指甲,洗手 2. 患者准备:了解轮椅转运的目的、方法、注意事项及配合要点,主动配合;评估患者的体重、意识状态、病情、躯体活动能力、损伤部位及合作程度 3. 用物准备:轮椅(各部件性能良好)、毛毯(根据季节准备)、别针,有需要时备软枕 4. 环境准备:移开障碍物,保证环境宽敞,关闭门窗,调节室温
操作方法与程序	1. 备齐用物,检查轮椅性能,将轮椅推至床旁,核对患者身份,解释操作的目的、方法、注意事项,取得配合 2. 使轮椅的椅背与床尾平齐,椅面朝向床头,刹住轮椅制动闸、固定,竖起脚踏板 3. 掀开盖被,扶患者坐起,协助患者穿衣、裤、袜子,嘱患者双手撑于床面,挪至床边,双足垂于床缘,维持坐姿,协助患者穿好鞋子 4. 协助患者上轮椅: 　(1)嘱患者将双手置于医疗护理员双肩或双臂环绕其颈部,躯干前倾,医疗护理员双手环抱患者腰部,协助患者站立 　(2)协助患者转身,嘱患者用手扶住轮椅把手,坐于轮椅中 　(3)翻下脚踏板,协助患者将双足置于脚踏板上,盖毛毯,系好安全带 　(4)整理床单位,铺暂空床 　(5)确认患者无不适后,放松制动闸,推患者至目的地 5. 协助患者下轮椅 　(1)将轮椅推至床尾,使椅背与床尾平齐,患者面向床头 　(2)刹住轮椅制动闸、固定,竖起脚踏板 　(3)解除患者身上固定毛毯用别针,去除毛毯 　(4)协助患者站起、转身,坐于床缘 　(5)协助患者脱去鞋子及保暖外衣,取舒适卧位,盖好盖被 　(6)整理床单位 6. 将轮椅放回原位,洗手
效果评价	1. 操作熟练,动作轻稳、节力、安全 2. 患者安全、舒适

（三）注意事项

（1）保证患者安全、舒适。

（2）根据室外温度适当地增加衣服、盖被（或毛毯），以免患者受凉。

（3）推轮椅者应注意前方，先看好路面情况再推动轮椅，从背后推动轮椅前应先告诉患者，并确认乘坐者的手未放在车轮上，肘部未伸出扶手外；脚已经放在脚托上；躯干不稳定者已经系好安全带。在推动轮椅中避免脚轮方向与大车轮垂直以免翻倒。

（4）推行过程中，注意观察患者反应，防止意外发生。

（5）推行过程中，过门槛时，跷起前轮，下坡时，嘱患者抓紧扶手。

（6）预防压疮：外出乘坐轮椅时间较长时，应每隔30 min进行臀部减压一次，即用双手支撑轮椅的扶手，使臀部悬空并保持15 s左右。同时要注意所有骨突部位的压力。

码 2.6.3　轮椅使用技术

六、平车运送法

指运用平车将患者从一处运送至另一处的照护操作。

（一）目的

运送不能起床的患者入院、出院、检查、治疗、手术或转运。

（二）操作规程

表 2.6.7　平车运送操作规程

项　目	操　作　规　程
操作前准备	1. 医疗护理员准备：着装整洁，修剪指甲，洗手 2. 患者准备：了解平车转运的目的、方法、注意事项及配合要点，主动配合；评估患者的体重、意识状态、病情、躯体活动能力、损伤部位及合作程度 3. 用物准备：平车（各部件性能良好，车上放置被单、一次性尿垫和枕头）、毛毯或棉被，必要时备中单 4. 环境准备：移开障碍物，保证环境宽敞，关闭门窗，调节室温
操作方法与程序	1. 备齐用物，检查平车性能，将平车推至床旁，核对患者身份，解释操作的目的、方法、注意事项，取得配合 2. 安置好患者身上的各类导管 3. 搬运患者： 【挪动法】 （1）移开床旁桌、床旁椅，松开盖被

项　目	操　作　规　程
操作方法与程序	（2）将平车推至床旁，与床平行，大轮靠近床头，刹制动闸，使平车制动 （3）协助患者将上身、臀部、下肢依次向平车移动 （4）协助患者躺于平车正中，盖好毛毯或盖被，拉起护栏 【一人搬运法】 （1）推平车至患者床旁，大轮端靠近床尾，使平车与床成钝角，刹制动闸，使平车制动 （2）松开盖被，协助患者穿好衣服 （3）医疗护理员一臂自患者近侧腋下伸入至对侧肩部，另一臂伸入患者臀下，患者双手交叉环抱于医疗护理员颈后，医疗护理员抱起患者，稳步移动，将患者放于平车正中（头部处于大轮端），盖好毛毯或盖被，拉起护栏 【二人搬运法】 （1）推平车至患者床旁，大轮端靠近床尾，使平车与床成钝角，刹制动闸，使平车制动 （2）松开盖被，协助患者穿好衣服 （3）医疗护理员甲、乙二人站在患者同侧床旁，协助患者将上肢交叉于胸前 （4）医疗护理员甲一手伸至患者头、颈、肩下方，另一手伸至患者腰部下方；医疗护理员乙一手伸至患者臀部下方，另一只手伸至患者膝部下方，两人同时抬起患者至近侧床缘，再同时抬起患者稳步向平车处移动，将患者放于平车正中（头部处于大轮端），盖好毛毯或盖被，拉起护栏 【三人搬运法】 （1）推平车至患者床旁，大轮端靠近床尾，使平车与床成钝角，刹制动闸，使平车制动 （2）松开盖被，协助患者穿好衣服 （3）医疗护理员甲、乙、丙三人站在患者同侧床旁，协助其将上肢交叉于胸前 （4）医疗护理员甲双手托住患者头、颈、肩及胸部；医疗护理员乙双手托住患者背、腰、臀部；医疗护理员丙双手托住患者膝部及双足，三人同时抬起患者至近侧床缘，再同时抬起患者稳步向平车处移动，将患者放于平车正中（头部处于大轮端），盖好毛毯或盖被，拉起护栏 【四人搬运法】 （1）移开床旁桌、床旁椅，松开盖被 （2）将平车推至床旁，与床平行，大轮靠近床头，刹制动闸，使平车制动 （3）医疗护理员甲、乙分别站在床头和床尾，医疗护理员丙、丁分别站在病床和平车的一侧 （4）将中单放于患者腰、臀部下方 （5）医疗护理员甲抬起患者的头、颈、肩；医疗护理员乙抬起患者的双足；医疗护理员丙、丁分别抓住中单四角，四人同时抬起患者向平车处移动，将患者放于平车正中，盖好毛毯或盖被，拉起护栏 【过床易搬运法】 （1）移开床旁桌、床旁椅，松开盖被 （2）将平车推至床旁，与床平行并靠拢，大轮靠近床头，刹制动闸，使平车制动，并确认病床制动，调整病床与平车的高度（落差不超过15 cm） （3）医疗护理员两人分别站在病床和平车的一侧。病床一侧的医疗护理员两手分别扶持患者的肩部和臀部，轻轻将患者侧翻过30°，使患者面向医疗护理员；平车一侧的医疗护理员将过床易滑入患者身体下方1/3～1/4处 （4）病床一侧的医疗护理员托住患者的肩部和臀部向上（约45°）向前慢慢推，平车一侧的医疗护理员托住肩部和臀部轻拉患者，控制滑行速度

续表

项 目	操 作 规 程
操作方法与程序	（5）当患者完全移动到平车上时,平车一侧的医疗护理员两手分别扶持患者的肩部和臀部,轻轻将患者侧翻过30°,使患者面向医疗护理员,另一人将过床易取出,立起平车两侧护栏,盖好毛毯或盖被 4. 整理床单位,将床改铺为暂空床 5. 松开平车制动闸,推送患者至目的地
效果评价	操作熟练,动作轻稳、节力、安全,多人动作应协调一致,确保患者安全舒适

（三）注意事项

（1）搬运前,认真检查并妥善安置患者周身导管,保证患者的持续性治疗不受影响。

（2）颈椎损伤患者应使用轴线翻身法,位于床头的医疗护理员在移动过程中应固定患者头颈部,使患者的头颈部与脊柱保持在一条直线上。

（3）搬运时注意动作轻稳、准确、协调一致,确保患者安全、舒适。

（4）推送患者时,医疗护理员应位于患者头侧,随时观察患者病情变化。

（5）推平车时,应注意：① 小轮端在前,转弯灵活,速度不可过快；② 上下坡时,患者头部应处于高位,以减轻不适,并嘱患者抓紧扶手,保证安全；③ 进出门时,避免碰撞门框。

码2.6.4　平车使用技术

七、轮椅与床间转换

（一）目的

掌握移动动作,提高患者日常生活自理能力,满足患者生活所需。

（二）操作规程

表2.6.8　从床向轮椅转移操作规程

项 目	操 作 规 程
操作前准备	1. 医疗护理员准备：着装整洁,修剪指甲,洗手 2. 患者准备：了解移动的目的、方法、注意事项及配合要点,主动配合；评估患者的体重、意识状态、病情、躯体活动能力、损伤部位及合作程度 3. 用物准备：轮椅、软枕1~2个 4. 环境准备：移开障碍物,保证环境宽敞,关闭门窗,调节室温

续表

项 目	操 作 规 程
操作方法与程序	1. 备齐用物，检查轮椅性能，将轮椅推至床旁，核对患者身份，解释操作的目的、方法、注意事项，取得配合 2. 调整床铺高度与轮椅座位接近，如患者存在一侧肢体不便则轮椅放在患者健侧 3. 轮椅与床尾呈30°～45°，刹住轮椅制动闸、固定，竖起脚踏板 4. 患者坐在床旁，双足放于地面上，并与肩同宽，小腿与地面成90° 5. 从床向轮椅转移 【患者独立从床向轮椅转移】 （1）患者一只手支撑轮椅远侧扶手，一只手支撑于床上。如存在一侧肢体不便则健手支撑于轮椅远侧扶手，患手支撑于床上，患足位于健足稍后方，患者前倾躯干，健手用力撑起，抬起臀部 （2）以健侧下肢为轴，旋转躯干，确定双腿后侧贴近轮椅后正对坐下 【协助患者从床向轮椅转移】 （1）医疗护理员面向患者站立，两足分开并与肩同宽，用自己的膝部顶住患者患侧的膝部或用自己的双膝夹紧患者的患膝 （2）将双手置于医疗护理员双肩/双臂环绕医疗护理员颈部，躯干前倾，医疗护理员双手环抱患者腰部，与患者一起用力，协助患者站立 （3）当患者站稳后，医疗护理员带动患者以健足为支撑点，慢慢转身背向轮椅 （4）医疗护理员慢慢屈髋屈膝，将患者轻轻放在轮椅上 6. 调整坐姿，整理衣裤 7. 系好安全带，盖好毛毯 8. 整理床单位，处于备用状态，洗手
效果评价	1. 操作熟练，动作轻稳、节力、安全 2. 体位转换时，动作宜慢，具有安全意识，无意外事件发生

（三）注意事项

（1）上下轮椅必须刹制动闸，如轮椅无闸，应由一人站在轮椅后面固定轮椅。

（2）上车时先竖起脚踏板，等坐稳后再放下；下车时先放下双脚，竖起脚踏板后再下车。

八、拐杖的使用

辅助器是为患者提供保持身体平衡与身体支持物的器材，是维护患者安全的措施之一。其中，拐杖是提供给短期或长期残障者离床时使用的一种支持性辅助用具，使用时最重要的是长度合适、安全稳妥。

（一）目的

保持平衡，提供支持和保护；增强肌力，恢复机体功能，预防并发症。

（二）操作规程

表 2.6.9　拐杖使用操作规程

项　目	操　作　规　程
操作前准备	1. 医疗护理员准备：着装整洁，修剪指甲，洗手 2. 患者准备：了解使用拐杖的目的、方法、注意事项及配合要点，愿意配合；评估患者的体重、意识、病情、躯体活动能力、损伤部位及合作程度；衣着合体、舒适，穿舒适防滑的平底鞋 3. 用物准备：拐杖 4. 环境准备：移开障碍物，保证环境宽敞、安全，光线充足
操作方法与程序	1. 备齐用物，携至床旁，核对患者身份，沟通解释操作目的，取得配合 2. 撤掉盖被，扶患者坐起，穿衣、裤、袜子，用手掌撑于床面，移至床边，双足垂于床沿下，维持坐姿，穿好鞋子 3. 指导患者检查和使用拐杖的方法，腋杖顶部位于腋窝下 2~3 横指，顶部固定于胸壁外侧 4. 使用拐杖 【拄拐下床】 （1）健侧下肢支撑地面 （2）将双拐并拢在一起，健侧的手支撑床缘，另一手紧握拐杖手柄 （3）两手用力，同时健侧下肢发力站立 【平地行走】 （1）腋杖两点式：同时出右拐和左脚，而后出左拐和右脚 （2）腋杖三点式：两腋杖和患肢同时伸出，再伸出健侧肢体 （3）腋杖四点式：先出右拐，而后左脚跟上，接着出左拐，右脚再跟上 （4）摆动步态：先将两侧腋杖向前，再将身体跳跃至两腋杖中间的位置 【上楼梯】 （1）移动身体靠近楼梯边缘 （2）将双拐并拢在一起，一手持握拐杖手柄，另一手扶住楼梯扶手，身体尽量靠近扶手 （3）一手扶住扶手向上，另一手握住拐杖移至上一级楼梯，两手同时支撑，再将健腿向前跨上一级楼梯 （4）体重保持在支撑的健腿上 【拄拐上床】 （1）慢慢后退，直到腿部触碰到床沿 （2）将双拐并拢在一起，健侧的手放在床上，另一手紧握拐杖手柄 （3）弯曲膝盖慢慢坐下 5. 调整坐姿，协助患者脱去鞋子及衣裤，协助其采取舒适卧位，盖好盖被 6. 洗手
效果评价	1. 操作熟练，动作轻稳 2. 使用拐杖过程中具有安全意识，无意外事件发生

（三）注意事项

（1）每次使用拐杖前，应检查拐杖各部件是否牢固、稳定，橡皮垫、螺丝有无变形、损坏或松动,确保患者安全,预防患者跌倒。

(2) 使用腋杖时,切勿使拐杖顶端压迫患者腋窝,避免臂丛神经损伤。

(3) 确认环境宽敞、无障碍物,衣服合体不拖地,穿防滑鞋。

(4) 使用拐杖时,需以患者的手臂力量支撑其身体重量,因此应注意评估患者臂力。

(5) 患者使用拐杖站立或行走时,拐杖头端应保持在身体的前端上方 10～15 cm,注意保持身体平衡,避免患者向前或向后跌倒。

九、助行器的使用

助行器一般用铝合金材料制成,是一种四边形或三角形的金属框架,自身轻,可将患者保护其中,支撑体重,便于站立行走的工具。其支撑面积大,稳定性好,适用于上肢健康、下肢功能较差的患者。

(一) 目的

增加支撑面积和支撑强度,用于辅助下肢功能障碍的患者支撑体重、保持平衡、锻炼行走,在保障患者安全的情况下帮助其下床活动。

(二) 操作规程

表 2.6.10　助行器使用操作规程

项　目	操　作　规　程
操作前准备	1. 医疗护理员准备:着装整洁,修剪指甲,洗手 2. 患者准备:了解使用助行器的目的、方法、注意事项及配合要点,愿意配合;评估患者的体重、意识、病情、躯体活动能力、损伤部位及合作程度;衣着合体、舒适,穿舒适防滑的平底鞋 3. 用物准备:合适的助行器(调节高度,以患者站立双手垂直手腕处与手柄平行为宜,扶手与大转子平行),检查各部件功能(手柄是否防滑、四角防滑垫是否完好) 4. 环境准备:移开障碍物,保证环境宽敞、安全,光线充足
操作方法与程序	1. 备齐用物,携至床旁,核对患者身份,沟通解释操作目的,取得配合 2. 撤掉盖被,扶患者坐起,穿衣、裤、袜子,用手掌撑于床面,移至床边,双足垂于床沿下,维持坐姿,穿好鞋子 3. 指导患者检查助行器装置是否完好,协助患者测量并调节助行器的高度 4. 使用助行器 【助行器辅助下床】 (1) 将助行器放于患者正前方,患者移动臀部至床沿 (2) 协助患者将双上肢放于助行器扶手上,双足着地,躯干前倾,站立,患者慢慢地将重心平稳落至助行器上 【平地行走】 (1) 固定型:双手提起助行器两侧扶手同时向前放置于地面代替患足,而后健侧下肢迈步;适用于下肢损伤或骨折不能负重的患者 (2) 交互型:使用时先向前移动一侧,而后再移动另一侧,如此交替移动前行(移动助行器左侧,右下肢行走;移动助行器右侧,左下肢行走);适用于立位平衡差或下肢肌力差的患者

项　目	操　作　规　程
操作方法与程序	(3) 两轮型:前轮着地,步行时向前推即可;适用于上肢肌力差、单侧或整体提起助行器较困难的患者 (4) 步行车:可直接把前臂置于垫圈上前行;适用于步态不稳的患者 【助行器辅助上床】 (1) 向后移动助行器,双下肢缓慢后移,直至大腿后侧与床沿接触 (2) 一手支撑床面,缓慢坐下,而后双手支撑床面用力向后移动臀部坐稳
效果评价	1. 操作熟练,动作轻稳 2. 使用助行器过程中具有安全意识,无意外事件发生

(三) 注意事项

(1) 每次使用助行器前,检查助行器各部件是否完好、稳定,橡皮垫、螺丝有无松动或损坏,定期检查支架底部衬垫,出现老化、松脱、裂纹或腐蚀应及时更换。

(2) 下床前,患者应双腿下垂,在床边端坐 15～30 min 后方可下床行走,避免发生体位性低血压导致跌倒。第一次使用助行器时需要有家属或康复师在后方予以保护。

(3) 使用助行器时,穿合身的衣裤、合脚的防滑鞋,不要穿拖鞋;保持地面干燥,无可移动的障碍物,防止滑倒或跌倒;必要时备一把椅子,供患者疲劳时休息。

(4) 使用助行器行走时,患者应平视前方、抬头挺胸,行走速度不宜太快,步幅小,身体不要过于靠近助行器,以免重心不稳,容易跌倒。

(5) 助行器适用于平地行走,不可上下楼梯。

第七节　冷热应用

冷、热疗法是通过用冷或热作用于人体的局部或全身,达到止血、止痛、消炎、退热和增进舒适的作用,是临床上常用的物理治疗方法。作为冷、热疗法的实施者,医疗护理员应了解冷、热疗法的效应,掌握正确的使用方法,密切观察患者的反应,并对治疗效果进行及时评价,以达到实现最佳疗效、减少损伤发生的目的。

一、冷热疗法的概念

冷、热疗法是利用低于或高于人体温度的物质作用于体表皮肤,通过神经传导引起皮肤和内脏器官血管的收缩或舒张,从而改变机体各系统体液循环和新陈代谢,达到治疗目的的方法。

二、冷热疗法的应用

(一) 冷疗法

1. 目的

(1) 减轻局部充血或出血:冷疗可使局部血管收缩,毛细血管通透性降低,减轻局部充血;同时冷疗还可使血流减慢,血液的黏稠度增加,有利于血液凝固而控制出血。适用于局部软组织损伤的初期、扁桃体摘除术后、鼻出血等患者。

(2) 减轻疼痛:冷疗可抑制细胞的活动,减慢神经冲动的传导,降低神经末梢的敏感性而减轻疼痛;同时冷疗使血管收缩,毛细血管的通透性降低,渗出减少,从而减轻由于组织肿胀压迫神经末梢所引起的疼痛。适用于急性损伤初期、牙痛、烫伤等患者。

(3) 控制炎症扩散:冷疗可使局部血管收缩,血流减少,细胞的新陈代谢和细菌的活力降低,从而限制炎症的扩散。适用于炎症早期的患者。

(4) 降低体温:冷直接与皮肤接触,通过传导与蒸发的物理作用,使体温降低。适用于高热、中暑等患者。

2. 禁忌

(1) 血液循环障碍:大面积组织受损、全身微循环障碍、休克、周围血管病变、动脉硬化、糖尿病、神经病变、水肿等患者,因循环不良、组织营养不足,若使用冷疗,将进一步使血管收缩,加重血液循环障碍,导致局部组织因缺血缺氧而变性坏死。

(2) 慢性炎症或深部化脓病灶:冷疗可使局部血流减少,妨碍炎症的吸收。

(3) 组织损伤、破裂或有开放性伤口处:冷疗可降低血液循环,增加组织损伤的风险,影响伤口愈合,尤其是大范围组织损伤,应禁止用冷疗。

(4) 对冷过敏:对冷过敏者使用冷疗可出现红斑、荨麻疹、关节疼痛、肌肉痉挛等过敏症状。

(5) 慎用冷疗法的情况:昏迷、感觉异常、关节疼痛、心脏病、哺乳期产妇胀奶、婴幼儿、年老体弱者等应慎用冷疗法。

(6) 冷疗的禁忌部位:① 枕后、耳郭、阴囊处:用冷易引起冻伤。② 心前区:冷疗可导致反射性心率减慢、心房纤颤、心室纤颤、房室传导阻滞等。③ 腹部:用冷易引起腹泻。④ 足底:用冷可导致反射性末梢血管收缩影响散热或引起一过性冠状动脉收缩。

(二) 热疗法

1. 目的

(1) 促进炎症的消散和局限:热疗使局部血管扩张,血液循环速度加快,促进组织中毒素、废物的排出;同时使血量增加,白细胞数量增多,吞噬能力增强和新陈代谢增加,因而机体局部或全身的抵抗力和修复力增强。炎症早期用热,可促进炎性渗出物吸收与消散,炎症后期用热,可促进白细胞释放蛋白溶解酶,使炎症局限。适用于睑腺炎(麦粒肿)、乳腺炎等患者。

(2) 减轻疼痛:热疗既可降低痛觉神经兴奋性,又可改善血液循环,加速致痛物质排出和炎性渗出物吸收,解除对神经末梢的刺激和压迫,因而可减轻疼痛。同时热疗可使肌肉松弛,增强结缔组织伸展性,增加关节的活动范围,减轻肌肉痉挛、僵硬,减轻关节强直所致的疼痛。适用于腰肌劳损、肾绞痛、胃肠痉挛等患者。

(3) 减轻深部组织的充血:热疗使皮肤血管扩张,平时大量呈闭锁状态的动静脉吻合支得以开放,皮肤血流量增多,使得全身循环血量的重新分布,从而减轻深部组织的充血。

(4) 保暖与舒适:热疗可使局部血管扩张,促进血液循环,将热带至全身,使体温升高,患者感到舒适。适用于年老体弱、危重、末梢循环不良等患者及早产儿。

2. 禁忌

（1）未明确诊断的急性腹痛：热疗虽能减轻疼痛，但易掩盖病情真相，贻误诊断和治疗，有引发腹膜炎的危险。

（2）面部危险三角区的感染：因该处血管丰富，静脉无静脉瓣，且与颅内海绵窦相通，热疗可使血管扩张，血流增多，导致细菌和毒素进入血液循环，促进炎症扩散，易造成颅内感染和败血症。

（3）各种脏器出血、出血性疾病：热疗可使局部血管扩张，增加脏器的血流量和血管通透性而加重出血。血液凝固障碍的患者，用热会增加出血的倾向。

（4）软组织损伤或扭伤的初期（48 h 内）：热疗可促进血液循环，加重皮下出血、肿胀、疼痛。

（5）其他：心、肝、肾功能不全患者，皮肤湿疹、急性炎症患者，麻痹、感觉异常者，孕妇，以及金属移植物部位、人工关节、恶性病变部位、睾丸。

三、冰袋的使用

冰袋常用于局部降温，是临床上最常见的物理降温方法之一，适用于高温、闭合性创伤早期等患者。

（一）目的

为高热患者降温；为患者实施头部降温，防止脑水肿，提高脑细胞对缺氧的耐受性；减轻局部疼痛。

（二）操作规程

表 2.7.1　冰袋的使用操作规程

项　目	操　作　规　程
操作前准备	1. 医疗护理员准备：着装整洁，修剪指甲，洗手 2. 患者准备：了解使用冰袋的目的、方法、注意事项及配合要点，体位舒适、愿意配合；评估患者的年龄、病情、体温、意识、局部皮肤情况、活动能力、合作程度及心理状态 3. 用物准备：冰袋及布套、体温计、毛巾 4. 环境准备：关闭门窗，调节室温
操作方法与程序	1. 准备冰袋 　　（1）备冰：从冰箱或制冰机中取出冰块，放入盆内用冷水冲去棱角 　　（2）装袋：将去棱角的冰块装袋至1/2～2/3满 　　（3）排气：排出冰袋内空气并夹紧袋口 　　（4）检查：用毛巾擦干冰袋，倒提，检查 　　（5）加套：将冰袋装入布套 2. 备齐用物，携至床旁，核对患者身份，沟通解释操作目的，取得配合 3. 协助患者取舒适卧位，毛巾垫于身下

续表

项 目	操 作 规 程
操作方法与程序	4. 将冰袋放置于合适位置,高热降温时将冰袋置于患者的前额、头顶、颈部、腋下或腹股沟等体表大血管流经处,扁桃体摘除术后可将冰囊置于颈前颌下 5. 放置 30 min 后撤掉冰袋 6. 再次核对患者身份,观察冰袋的使用效果与患者反应,测量患者体温(若测腋温,则一侧腋窝要停止降温 30 min 并擦干后再测量) 7. 撤去用物,协助患者取舒适卧位,整理床单位 8. 将冰袋消毒后放置在冰箱中,布套洗净备用,垃圾分类处理 9. 洗手,向护士汇报患者体温
效果评价	1. 操作熟练,动作轻稳,注重人文关怀 2. 冰袋放置位置正确,患者感觉舒适,治疗效果佳

(三)注意事项

(1) 注意观察患者病情变化、体温变化及皮肤状况,倾听患者主诉,如患者出现局部皮肤苍白、青紫或者有麻木感时,应立即停止使用冰袋,防止冻伤发生。

(2) 随时检查冰袋有无破损漏水、是否夹紧;冰块融化后应及时更换,保持布套干燥。

(3) 物理降温时,应当避开患者的枕后、耳郭、心前区、腹部、阴囊及足底部位。

(4) 高热患者降温时,用冷 30 min 后应测量体温并记录,当体温降至 39 ℃以下,应取下冰袋,告知护士患者体温。

(5) 需长时间用冷者应休息 1 h 后再重复使用,以防发生不良反应。

四、冷湿敷

医疗护理员根据患者病情和需要,将敷布放在冰水中浸湿拧干,放在需要冷敷的部位,然后盖上干毛巾或棉垫,以保持温度。

(一)目的

止血、消炎、消肿、止痛,软组织扭挫伤早期(48 h 内)。

(二)操作规程

表 2.7.2 冷湿敷操作规程

项 目	操 作 规 程
操作前准备	1. 医疗护理员准备:着装整洁,修剪指甲,洗手,戴口罩,戴手套 2. 患者准备:了解冷湿敷的目的、方法、注意事项及配合要点,体位舒适,愿意配合;评估患者的年龄、病情、体温、意识、局部皮肤情况、活动能力、合作程度及心理状态 3. 用物准备:敷布 2 块、纱布、凡士林、棉签、一次性治疗巾、手套、盛放冰水的容器 4. 环境准备:关闭门窗,围帘遮挡,调节室温

续表

项 目	操 作 规 程
操作方法与程序	1. 备齐用物,携至床旁,核对患者身份,沟通解释操作目的,取得配合 2. 协助患者取舒适卧位 3. 暴露受敷部位,铺一次性治疗巾,受敷部位涂凡士林后盖一层纱布 4. 洗手,戴口罩,戴手套,将敷布浸入冰水中拧至半干,以不滴水为度 5. 抖开敷布敷于患处,高热患者敷于前额 6. 每3～5 min更换敷布一次,冷湿敷时间为15～20 min,随时观察皮肤颜色变化 7. 冷湿敷结束,撤掉敷布和纱布,擦去凡士林,脱手套 8. 协助患者取舒适卧位,整理床单位 9. 整理用物,用物清洁消毒 10. 洗手
效果评价	1. 操作熟练,动作轻稳,注重人文关怀 2. 患者感觉舒适,治疗效果佳 3. 局部无冻伤,被服干燥

(三)注意事项

(1) 若冷敷部位为开放性伤口,需呼叫护士,按无菌技术处理伤口。
(2) 注意观察敷布有无移动、脱落现象;注意观察患者局部皮肤情况及主诉,以防冻伤。
(3) 若为降温,则使用冷湿敷30 min后应测量体温并做好记录,报告护士。

五、温水/乙醇擦浴

温水擦浴和乙醇擦浴是常用的全身冷疗法,常用于高热患者的物理降温。乙醇是一种挥发性液体,擦浴时在皮肤上迅速蒸发,吸收和带走机体大量的热,而且乙醇具有刺激皮肤使血管扩张的作用,因而散热能力较强。

(一)目的

促进皮肤的血液循环,增强其排泄功能,常用于高热患者的物理降温。

(二)操作规程

表2.7.3 温水/乙醇擦浴操作规程

项 目	操 作 规 程
操作前准备	1. 医疗护理员准备:着装整洁,修剪指甲,洗手 2. 患者准备:了解温水/乙醇擦浴的目的、方法、注意事项及配合要点,体位舒适、愿意配合、按需排尿;评估患者的年龄、病情、体温、意识、有无乙醇过敏史、皮肤情况、活动能力、合作程度及心理状态 3. 用物准备:大毛巾、小毛巾、脸盆(内盛32～34 ℃温水2/3满或30 ℃、25%～35%乙醇200～300 mL)热水袋及布套、冰袋及布套、清洁衣裤,必要时备便器 4. 环境准备:关闭门窗,围帘遮挡,调节室温

续表

项 目	操 作 规 程
操作方法与程序	1. 备齐用物,携至床旁,核对患者身份,沟通解释操作目的,取得配合 2. 拉围帘,松开床尾盖被,协助患者脱去上衣 3. 冰袋置于头部,热水袋置于足底 4. 擦浴 　(1) 方法:脱去患者衣裤,大毛巾垫在擦拭部位下,小毛巾浸入温水或乙醇中,拧至半干,缠于手上成手套状,以离心方向擦浴,擦浴完成后,用大毛巾擦干皮肤 　(2) 顺序:① 双上肢:患者取仰卧位,从颈外侧→肩部→上臂外侧→前臂外侧→手背,之后从侧胸→腋窝→上臂内侧→前臂内侧→手心。② 腰背部:患者取侧卧位,从颈下肩部→背臀部,擦浴完毕穿好上衣。③ 双下肢:患者取仰卧位,下肢外侧从髂骨→大腿外侧→足背,下肢内侧从腹股沟→大腿内侧→内踝,下肢后侧从臀下→大腿后侧→腘窝→足跟,擦浴完毕穿好裤子 　(3) 时间:每侧(四肢、背腰部)3 min,全程控制在 20 min 以内 5. 全程观察患者有无出现寒战、面色苍白、脉搏和(或)呼吸异常等情况 6. 擦浴完毕,取下热水袋,协助患者取舒适体位 7. 整理床单位,开窗,拉开围帘,整理用物 8. 洗手,记录擦浴的时间、效果及患者反应
效果评价	1. 操作熟练,动作轻柔 2. 注意保护患者隐私

(三) 注意事项

(1) 头部置冰袋,以助降温并防止因头部充血而致头痛发生;热水袋置于足底,以促进足底血管扩张而减轻头部充血,并使患者感到舒适。

(2) 擦浴过程中,注意观察局部皮肤情况及患者反应,如有异常,立即停止擦浴,及时呼叫医护人员处理。

(3) 心前区用冷可导致反射性心率减慢、心房纤颤、心室纤颤、房室传导阻滞等,腹部用冷易引起腹泻,足底用冷可导致反射性末梢血管收缩影响散热或引起一过性冠状动脉收缩,故心前区、腹部、后颈、足底为擦浴的禁忌部位。

(4) 儿童及血液病高热患者禁用乙醇擦浴。

(5) 擦浴时,以拍拭(轻拍)方式进行,避免用摩擦方式,因摩擦易生热。

(6) 擦至腋窝、肘窝、手心、腹股沟、腘窝处稍用力并延长停留时间,以促进散热。

(7) 擦浴后 30 min 测量体温,若低于 39 ℃,取下头部冰袋,告知护士。

六、热水袋的使用

医疗护理员根据患者病情和需求,按操作规范往热水袋中灌入 1/2～2/3 合适温度的热水,放置于所需部位,常用于保暖。

（一）目的

保暖、解痉、镇痛、舒适。

（二）操作规程

表 2.7.4　热水袋的使用操作规程

项　目	操　作　规　程
操作前准备	1. 医疗护理员准备：着装整洁，修剪指甲，洗手 2. 患者准备：了解使用热水袋的目的、方法、注意事项及配合要点，体位舒适、愿意配合；评估患者的年龄、病情、体温、意识、局部皮肤情况、活动能力、合作程度及心理状态 3. 用物准备：热水袋及布套、水温计、毛巾、盛水容器、热水 4. 环境准备：关闭门窗，调节室温
操作方法与程序	1. 测量、调节水温 2. 准备热水袋 　（1）灌水：放平热水袋、去塞、一手持袋口边缘，一手灌水（1/2～2/3 满） 　（2）排气：热水袋缓慢放平，排出袋内空气并拧紧塞子 　（3）检查：用毛巾擦干热水袋，倒提，检查 　（4）加套：将热水袋装入布套 3. 备齐用物，携至床旁，核对患者身份，沟通解释操作目的，取得配合 4. 将热水袋放置在所需部位，袋口朝身体外侧，放置时间不超过 30 min 5. 观察热水袋的使用效果与患者反应、热水温度等 6. 撤去用物，协助患者取舒适卧位，整理床单位 7. 将热水袋内热水倒空、倒挂、晾干、吹气，旋紧塞子放于阴凉处，布套洗净备用 8. 洗手
效果评价	1. 操作熟练，动作轻稳 2. 患者感觉舒适，治疗效果佳

（三）注意事项

（1）使用前检查热水袋有无破损，热水袋与塞子是否配套、旋紧，以防漏水。

（2）炎症部位热敷时，热水袋灌水 1/3 满，以免压力过大，引起患者疼痛。

（3）特殊患者（如老年人、婴幼儿、意识障碍和局部失去知觉者等）使用热水袋时，应在布套外再包一块大毛巾或将热水袋放于两层毯子之间，以防烫伤。

（4）注意观察患者反应，定期检查局部皮肤情况，如皮肤出现潮红、疼痛，应停止使用，并在局部涂凡士林以保护皮肤。

（5）调节水温：成人 60～70 ℃，昏迷、感觉迟钝、循环不良患者及老人、婴幼儿，水温应低于 50 ℃。

七、热湿敷

医疗护理员根据患者病情和需要，将敷布放在热水中浸湿拧干，放在需要热敷的部位，然后盖上干毛巾或棉垫,以保持热度,常用于消炎、镇痛。

(一)目的

解痉、消炎、消肿、止痛。

(二)操作规程

表 2.7.5　热湿敷操作规程

项　目	操　作　规　程
操作前 准备	1. 医疗护理员准备:着装整洁,修剪指甲,洗手,戴口罩,戴手套 2. 患者准备:了解热湿敷的目的、方法、注意事项及配合要点,体位舒适、愿意配合;评估患者的病情、局部皮肤和伤口状况,活动能力、合作程度及心理状态 3. 用物准备:敷布2块、纱布、一次性治疗巾、棉垫、水温计、热水瓶、脸盆(内盛热水)、一次性手套 4. 环境准备:关闭门窗,围帘遮挡,调节室温
操作方法 与程序	1. 备齐用物,携至床旁,核对患者身份,沟通解释操作目的,取得配合 2. 拉围帘,暴露患处,垫一次性治疗巾于受敷部位下方 3. 洗手,戴口罩,戴手套,将敷布浸入热水中后拧至半干 4. 抖开,折叠敷布敷于患处,上盖棉垫,每3~5 min更换敷布,持续15~20 min 5. 观察患者的皮肤颜色及全身情况,以防烫伤 6. 湿敷完毕,轻轻拭干热敷部位,脱手套,摘口罩 7. 协助患者取舒适卧位,整理床单位,整理用物 8. 洗手,记录热湿敷的部位、时间及患者反应
效果评价	操作熟练,动作轻柔,严格洗手

(三)注意事项

(1) 若患者热敷部位无压力禁忌,可用热水袋放置在敷布上再盖以大毛巾,以维持温度。

(2) 勿用摩擦方法擦干,因皮肤长时间处于湿热气中容易破损。

(3) 面部热敷者,应间隔30 min后方可外出,以防感冒。

(4) 若热敷部位有伤口,需呼叫护士,按无菌技术处理伤口。

(5) 热湿敷过程中,注意观察患者的皮肤颜色及全身情况。

(6) 水温以50~60 ℃为宜,敷布拧至不滴水为度,在手腕内侧试温,以不烫手为宜。

(7) 及时更换盆内热水维持水温,若患者感觉过热,可掀起敷布一角散热。

第八节　压力性损伤预防

压力性损伤是指因压力或压力联合剪切力导致的皮肤或皮下软组织的局限性损伤,通常发生在骨粗隆处或与医疗器械相关的部位,表现为皮肤完整或开放性溃疡,可伴有疼痛。

压力性损伤是长期卧床患者或躯体移动障碍患者的皮肤易出现的最严重问题,一旦发生压力性损伤,不仅增加患者痛苦、加重病情及延长疾病康复的时间,严重时还会因继发感染引起败血症而危及患者生命。

一、发生原因

(一)内源性因素

营养不良、高龄、活动能力受限、体温异常、其他诱发因素(如吸烟、大小便失禁、患有某些慢性疾病、长期发热、全身水肿、严重脱水、影响组织灌注的疾病等)。

(二)外源性因素

压力、剪切力、摩擦力、皮肤潮湿或排泄物刺激。

二、风险评估

(一)危险因素

目前采用专门的压力性损伤风险评估工具,常用的评估工具包括 Braden、Norton 及 Waterlow 风险评估量表等。应用压力性损伤风险评估工具需要对患者进行动态评估,患者床单位醒目处放置风险标识,并依据患者风险因素采取相应的预防措施。

(二)高危人群

包括神经系统疾病和脊髓损伤患者,老年、身体衰弱、营养不良、肥胖、水肿、疼痛、发热患者,使用医疗器械患者和手术患者。

(三)易患部位

(1)长期受压及缺乏脂肪组织保护、无肌肉包裹或肌层较薄的骨隆突处。卧位不同,受压点不同,好发部位亦不同。
1)仰卧位:好发于枕骨粗隆、肩胛部、肘部、脊椎椎体隆突处、骶尾部及足跟部。
2)侧卧位:好发于耳郭、肩峰、肋骨、肘部、髋部、膝关节内外侧及内外踝。
3)俯卧位:好发于面颊部、耳郭、肩部、女性乳房、男性生殖器、髂嵴、膝部及足尖处。
4)坐位:好发于坐骨结节处。
(2)医疗器械与皮肤接触的相关部位:如无创面罩、连续加压装置、夹板、支架、尿管等医疗器械与皮肤接触的部位,皮肤破损隐秘导致难以被及时发现。

三、分期及分类

2016 年,美国国家压疮咨询委员会对压力性损伤进行了分期及分类。

（一）Ⅰ期压力性损伤

皮肤完整，出现压之不褪色的局限性红斑，通常发生在骨粗隆处，局部皮肤可出现疼痛、硬块或松软，皮温升高或降低。

（二）Ⅱ期压力性损伤

部分皮层缺失或出现水疱，真皮层部分缺损，表现为浅表开放的粉色创面，也可表现为完整、开放、破溃的浆液或血清性水疱。

（三）Ⅲ期压力性损伤

全层皮肤组织缺失，可看到皮下脂肪组织，但没有骨骼、肌腱或肌肉组织暴露。

（四）Ⅳ期压力性损伤

全层组织缺失，伴有骨骼、肌腱或肌肉暴露。可能见到腐肉或焦痂，常伴有潜行和窦道。

（五）不可分期压力性损伤

皮肤全层或组织全层缺损，深度未知，缺损涉及组织全层，溃疡完全被坏死组织覆盖。一旦腐肉和坏死组织去除后，将会呈现Ⅲ期或Ⅳ期压力性损伤。

（六）深部组织损伤期压力性损伤

深度未知。局部出现紫色或紫黑色、充血性水疱或瘀伤，可出现疼痛、硬结、糜烂、松软、潮湿皮温升高或降低等表现。

（七）医疗器械相关性压力性损伤

使用医疗器械不当而导致的压力性损伤。

（八）黏膜压力性损伤

常因医疗器械使用不当导致，无法按皮肤压力性损伤进行分期。

四、压力性损伤的预防

（一）保护皮肤，预防损伤

（1）可使用指压法或透明盘法进行皮肤评估，及时观察并告知医护人员，为有压力性损伤风险的患者预防性使用泡沫敷料。
（2）摆放体位时避免皮肤红斑区域受压。
（3）保持皮肤清洁与适当的湿度，避免局部不良刺激。
（4）禁止按摩或用力擦洗压力性损伤易患部位的皮肤，防止造成皮肤损伤。
（5）失禁患者制订并执行个体化失禁管理计划。

(6) 使用皮肤保护用品或采取隔离防护措施,预防皮肤浸渍。

(二) 合理膳食,改善营养状况

对有营养不良风险或已存在营养不良的压力性损伤病人每天提供 30～35 kcal/kg 的热量,1.25～1.50 g/kg 的蛋白质。重症患者营养可以采用胃肠内营养、胃肠外营养结合的方式。

(三) 变换体位,避免局部长期受压

(1) 经常翻身是最简单而有效解除压力的方法。
(2) 翻身频率根据患者移动和活动能力、皮肤状况及病情而定。一般每 2 h 翻身 1 次,必要时每 30 min 翻身 1 次。对于卧床患者,尽量保持床头水平位;有压力性损伤风险的患者应避免长期坐位,长期坐位者应及时调整姿势进行减压。避免使发生压力性损伤的骨隆突处继续受压。
(3) 变换体位时避免推、拉、拽等动作,避免皮肤受摩擦力和剪切力的作用。
(4) 体位变换配合适宜体位装置进行局部减压。
(5) 变换体位的同时可以记录翻身时间、卧位变化及皮肤情况。

(四) 选择使用合适的支撑面

支撑面是指用于压力再分布的装置,可调整组织负荷和微环境情况,如泡沫床垫、气垫床、减压坐垫等。避免为患者使用圆形或环形装置;对Ⅲ期或Ⅳ期压力性损伤的患者可使用空气流化床;对长时间坐椅子或轮椅上的患者或高风险人群,应配备适当的压力再分配坐垫。

(五) 预防医疗器械相关压力性损伤

(1) 使用适宜器械,避免过度受压,在不造成额外压力的情况下防止脱落。
(2) 每日检查器械下方或周围皮肤≥2 次;对局限性或全身性水肿患者增加皮肤评估次数。
(3) 调整医疗器械与身体接触的位置,使压力重新分布。

(六) 鼓励患者早期活动

在病情允许的情况下,协助患者进行肢体功能锻炼,鼓励其尽早离床活动,预防压力性损伤的发生。

(七) 实施健康教育

健康教育包括压力性损伤的危害、可能发生的风险、预防知识和技能。鼓励患者及家属有效参与预防压力性损伤的措施。

五、压力性损伤的照护措施

(1) 协助护士为危重症患者翻身、更换病员服和床单。

(2) 保持会阴部清洁干燥：及时清理排泄物，更换尿垫、中单，会阴部皮肤清洁时使用柔软织物去除污物，再用温水清洁局部后蘸干，减少湿纸巾擦拭对局部的化学刺激。

(3) 保持床单位的清洁干燥，床上无碎屑，患者身下的衣服、被服平整无皱褶。

(4) 保持护士为患者摆放的预防压力性损伤体位。

(5) 观察气垫床的充气情况，充气不足时可联系护士处理。

(6) 保持体位垫放置在护士摆放的位置，以保持有效性。

(7) 为患者放入、取出便器时要将患者背部和臀部充分抬起，避免强塞、拉、拽等增加摩擦力的动作。

(8) 医疗护理员在压力性损伤预防中应注意：① 对于使用有创呼吸机等重要的生命支持设备，颈、胸、腰椎损伤需要轴线翻身，术后留置多根引流管等重症患者，医疗护理员应协助护士为其翻身，而不是在没有护士的情况下独立为他们翻身。② 不随意调节气垫床压力、不随意断开接口，发现充气管打折时应及时调整。③ 不随意调换护士为不同部位选用的对应体位垫，不擅自使用环形或圈形保护垫。④ 不可按摩受压部位已发红的皮肤。⑤ 翻身、调整体位垫位置的过程中，应保护患者隐私。

参 考 文 献

[1] 王爱平,孙永新.医疗护理员培训教程[M].北京:人民卫生出版社,2021.
[2] 李玲,孙晖.医疗护理员岗前培训手册[M].北京:人民卫生出版社,2022.
[3] 陈静,邢薇.医疗护理员职业培训教程[M].北京:人民卫生出版社,2022.
[4] 崔霞,毛淑芝,朱礼峰.医疗护理员工作规范[M].济南:山东科学技术出版社,2023.
[5] 李小寒,尚少梅.基础护理学[M].7版.北京:人民卫生出版社,2022.
[6] 中国营养学会.《中国居民膳食指南(2022)》在京发布[J].营养学报,2022,44(6):521-522.
[7] 杨龙飞,齐敬晗,刘佳琳,等.压力性损伤预防和治疗循证指南的意见总结[J].护理研究,2022,36(6):1008-1015.

第三章 消毒隔离

医院消毒与隔离是确保医疗环境安全、防止病原体传播的重要措施。本章主要介绍手卫生、常见的防护用品、隔离技术、医疗废物管理、职业安全防护和医院清洁相关知识,并在每节内容后附相关操作规程,以期通过严格执行消毒与隔离措施,有效控制医院感染的发生和传播,保障患者和医护人员的健康安全。

【学习目标】

1. 识记

(1)复述常用防护用品使用的注意事项。

(2)准确复述隔离分类及区域划分。

(3)掌握医疗废物分类及管理的流程。

(4)掌握医疗护理员职业安全的预防措施。

(5)掌握医院环境清洁、消毒和灭菌的方法。

2. 理解

(1)了解防护用品(如口罩)构造及防护原理。

(2)了解不同疾病的隔离种类。

(3)了解影响医疗护理员职业安全的危险因素。

(4)了解医院不同等级环境的消毒要求。

3. 应用

(1)正确洗手、戴口罩、戴帽子,并完成穿脱隔离衣。

(2)正确完成医疗废物的分类及处理。

(3)完成职业暴露后的处理。

(4)完成医院环境及物体表面的清洁、消毒和灭菌工作。

第一节 手 卫 生

手卫生是医护人员洗手、卫生手消毒和外科手消毒的总称。其中,外科手消毒多为医护人员手术前减少手部暂居菌的过程,在临床实践中医疗护理员使用较多的为洗手和卫生手消毒。

一、目的

（1）切断经手传播的感染途径，防止病原体的传播。
（2）保护无菌物品和清洁物品，避免物品污染。

二、操作规程

表 3.1.1　手卫生操作规程

项　目	操　作　规　程
操作前准备	1. 医疗护理员准备：手部无伤口，取下饰品，剪平指甲，收好袖口，戴好口罩、帽子 2. 物品准备：检查手卫生设施是否齐全，准备擦手纸和洗手液 3. 环境准备：宽敞、清洁
操作方法与程序	1. 七步洗手法： （1）在流动水下淋湿双手取适量洗手液，均匀涂抹整个手掌、手背、手指和指缝 （2）掌心相对，手指并拢，相互揉搓 （3）洗背侧指缝：手心对手背沿指缝相互揉搓，双手交换进行 （4）洗掌侧指缝：掌心相对，双手交叉沿指缝相互揉搓 （5）弯曲手指使关节在另一手掌心旋转揉搓，双手交换进行 （6）洗拇指：手握另一手大拇指旋转揉搓，双手交换进行 （7）洗指尖：弯曲手指关节，把指尖合拢在另一手掌心旋转揉搓，双手交换进行 （8）揉搓手腕、手臂，双手交换进行 2. 卫生手消毒： （1）取适量速干手消毒剂于掌心，均匀涂抹双手至整个手掌、手背、手指和指缝 （2）严格按照七步洗手法揉搓步骤进行揉搓，每个部位揉搓时间至少 15 s （3）等待手部干燥
效果评价	1. 操作有序，每步洗手方法正确，动作连贯 2. 手部干净无污渍

三、注意事项

（1）先在水龙头下把手淋湿；在手掌上抹肥皂或洗手液，均匀涂抹，搓出泡沫，让手掌、手背、手指、指缝等都沾满肥皂泡沫，然后反复搓揉双手及腕部。在水龙头下，将手冲洗干净，确保每个部位的搓洗时间超过 15 s。

（2）洗手前应将手部饰物摘除，不应戴假指甲或涂指甲油，并修剪指甲，长度不超过指尖。

（3）彻底冲净双手时注意指尖朝下，并使用一次性纸巾擦干双手。

（4）手未受到患者血液、体液和患者分泌物等物质明显污染时，可以使用速干手消毒剂消毒双手代替洗手。

（5）卫生手消毒前先洗手并保持手部干燥，揉搓时保证手消毒剂完全覆盖手部皮肤。

（6）手卫生时机：接触患者前；清洁、无菌操作前；接触患者黏膜、破损皮肤或伤口、血液、体液、分泌物、排泄物等之后；接触患者后，包括接触患者周围的疗养相关器械、用具物体表面后;离开病房环境后。

码3.1.1 手卫生

第二节 戴(脱)手套/口罩/帽子

为保护医护人员和患者,避免感染和交叉感染,除了应加强手卫生外,还应根据情况使用帽子、口罩、手套、鞋套、护目镜、防护面罩、防水围裙、隔离衣和防护服等防护用品。

一、手套/口罩/帽子的概述

(一) 手套

手套是防止病原体通过医护人员的手传播疾病和污染环境的用品。可按照材质和工作性质进行分类,按材质分类包括一次性薄膜手套、医用橡胶手套和医用乳胶手套;按照工作性质分类包括灭菌手套和非灭菌手套。手套的适用范围及特点如下:

(1) 根据不同操作的需要,选择合适种类和规格的手套。
(2) 接触患者的血液、体液、分泌物、排泄物、呕吐物及污染物品时,应戴非灭菌手套。
(3) 进行手术或者其他无菌操作时,接触患者破损皮肤、黏膜时,应戴灭菌手套。
(4) 一次性手套应一次性使用。
(5) 橡胶手套与乳胶手套具有防水、耐磨、耐穿刺等特性。

(二) 口罩

口罩能阻止对人体有害的可见或不可见的物质吸入呼吸道,也能防止飞沫污染无菌物品或清洁物品,包括三类。

(1) 纱布口罩:能保护呼吸道免受有害粉尘、气溶胶、微生物及灰尘伤害,临床上应用较少。
(2) 外科口罩:医护人员在有创操作过程中能阻止血液、体液和飞溅物传播,通常为一次性使用的无纺布口罩,有可弯折鼻夹,多为夹层,外层有防水作用,中间夹层有过滤作用,能阻隔空气中 90% 以上的 5 μm 颗粒,内层可以吸湿,临床上应用普遍。
(3) 医用防护口罩:能阻止经空气传播的直径≤5 μm 的感染因子或近距离(<1 m)经飞沫传播的疾病而发生感染的口罩。原则上在发热门诊、隔离留观病区(房)、隔离病区(房)和隔离重症监护病区(房)等区域使用,防护安全系数高,对病毒有阻隔作用,密合性好但透气性较差,呼吸阻力较大。

(三) 帽子

帽子是医护人员戴在头部用于阻挡血液、体液和分泌物等的防护用具,也可防止头发上的灰尘及微生物落下造成污染。分为一次性帽子和布制帽子。进入污染区和洁净环境前及进行无菌操作时应戴帽子。布制帽子每次或每天更换与清洁，一次性帽子用无纺布剪裁缝制而成，应一次性使用。

二、戴、脱手套

在接触患者及患者的黏膜、体液、处理传染患者与可疑传染患者污物、照护免疫力低下的患者时，为了防止手部被污染或传播病原体，医疗护理员应戴手套。

（一）目的

保护患者和医疗护理员，防止疾病传播和交叉感染。

（二）操作规程

表 3.2.1　戴、脱手套操作规程

项　目	操　作　规　程
操作前准备	1. 医疗护理员准备：摘除手部饰物并修剪指甲，长度不超过指尖；完成七步洗手法洗手 2. 物品准备：选择大小合适手套，检查并核对无菌手套外的号码、灭菌期，包装是否完整、干燥 3. 环境准备：环境宽敞，操作台面清洁干燥
操作方法与程序	1. 戴手套法： （1）手捏住一只手套的反折部分 （2）另一手对准五指戴上手套 （3）戴好手套的手指插入另一只手套的反折部分 （4）将另一只手戴上手套 （5）翻转手套反折部分，如穿长袖工作服须包裹住工作服袖口处 2. 脱手套法： （1）一只手的拇指和食指捏住手套腕部外侧，将手套摘下顺势将内面翻折出来 （2）将脱下手套的大拇指伸到另一只手套内侧，将其翻转脱下，套住已摘下的手套 （3）将脱掉的手套放入医疗垃圾袋 （4）洗手
效果评价	1. 手套大小选择合适，手套无菌面全程无污染 2. 操作流畅，动作熟练

（三）注意事项

（1）医疗护理员接触患者血液、体液、分泌物、呕吐物及污染物品时应戴手套。

（2）如手套出现破损或可疑污染时应立即更换。

（3）戴手套不能替代洗手，必要时进行卫生手消毒。

（4）在照护下一位患者之前应重新洗手，并更换手套。

（5）脱手套时避免强拉，注意不要污染双手。

（6）脱手套后应洗手。

三、戴、脱口罩

口罩是个人防护用品,对空气有一定的过滤作用,可减少病毒和细菌的传播可能性,是简单有效的个人防护手段。

(一)目的

(1) 阻止对人体有害的可见或不可见的物质吸入呼吸道,减少医疗护理员获得相关感染的风险。

(2) 防止飞沫污染无菌物品或清洁物品。

(二)操作规程

表 3.2.2　戴、脱一次性外科口罩操作规程

项　目	操　作　规　程
操作前准备	1. 医疗护理员准备:衣帽整洁,完成七步洗手法洗手 2. 物品准备:检查外科口罩的型号、有效期 3. 环境准备:环境宽敞明亮
操作方法与程序	1. 戴一次性外科口罩: 　(1) 取出一次性外科口罩,分辨内外面,通常有颜色的一面朝外,白色的一面朝向自己,鼻夹端朝上 　(2) 将口罩罩住鼻、口及下巴,将挂耳式系带分别挂于左右耳后;如为头颈式系带将下方带系于颈后,上方带系于头顶中部 　(3) 一手捏住鼻翼端,一手捏住下颌端,分别向上下方向将口罩的褶皱展开,使口罩将鼻、口和下巴完全覆盖 　(4) 将双手指尖放在鼻夹上,从中间位置开始,用手指向内按压,并逐步向两侧移动,根据鼻梁形状塑造鼻夹 　(5) 检查闭合性 2. 戴一次性医用防护口罩: 　(1) 按面型选择合适型号,一手托住口罩,有鼻夹的一面背向外 　(2) 将口罩罩住鼻、口及下巴,鼻夹部紧贴面部 　(3) 用另一手将下方系带拉过头顶,放在颈后双耳下 　(4) 将上方系带拉过头顶中部 　(5) 将双手指尖放在金属鼻夹上,从中间位置开始,用手指向内按鼻夹,并分别向两侧移动和按压,根据鼻梁形状塑造鼻夹 　(6) 将双手完全盖住口罩,快速呼气,检查密合性,如有漏气应调整鼻夹位置 3. 脱口罩: 　(1) 七步洗手法洗手 　(2) 挂耳式:双手分别从耳后取下系带;头颈式:先取下颈部的系带,再取下头顶的系带,注意不要接触口罩污染面 　(3) 用手指仅捏住系带处,将口罩丢入医疗垃圾袋内 　(4) 七步洗手法再次洗手

续表

项 目	操 作 规 程
效果评价	1. 口罩佩戴闭合性良好,口罩完全覆盖鼻、口和下巴 2. 脱口罩过程中未触及污染面 3. 操作流畅,动作熟练

(三)注意事项

(1) 口罩为一次性用品,每次使用时间不超过 4 h,不得重复或超时使用。

(2) 口罩潮湿,或者受到患者血液、体液污染后,应及时更换。

(3) 每次佩戴医用防护口罩进入工作区域之前,应进行密合性检查。检查方法:将双手完全盖住防护口罩,快速呼气,若鼻夹附近有漏气应调整鼻夹,若漏气位于四周,应调整到不漏气。

(4) 照护免疫功能低下的患者时应戴口罩。

(5) 戴口罩前和脱口罩后应洗手。

四、戴、脱帽子

一次性帽子和无纺布帽子可在手术室或临床环境中起到隔离污染的作用,正确地戴、脱帽子有助于保障医护人员和患者安全。

(一)目的

(1) 防止医疗护理员的头屑飘落、头发散落或被污染。

(2) 减少患者接触到从医疗护理员头发上脱落的微生物,从而降低患者的感染风险。

(二)操作规程

表 3.2.3 戴、脱帽子操作规程

项 目	操 作 规 程
操作前准备	1. 医疗护理员准备:衣帽整洁,完成七步洗手法洗手 2. 物品准备:检查帽子的有效期 3. 环境准备:环境宽敞明亮

操作方法与程序	1. 戴帽子:
	  (1) 按头围尺寸选择合适大小的帽子,将折叠的帽子展开
	  (2) 帽檐须遮盖住前后发际线及两侧耳朵上方,佩戴后应包裹住所有头发,并且不遮挡视线
	2. 脱帽子:
	  (1) 七步洗手法洗手
	  (2) 双手伸进帽子耳后两旁的内侧边缘,将帽子内面朝外取下
	  (3) 取下后的帽子丢弃至医疗垃圾袋内
	  (4) 七步洗手法洗手

续表

项　目	操　作　规　程
操作评价	1. 戴、脱帽子过程中注意保持手部清洁原则 2. 操作流畅,动作熟练

(三) 注意事项

(1) 头发较长者戴帽前应将头发束好,便于将头发全部扣进帽子内。
(2) 戴帽子时注意双手不接触面部。
(3) 被患者血液、体液污染时,应立即更换。
(4) 布制帽子应保持清洁,每次或每天更换与清洁;一次性帽子不得重复使用。
(5) 脱帽子前后应洗手。

第三节　隔 离 技 术

隔离是预防医院感染的重要措施之一,在隔离工作中医疗护理员应自觉遵守隔离制度,认真执行隔离规章和技术要求,同时应加强隔离知识教育,从而减少医院交叉感染。

一、隔离技术的概述

(一) 区域划分

(1) 清洁区:是指进行传染病诊治的病区中不易受到患者血液、体液和病原微生物等物质污染及传染病患者不应进入的区域。包括医护人员的值班室、卫生间、男女更衣室、浴室、储物间、配餐间等。
(2) 潜在污染区:也称半污染区,是指进行传染病诊治的病区中位于清洁区与污染区之间、有可能被患者血液、体液和病原微生物等物质污染的区域。包括医护人员的办公室、治疗室、护士站、患者用后的物品及医疗器械的处理室、内走廊等。
(3) 污染区:是指进行传染病诊治的病区中传染病患者和疑似传染病患者接受诊疗的区域,包括被其血液、体液、分泌物、排泄物等污染的物品暂存和处理的场所,如病房、处置室、污物间以及患者入院、出院处理室等。
(4) 两通道:是指进行传染病诊治的病区中的医护人员通道和患者通道。医护人员通道、出入口设在清洁区一端,患者通道、出入口设在污染区一端。
(5) 缓冲间:是指进行传染病诊治的病区中清洁区与潜在污染区之间、潜在污染区与污染区之间设立的两侧均有门的小室,为医护人员的准备间。

(二) 隔离种类及措施

隔离是采用各种方法、技术,防止病原体由患者及携带者传播给他人。目前,隔离预防要以标准预防为基础。

1. 标准预防

标准预防是指医院所有患者和医护人员所采取的一系列防护措施,要求医护人员必须知道所有患者的体内物质均可能具有传染性,需进行相应的隔离和防护。其目的在于降低已知或未知病原体感染传播的风险。标准预防的原则如下:

(1) 既要防止血源性疾病传播,也要防止非血源性疾病传播。

(2) 既要保护医护人员,也要保护患者。

(3) 根据疾病传播特点采取相应的隔离措施,包括接触隔离和空气隔离。

(4) 所有医疗机构均应普遍遵循标准预防原则,其措施应覆盖诊疗活动的全过程。

2. 隔离预防

隔离预防主要是在标准预防的基础上,实施两大类隔离:一是基于传染源特点,切断疾病传播途径的隔离;二是基于保护易感人群的隔离。对于前者,根据患者的血液、体液、分泌物(不包括汗液)、非完整皮肤和黏膜均可能含有感染性因子的原则,针对医院所有患者和医护人员采取的一组预防感染措施,包括:① 手卫生;② 根据预期可能的暴露选用手套、隔离衣、口罩、护目镜或防护面罩;③ 安全注射;④ 穿戴合适的防护用品处理患者环境中污染的物品与医疗器械等。

3. 隔离的分类与相应的措施

ⅰ. 严密隔离

严密隔离为传染性强、病死率高的传染病所设计的隔离。适用于经飞沫、分泌物、排泄物直接或间接传播的烈性传染病,如鼠疫、霍乱、炭疽等。在标准预防的基础上,隔离措施还有:

(1) 住单间病房,门外挂隔离标志,不得随意开启门窗。

(2) 禁止患者走出病房;探视、接触此类患者,必须戴好帽子,穿隔离衣裤和隔离鞋,必要时戴橡胶手套。

(3) 一切用物一经进入病房即视为污染,均应严格消毒处理或销毁。

(4) 患者的分泌物、呕吐物和排泄物,均应严格消毒处理。

(5) 污染敷料应在隔离室内立即装袋,全部操作完成后,再装入隔离室外的另一袋(双袋法),标记后焚烧。

(6) 接触患者、污染敷料后或照护其他患者前应刷洗、消毒双手。

(7) 其他按一般消毒隔离和终末消毒处理进行。

ⅱ. 空气传播隔离

空气传播隔离是对经空气传播的呼吸道传染疾病采取的隔离与预防,如肺结核、水痘和麻疹等。隔离措施在标准预防的基础上,还有:

(1) 安置单间病房,无条件时相同病原体感染患者可同居一室。

(2) 关闭通向走廊的门窗,尽量使隔离病房远离其他病房或使用负压病房。

(3) 无条件收治时尽快转送至有条件收治呼吸道传染病的医疗机构,并注意转运过程中医护人员的防护。

(4) 当患者病情允许时,患者应戴外科口罩,定期更换,并限制其活动范围。

(5) 患者口鼻分泌物须经严格消毒后再倾倒,患者的专用痰杯要定期消毒,被患者污染的敷料应装袋标记后焚烧或做消毒—清洁—消毒处理。

(6) 严格空气消毒。

(7) 医护人员应严格按照区域流程,在不同的区域,穿不同的防护用品,离开时按要求摘脱,并正确处理使用后物品。

(8) 进入确诊或可疑传染病患者房间时,应戴帽子、医用防护口罩。

(9) 进行可能产生喷溅的诊疗操作时,应戴护目镜或防护面罩,穿防护服。

(10) 当接触患者及其血液、体液、分泌物、排泄物等物质时应戴手套。

ⅲ. 飞沫传播隔离

飞沫传播隔离是对经飞沫传播的疾病采取的隔离与预防,如百日咳、流行性感冒、病毒性腮腺炎及急性传染性非典型肺炎(严重急性呼吸综合征)等特殊急性呼吸道传染性疾病。在标准预防和空气传播隔离的基础上,隔离措施还有:

(1) 患者之间、患者与探视者之间应相距1 m以上,探视者应戴外科口罩。

(2) 与患者在1 m以内接触时,应戴帽子、医用防护口罩。

ⅳ. 消化道隔离

这是对由病原体通过污染食物、饮水、食具或手并经口引起传播疾病所给予的隔离方法,如伤寒、副伤寒、甲型肝炎及细菌性痢疾等疾病。隔离措施在采取标准预防的基础上,还有:

(1) 不同病种最好分室居住,同居一室时须做好床边隔离,患者之间切勿交换物品。

(2) 常用治疗器械,应固定专用。

(3) 每一位患者应有自己的食具和便器,严格消毒处理。

(4) 患者排泄物、呕吐物和剩余食物须消毒后才能倒掉。

(5) 医疗护理员须按病种分别穿隔离衣,并消毒双手。

(6) 接触污物时戴手套。

(7) 病房内应无蝇、无蟑螂、无鼠。

(8) 被粪便污染的物品要随时装袋,做好标记后送消毒或焚烧处理。

ⅴ. 接触隔离

接触隔离顾名思义是对确诊或可疑感染经接触传播疾病的隔离与预防,如肠道感染、多重耐药菌感染、埃博拉出血热、皮肤感染、气性坏疽及破伤风狂犬病等。隔离措施在采取标准预防的基础上,还有:

(1) 隔离病房使用蓝色隔离标志。

(2) 根据感染疾病类型确定入住单人隔离室,还是同病种感染者同室隔离。

(3) 限制患者的活动范围,减少不必要的转运,如果需要转运时,则应采取有效措施减少对其他患者、医护人员和环境表面的污染。

(4) 患者接触过的一切物品,如被单、衣物及换药器械等均应先灭菌,然后再进行清洁、消毒、灭菌,被患者污染的敷料应装袋标记后送焚烧处理。

(5) 医护人员进入隔离室前必须戴好口罩、帽子,从事可能污染工作服的操作时应穿隔离衣。

(6) 离开病房前,脱下隔离衣,按要求悬挂,每天更换清洗与消毒,或使用一次性隔离衣,用后按医疗废物管理要求进行处置。

(7) 接触甲类传染病应按要求穿脱处置防护服。

(8) 接触患者的血液、体液、分泌物、排泄物等物质时,应戴手套。

(9) 离开隔离病房前、接触污染物品后应摘除手套,洗手和(或)手消毒。手上有伤口时应戴双层手套。

vi. 血液—体液隔离

这是对病原体经血液—体液而传播所致的传染病进行的隔离方法,如乙型肝炎、艾滋病及梅毒等。隔离措施有:

(1) 患同种疾病的患者要置一室,但出血不能控制的患者应单人隔离。

(2) 血液、体液可能污染工作服时应穿隔离衣;接触血液、体液污染物时,须戴手套;为防止血溅,应戴口罩和护目镜;工作时尽量避免损伤皮肤。

(3) 被血液、体液污染的敷料应装袋标记后送消毒或焚烧。

(4) 落实手卫生;受到患者血液、体液污染的室内物品应立即用 5.25% 氯酸钠溶液消毒。

(5) 用过的一次性注射器、针头、输液器须装入耐刺容器内。

vii. 保护性隔离

保护性隔离是对某些免疫特别低下或易感染的患者,为保护其不再受其他感染所采取的相应措施的隔离方法,也称反向隔离,适用于抵抗力低下或极易感染的患者,如严重烧伤、早产儿、白血病、脏器移植及免疫缺陷等患者。应在标准预防的基础上,采取下列主要的隔离措施:

(1) 设专用隔离室,患者应住单间病房隔离,室外悬挂明显的隔离标志。

(2) 病房内空气应保持正压通风,定时换气;地面、家具均应每天严格消毒。

(3) 凡进入病房内人员应穿戴灭菌后的隔离衣、帽子、口罩、手套及拖鞋,未经消毒处理的物品不可带入隔离区域。

(4) 患者的引流物、排泄物以及被其血液和体液污染的物品,应及时分装密闭,标记后送指定地点。

(5) 凡患呼吸道疾病者或咽部带菌者,包括工作人员,均应避免接触患者;原则上不予探视,探视者需要进入隔离室时应采取相应的隔离措施。

二、穿、脱隔离衣

医疗护理员在接触传染病患者或接触免疫功能极度低下的患者时,为了避免交叉感染或达到保护性隔离时需穿隔离衣。

(一) 目的

防止病原微生物扩散传播,减少交叉感染的风险。

（二）操作规程

表 3.3.1　穿、脱隔离衣操作规程

项　目	操　作　规　程
操作前准备	1. 医疗护理员准备：着装整洁，取下饰品，卷袖过肘，洗手，戴口罩 2. 用物准备：一次性隔离衣、手消毒剂、擦手纸、垃圾桶 3. 环境准备：宽敞、清洁
操作方法与程序	1. 穿隔离衣方法： 　（1）取衣：取出一次性隔离衣，双手提衣领展开，将衣领两端向外展开，对齐肩缝，露出衣袖内口 　（2）穿袖：左手提衣领，右手伸入衣袖内，左手向上拉衣领露出右手，换右手持衣领，左手伸入衣袖内露出左手，请勿触及面部 　（3）系领：双手持衣领，由领子中央顺着边缘由前向后系好颈带 　（4）系腰带：将隔离衣一边（约在腰下 5 cm 处）逐渐向前拉，见到衣服边缘时捏住，同法捏住另一侧边缘。双手在背后将衣边边缘对齐，向一侧折叠，一手按住折叠处，另一手将腰带在背后交叉，拉回到前面将带子打活结系好 2. 脱隔离衣方法： 　（1）解腰带：解开腰带，在前面打一活结 　（2）手消毒：将衣袖上拉肘部，将部分衣袖塞入工作衣袖内，充分暴露双手进行手消毒 　（3）解衣领：解开颈后带子 　（4）脱衣袖：右手伸入左手袖口内，拉下衣袖过手（遮住手），再用衣袖遮住的左手握住右手隔离衣袖子的外面并拉下右侧袖子，双手在袖内使袖子对齐，双臂逐渐从袖管中退出，脱下隔离衣 3. 处理用物：将隔离衣污染面（外面）朝内卷好，衣领及衣边卷至中央，扔入医疗垃圾桶内；若为需换洗的布制隔离衣，放入污衣回收袋清洗、消毒后备用 4. 洗手：洗手或使用速干手消毒剂消毒双手
效果评价	1. 操作过程中是否接触到隔离衣内表面和外表面 2. 隔离衣放置位置是否正确

（三）注意事项

（1）隔离衣只能在规定区域内穿脱。

（2）穿衣前应检查隔离衣是否干燥、完好，并选择合适的规格，长短须能完全遮盖工作服。

（3）穿衣后只能在限定区域内工作，不得进入清洁区，避免接触清洁物品。

（4）接触不同患者时应更换隔离衣。如有破损、潮湿或污染时，应当立即更换。

（5）穿脱隔离衣过程中，避免污染衣领、面部、帽子和清洁面，始终保持衣领清洁。

（6）脱下的布制隔离衣还可使用时，双手持领，将隔离衣两边对齐，挂在衣钩上；如果挂在半污染区，则清洁面向外；若挂在污染区则污染面向外。

第四节 医疗废物的分类与管理

医疗废物是指进行诊断、治疗、护理患者等活动的过程中产生的废物。医疗废物中可能含有大量病原微生物和有害化学物质,甚至会有放射性和损伤性物质。因此,如何分类及处理医疗废物是减少医院感染传播的重要手段。

一、医疗废物的概述

(一)概念

医疗废物是指医疗卫生机构在医疗、预防、保健以及其他相关活动中产生的具有直接或间接感染性、毒性以及其他危害性的废物。

(二)医疗废物的分类

医疗废物分为化学性废物、感染性废物、病理性废物、损伤性废物、药物性废物。

1. 化学性废物

具有毒性、腐蚀性、易燃易爆性的废弃化学物品。包括医学影像室、实验室废弃的化学试剂;废弃的过氧乙酸、戊二醛和甲醛等化学消毒剂和废弃的含有汞的血压计、温度计。

2. 感染性废物

指携带病原微生物具有引发感染性疾病传播危险的医疗废物。包括医疗机构收治的隔离传染病患者或疑似传染病患者产生的生活垃圾;病原体的培养基、标本和菌种、毒种保存液;各种废弃的血液、血清医学标本;使用后的一次性使用医疗用品及一次性医疗器械视为感染性废物。

3. 病理性废物

是诊疗过程中产生的人体废弃物、医学实验动物组织和尸体等。在医院中常见的是手术及其他诊疗过程中产生的废弃的人体组织、器官。

4. 损伤性废物

是诊疗过程中产生的能够刺伤或割伤人体的废弃医用锐器。常见的有医用针头、缝合针,各类医用锐器,包括解剖刀、手术刀、备皮刀、手术锯等;载玻片、玻璃试管、玻璃安瓿等。

5. 药物性废物

是过期、淘汰、变质或被污染的废弃药品。包括废弃的一般性药品,如,抗生素、非处方类药品;废弃的细胞毒性药物和遗传毒性药物。

(三)医疗废物分类的目的

保护环境,避免对工作人员造成伤害,防止废物泄漏导致感染性疾病的传播。

（四）常见医疗废物的处理

1. 置于黑色垃圾袋的废物

包括生活垃圾，各种一次性医疗器械的包装袋、纸盒，与患者接触的物品，如，输液器的外包装袋。

2. 置于黄色垃圾袋的废物

包括使用后的棉签、棉球、纱布；使用后的一次性输液器、注射器、塑料盘、各种引流管等；废弃的药品；传染病患者或疑似传染病患者产生的所有废物，放入双层医疗废物袋中密封。

3. 置于锐器盒的废物

包括空安瓿、针头、刀片等锐器。锐器盒为黄色，整体为硬质材料制成，密封，以保证在正常使用情况下，盒内盛装的锐利器具不撒漏。锐器盒一旦被封口，则无法在不破坏的情况下被再次打开。

4. 其他

血压计、体温计的水银泄漏时，立即收集到装水小瓶内加盖密封，交给医护人员统一处理。

（五）医疗废物的处理原则

医疗卫生机构应根据就近集中处置的原则，及时将医疗废物交由医疗废物集中处置单位处置；医疗废物中病原体的培养基、标本和菌种、毒种保存液等高危险废物，在交由医疗废物集中处置单位处置前应就地消毒；医疗卫生机构产生的污水、传染病患者或疑似传染病患者的排泄物，应按照国家规定严格消毒；达到国家规定的排放标准后，方可排入污水处理系统；医疗废物集中处置单位应至少每2日到医疗卫生机构收集、运送一次医疗废物，并负责医疗废物的贮存、处置。

二、医疗废物的管理流程

医疗废物的管理流程涉及收集、贮存、运输、处置以及监督管理等活动。分类收集的医疗废物按照分类分别置于防渗漏、防锐器穿透的专用包装物或者密闭的容器内，及时存放至暂时贮存设施、设备。

（一）目的

（1）对医疗废物进行合理分类、统一管理、集中处置。

（2）最大限度地减轻医疗废物对环境的影响，消除医疗废物中致病微生物和其它有害物质的二次污染，减少疾病的传播源。

（二）操作规程

表 3.4.1　医疗废物处理操作规程

项　目	操　作　规　程
操作前准备	1. 医疗护理员准备：着装整洁，戴口罩、手套 2. 物品评估：评估垃圾袋内容量及更换时间 3. 环境准备：现场环境整洁，各医疗废物已分类处理
操作方法与程序	1. 将装好的塑料袋口按一个方向扭转成旋条状 2. 将扎紧的螺旋条状袋口对折重叠 3. 紧握已扭转部位 4. 用封扎带套在反折下位处 5. 封扎带拉紧，形成有效密封，封扎后呈"鹅颈结" 6. 粘贴垃圾分类标签 7. 洗手，脱口罩
效果评价	能够合理对医疗废物打包处理

（三）注意事项

（1）盛装的医疗废物达到容器的 3/4 满时，更换垃圾袋。
（2）感染性废物装进黄色垃圾袋并放入医疗垃圾桶内。
（3）损伤性废物置于医疗废物专用的黄色锐器盒内，并严格建立污物入袋制度。
（4）病理性废物单独置于黄色垃圾袋中。
（5）可燃性污物应密闭运送，及时焚烧；非可燃性污物应按要求分别处理以防止污染扩散。

第五节　职业安全与防护

医疗护理员在给患者提供各项照护服务的过程中，可能会受到多种职业性有害因素的伤害。因此，医疗护理员应具备对相关有害因素的认识、处理及防范的基本知识和能力，以减少职业伤害，保护自身安全，维护自身健康。

一、概述

（一）护理职业暴露

指在从事护理活动过程中，接触有毒、有害物质或病原微生物，以及受到心理、社会等因素的影响而损害健康或危及生命的职业暴露。

（二）护理职业风险

指在护理过程中可能发生的一切不安全事件。

（三）职业防护

指在护理工作中针对各种职业性有害因素采取的有效措施，以保护医疗护理员免受职业性有害因素的危害，或者将危害降至最低程度。

二、职业防护

（一）心理因素暴露与防护

随着社会进步，患者对医疗服务品质期望的提升，医疗护理员常常面临巨大压力，易引发精神紧张、焦虑、抑郁等心理困扰，以及职业倦怠和自信度下滑。因此，医疗护理员需兼具专业素养和职业伦理道德修养，强化心理调适能力，并具备出色的判断力、应急处理、沟通技巧及问题解决能力。在精通专业知识与技能的同时，保持积极的服务态度，致力于对患者的全面照护。此外，学习压力、管理技巧，如，培养个人兴趣、增强社交互动能力，以有效缓解工作带来的紧张与抑郁情绪。

（二）物理因素暴露危险与防护

医疗护理员暴露在一个特定的工作环境中，其环境中的物理因素在一定条件下可以成为危害健康的因素。常见的危险因素有锐器、负重、电离辐射、噪声、紫外线等。

1. 锐器

在大量的日常工作中，由于针刺伤所造成的职业损害而发生血液性感染的潜在危险性日趋严重。因此，工作时应加倍小心，特别是在人手不足、工作繁忙的时候。刀、剪应在固定位置存放，用后及时放回原处，定期消毒。一次性尖锐物品及废弃针头使用后应立即放入锐器盒，避免或减少锐器伤的发生。

2. 负重

医疗护理员在照护工作中由于负重过度，用力不当，不正确地弯腰，易造成腰肌劳损和肌肉、骨骼损伤。因此，平时要注意养成良好的姿势和习惯，在进行操作时低重心，扩大支撑面，增加身体平衡，减轻疲劳。

3. 电离辐射

医疗护理员在医院工作时，可能会暴露在放射线环境中，如 X 线摄片、计算机断层扫描（CT）、造影检查、各种定位检查、介入及放疗等。因此，在患者接受 X 线摄片、CT、造影等诊疗时，医疗护理员应远离放射区域（至少一墙之隔），避免自身受到不必要的危害。必须陪同患者检查时，应做好防护。

4. 噪声

长时间接触噪声，会产生头痛、头晕、耳鸣、心悸与睡眠障碍等神经衰弱综合征，甚至会表现为情绪不稳，易激怒，易疲劳，可能会影响到医疗护理员的工作与生活。因此，工作中应注意不要大声谈笑，动作轻柔，轻关门窗；尽量减少机器的噪声；及时稳定躁动患者的情绪。

5. 紫外线

接触紫外线照射可引起急性结膜炎、角膜炎,也可导致皮肤损伤。因此,要增强紫外线防护意识,在使用紫外线灯照射消毒时,应尽量避免眼睛、皮肤黏膜直接暴露在紫外线灯光下。

(三)生物学因素暴露危险与防护

1. 病毒

病毒是最常见的生物性危险因素,临床上以乙肝病毒、丙肝病毒、艾滋病病毒为主,由于照护患者行为的特殊性,医疗护理员经常接触患者血液、体液及各种分泌物,被污染的几率相当高。由于感染源及易感人群较难控制,因此,切断感染链、终止各环节的联系是防止职业性危害的最主要的手段。首先应根据各传播途径采取相应的防护措施,切断传播途径的防护措施主要有洗手、戴口罩及护目镜、戴手套、穿脱隔离衣以及其他防护用具的应用。此外还应该做好严密隔离措施,将病原传播者或感染者进行隔离,并按规定处理医疗废物。

2. 细菌

常见的致病菌有葡萄球菌、链球菌、肺炎球菌、大肠杆菌等广泛存在于各种分泌物、排泄物及患者用过的器具和衣物中,通过呼吸道、血液、皮肤等途径感染医疗护理员。其防护措施同病毒防护措施。

(四)化学因素暴露危险与防护

医疗护理员工作中会接触一些化学消毒剂,如,含氯消毒剂,可刺激皮肤、眼、鼻、咽、喉及肺,引起变态反应、哮喘。长期接触抗肿瘤药物,可诱发基因变性,使染色体畸变,具有致癌致畸及脏器损害等潜在危险。使用及处理化学制剂时应遵循操作规程,佩戴合适的防护用品,如手套、口罩、防护面屏、护目镜等;接触化学物质后,应及时用流动水或肥皂水清洗双手、暴露的皮肤和被污染的部位,防止化学物质残留。

第六节 环境及物品的清洁与消毒

随着人们对病毒和细菌传播风险关注度的增加,保持环境和物体表面的清洁和消毒变得至关重要。本节将介绍一些常用的环境及物体表面清洁、消毒方法,以帮助阻止病毒和细菌的传播。

一、医院日常的清洁、消毒、灭菌的概述

清洁、消毒、灭菌工作贯穿于医院日常的诊疗、护理活动和卫生处理工作的全流程。根据工作内容,分为以下几类:

(一)医院环境清洁、消毒

医院环境常被患者、隐性感染者或带菌者排出的病原微生物所污染而成为感染的媒介,

其清洁与消毒是控制医院感染的基础。医院环境要保持清洁,及时清除垃圾,做到窗明几净,无低洼积水、无蚊蝇滋生地、无灰尘、无蛛网、无蚊蝇。医院环境表面日常清洁消毒应遵循先清洁再消毒的原则;发生感染暴发或者环境表面检出多重耐药菌,需实施强化清洁与消毒;环境空气和物品表面的菌落总数符合卫生标准。

1. 环境空气

从空气消毒的角度将医院环境分为四类,根据类别采用相应的消毒方法,如采用空气消毒剂,需符合相应国家标准。

(1) Ⅰ类环境包括洁净手术部(室)和其他洁净场所(如洁净骨髓移植病房)。采用层流通风法使空气净化。

(2) Ⅱ类环境包括非洁净手术部(室)、产房、导管室、血液病区、烧伤病区等保护性隔离病区、重症监护室、新生儿室等。可采用低臭氧紫外线灯制备的循环风紫外线空气消毒器或静电吸附式空气消毒器进行空气消毒。

(3) Ⅲ类环境包括母婴同室、消毒供应中心的检查包装灭菌区和无菌物品的存放区、血液透析中心(室)、其他普通住院病区等。可采用臭氧、紫外线灯、化学消毒剂熏蒸等方法进行空气消毒,消毒时要求人离开房间。

(4) Ⅳ类环境包括普通门诊、急诊及其检查室、治疗室、感染性疾病科门诊及病区。可采用Ⅲ类环境中的空气消毒方法。

2. 物品表面

环境物品表面、地面应保持清洁,不得检出致病性微生物。如果无明显污染,则采用湿式清洁;如果受到肉眼可见污染时,应及时清洁、消毒。

(1) 对治疗车、床栏、床头柜、门把手、灯开关、水龙头等频繁接触的物体表面应每天清洁、消毒。

(2) 被患者血液、呕吐物、排泄物或病原微生物污染时,根据具体情况采用杀灭除细胞芽孢以外微生物的消毒方法。少量(<10 mL)的溅污,可先清洁再消毒;大量(>10 mL)的溅污,先用吸湿材料去除可见污染,再清洁和消毒。

(3) 人员流动频繁、拥挤的场所应在每天工作结束后进行清洁、消毒。

(4) 感染高风险的部门,如Ⅰ类环境、Ⅱ类环境中的科室以及感染性疾病科、检验科、耐药菌和多重耐药菌污染的诊疗场所,应保持清洁、干燥,做好随时消毒和终末消毒。

(5) 地面消毒用 400~700 mg/L 含氯消毒液擦拭,作用 30 min;物体表面消毒方法同地面,或用 1000~2000 mg/L 季铵盐类消毒液擦拭。

(6) 被病毒、气性坏疽及突发不明原因的传染病病原体污染的环境表面或物品表面应做好随时消毒和终末消毒。

(二) 医用织物洗涤、消毒

医用织物是指医院内可重复使用的纺织品,包括患者使用的衣物、床单、被套、枕套;工作人员使用的工作服、帽;手术衣、手术铺单;病床隔帘、窗帘、环境清洁用的布巾、地巾等。医院内被隔离的感染性疾病患者使用后或者被患者血液、体液、分泌物(不包括汗液)和排泄物等污染,具有潜在生物污染风险的医用织物称为感染性织物,除感染性织物以外的其他所有医用织物称为脏污织物。直接接触患者的衣服和床单、被套、枕套等,应一人一更换,住院时间长者每周更换,遇污染及时更换、清洗与消毒。

医用织物的洗涤消毒主要在洗衣房进行。洗衣房接受医院相关职能部门领导,设置办公区域和工作区域,人员职责明确,定期培训,医用织物的洗涤消毒工作纳入医院质量管理。感染性织物和脏污织物需分类收集、转运、洗涤、消毒、整理、贮存,工作流程由污到洁,不交叉不逆行。脏污织物遵循先洗涤后消毒原则,根据织物使用对象、使用地点,分机、分批洗涤、消毒。感染性织物不宜手工洗涤,宜选择专机洗涤、消毒,首选热洗涤方法,有条件宜采用卫生隔离式洗涤设备。清洁织物外观应整洁、干燥,无异味、异物、破损。日常质检记录、交接记录具有可追溯性,记录的保存期应>6个月。

(三)饮用水、茶具、餐具和洁具等清洁、消毒

(1)饮用水符合国家标准,细菌总数<100 MPN/mL 或 CFU/mL,总大肠菌群和大肠埃希氏菌不应检出。

(2)患者日常使用的茶具、餐具要严格执行一洗、二涮、三冲、四消毒、五保洁的工作程序,消毒处理后要求清洁、干爽、无油垢、不油腻、无污物,不得检出大肠杆菌、致病菌和 HB_SAg。

(3)重复使用的痰杯、分泌物和排泄物盛具需清洗、消毒后干燥备用。

(4)抹布、地毯、拖布(头)等洁具应分区使用,清洗后再浸泡消毒 30 min,冲净消毒液后干燥备用,推荐使用脱卸式拖头。

二、物品表面消毒

医院环境的物体表面清洁与消毒对于防止病原体传播具有重要意义。医疗机构容易出现病原体滋生,患者、医护人员、家属等来往频繁,容易造成交叉感染。而通过定期清洁和消毒物体表面,可以有效地控制并降低交叉感染的风险。

(一)目的

(1)保持物体表面清洁、卫生质量,防止交叉感染和疾病传播。

(2)为患者提供舒适、安全的就医环境。

(二)操作规程

表 3.6.1 物品表面消毒操作规程

项 目	操 作 规 程
操作前准备	1. 医疗护理员准备:衣帽整洁,穿防滑鞋 2. 物品准备:地巾、布巾、消毒液、口罩、手套 3. 环境准备:光线充足明亮,干燥

续表

项　目	操　作　规　程
操作方法与程序	1. 物体表面清洁与消毒： （1）七步洗手法洗手，戴口罩、手套 （2）将清洁、干燥的地巾或布巾放入消毒液中浸湿，拧干 （3）用地巾擦拭地面，用布巾依照床头柜桌面→抽屉→四壁→床头→床身→床架→床椅的顺序，依次擦拭。作用 30 min 后再用清水湿式擦拭处理床单及其他患者和医护人员手频繁接触的物品表面 （4）室内通风换气，时间不少于 30 min，必要时可用紫外线消毒 3 min 后，应用清洁的地巾或布巾再次清洁地面或物品表面，清除残留消毒剂 2. 布巾和地巾消毒： （1）按要求正确配制消毒液：擦拭布巾应浸泡在 500 mg/L 有效氯消毒液中，地巾应浸泡在 1000 mg/L 有效氯消毒液中 （2）浸泡：浸泡过程中，应使物品完全浸没在消毒液中，布巾和地巾均浸泡 30 min （3）取出并冲洗：消毒结束后，取出物品用清水冲净物品表面残留的消毒液，晾干备用 （4）七步洗手法洗手，脱口罩、手套
效果评价	1. 地面及病房表面清洁、干燥 2. 消毒液配制浓度正确 3. 操作过程省时省力

（三）注意事项

（1）物品在浸泡消毒前应去除污渍，清洗、晾干。

（2）消毒剂须现配现用，保证有效的消毒液浓度。

（3）若浸泡过程中又加入新的消毒物品，应重新计算消毒时间。

（4）地面无明显污染时，采用湿式清洁，清洁频率每日 2 次以上。当地面受到患者血液、体液和分泌物等明显污染时，先用吸湿材料去除可见的污染物，再清洁和消毒。不得对环境物品表面污染的呕吐物、排泄物和分泌物等直接采用普通的拖把、抹布等进行清洁处理。

（5）布巾与地巾应分区使用。

（6）凡医护人员开展侵入性操作、吸痰和其他高度危险诊疗结束后，应立即实施环境清洁与消毒。

（7）应遵循先清洁、后消毒的原则。

（8）在实施覆盖消毒时，应在覆盖消毒区域附近的显眼处，竖立醒目的消毒警示牌，告知此处正在实施覆盖消毒，注明消毒作用时间的起止点及消毒责任人信息。

三、床单位、被服类终末消毒

医院内的终末消毒常见于病房，包括床单位和被服类的终末消毒。患者出院、转科、死亡后都应该对床单位和被服类进行终末消毒。

（一）目的

（1）切断感染传播途径，预防和控制医院感染暴发。

（2）铺好备用床，为新患者入院做好准备。

（二）操作规程

表 3.6.2　床单位、被服类终末消毒操作规程

项　目	操　作　规　程
操作前准备	1. 医疗护理员准备：衣帽整洁，穿防滑鞋 2. 物品准备：地巾、布巾、消毒液、口罩、手套 3. 环境准备：光线充足明亮，干燥
操作方法与程序	1. 七步洗手法洗手，戴口罩、手套 2. 撤污被服：病房内无患者进食或有创治疗，撤去病床上污被服，放入污衣袋内。根据出院患者疾病种类决定清洗、消毒方法 3. 擦拭床单位：用消毒液擦拭床旁桌椅、抽屉、贮物柜及病床等 4. 床上用品消毒：床垫、床褥、棉胎、枕芯等放在日光下暴晒、紫外线灯照射或臭氧消毒机消毒 5. 环境清洁：通风换气不少于 30 min 6. 七步洗手法洗手，脱口罩、手套
效果评价	1. 地面及病房表面清洁、干燥 2. 消毒液配制浓度正确

（三）注意事项

（1）严禁在病房内清点污衣被。

（2）传染性疾病患者离院后，需按传染病终末消毒法进行处理。在严格按照普通区域床单位处理的基础上，注意以下两点不同：① 在护理车的污衣袋内套黄色垃圾袋，并严禁在病房内清点衣被。操作时戴手套，撤下被服后脱下手套消毒双手后再铺床铺。② 处理甲类传染病、特殊感染性疾病及不明原因传染病患者的衣被应先消毒或灭菌后再送洗衣房洗涤或焚烧。

四、紫外线消毒

紫外线消毒是利用适当波长的紫外线破坏微生物的分子结构，造成生长性细胞死亡和（或）再生性细胞死亡，达到杀菌消毒的效果。

（一）目的

消毒杀菌，预防感染和疾病传播。

(二)操作规程

表 3.6.3　紫外线消毒操作规程

项　目	操　作　规　程
操作前准备	1. 医疗护理员准备：衣帽整洁 2. 物品准备：酒精、紫外线灯、紫外线登记本、口罩、手套 3. 环境准备：光线充足明亮，干燥
操作方法与程序	1. 七步洗手法洗手，戴口罩、手套 2. 灯管清洁：每周用酒精布巾擦拭一次，去除灰尘和污垢，干燥后使用悬吊式或移动式直接照射消毒。灯管吊装高度距离地面 1.8～2.2 m，照射时间≥30 min。空气及物体表面进行消毒：遵循生产厂家的使用说明 3. 环境清洁：通风换气不少于 30 min 4. 做好防护：消毒期间通知相关人员远离病房，关闭门窗，保持消毒空间内环境清洁、干燥 5. 消毒完毕：关闭紫外线灯，开窗通风 30 min 6. 七步洗手法洗手，脱口罩、手套 7. 登记紫外线累积使用时长
效果评价	1. 紫外线照射时间合理 2. 正确进行紫外线灯管清洁

(三)注意事项

(1) 紫外线光源不能直接照射到人。
(2) 采用紫外线消毒物体表面时，应使消毒物品表面充分暴露于紫外线。

参 考 文 献

[1] 中华人民共和国卫生健康委员会.医院消毒卫生标准：GB 15982-2012[S/OL].(2012-06-19)[2024-08-01]. https://std.samr.gov.cn/gb/search/gbDetailed? id = 71F772D7F8 AED3A7E05397BE0A0AB82A.
[2] 中华人民共和国卫生健康委员会.人群聚集场所手卫生规范：WS/T 699—2020[S].北京：中国标准出版社,2020.
[3] 国家市场监督管理总局、中国国家标准化管理委员会.应急医用模块化隔离单元通用技术要求：GB/T 38800—2020[S].北京：中国标准出版社,2020.
[4] 杨莘.医疗护理员[M].北京：人民卫生出版社,2022.
[5] 王爱平,孙永新.医疗护理员培训教程[M].北京：人民卫生出版社,2021.
[6] 陈静,邢薇.医疗护理员职业培训教程[M].北京：人民卫生出版社,2022.
[7] 李小寒,尚少梅.基础护理学[M].7 版.北京：人民卫生出版社,2022.
[8] 中华人民共和国卫生健康委员会.医院感染管理办法[EB/OL].(2006-07-06)[2024-08-01]. https://www.gov.cn/zhengce/2006-07/06/content_5713776.htm.
[9] 中华人民共和国国务院.《医疗废物管理条例》[EB/OL].(2011-01-08)[2024-08-01]. https://www.gov.cn/gongbao/content/2011/content_1860802.htm.

第四章 安全与急救

患者安全是指在医疗过程中采取必要的措施,避免或预防患者的不良后果或伤害。医疗护理员(或其他照顾者)对安全护理的认知水平是患者安全的重要影响因素,知识水平较高的医疗护理员(或其他照顾者)其护理安全质量更高。本章将通过5节内容对患者住院期间的安全与急救知识进行系统的介绍,其中重点讲授患者的安全防护、保护用具的使用与观察、停电与火灾的应急预案、初级急救知识及心肺复苏术。通过系统的讲授,使医疗护理员能够获得应对紧急情况和保障患者安全所需的技能和知识。不仅提高了医疗护理员的专业素养,而且确保了患者在接受医疗服务时能够得到最大程度的安全和保护。

【学习目标】

1. 识记
(1) 准确复述安全防护的目的。
(2) 复述常见的安全防护的类型。

2. 理解
(1) 了解纠纷预防的沟通技巧与方法。
(2) 描述安全防护的注意事项。

3. 应用
(1) 正确给予患者应用保护具。
(2) 对患者实施初级急救知识和心肺复苏术。

第一节 患者安全防护

任何患者在住院期间都会有一定的安全风险性,例如,容易出现跌倒、坠床、晕倒、迷路等多种风险事件发生,不仅不利于治疗工作的开展,还容易给患者带来较大的负面影响。医疗护理员要重视住院患者的安全隐患问题,并以此为依据制定针对性的防护对策,帮助降低风险,保障患者住院期间治疗工作的顺利开展。

一、跌倒/坠床

跌倒/坠床常常会导致患者骨折、软组织损伤和脑部外伤等,是伤残和死亡的重要原因之一。跌倒/坠床还会延长住院时间、增加住院费用,加重家庭和社会的负担。因此正确评估和识别发生跌倒/坠床的危险因素,有效预防跌倒/坠床的发生尤为重要。

(一) 目的

当患者发生跌倒/坠床时,医疗护理员能及时发现、呼叫,学会处置,最大限度减少患者的伤害。

(二) 操作规程

表 4.1.1　跌倒/坠床处理操作规程

项　目	操　作　规　程
操作前准备	1. 医疗护理员准备:着装整洁,剪指甲,洗手,戴口罩 2. 患者准备:评估患者病情,心理状态,自理能力及合作程度 3. 用物准备:纱布、碘伏、绷带等 4. 环境准备:清洁、整齐、安静
操作方法与程序	1. 遇到患者跌倒/坠床,立即赶到现场,勿随意移动或搬动患者,应评估周围环境是否安全,避免二次伤害 2. 病房内处理:轻拍患者肩部,评估意识,同时立即呼叫医护人员,协助医护人员采取合适的体位及搬运方法,做好进一步处理 3. 病房外处理情况 　(1) 轻拍患者肩部,评估意识,如果患者意识清楚,询问其跌倒/坠床过程、有无不适并查看外伤出血情况,给予相应处理,做好心理安慰,并协助就医。具体方法:① 如无不适,肢体活动自如,可以扶患者起来,并观察其反应;② 如有软组织损伤出血,根据实际情况,就近寻求医护人员帮助,给予消毒、包扎;③ 如有肢体扭伤,给予抬高、制动、冷敷;④ 如出现恶心呕吐,头偏向一侧;⑤ 有口角歪斜、肢体无法活动、抽搐等情况,应立即拨打院内急救电话,如不在院内则拨打"120" 　(2) 如果患者意识不清,出现心跳、呼吸骤停,应立即拨打院内急救电话,就近寻求医护人员帮助,如不在院内则拨打"120",并立即进行心肺复苏术 4. 将跌倒/坠床情况向医护人员及家属做好沟通汇报
效果评价	1. 动作敏捷,操作流畅 2. 关爱患者 3. 具有急救意识

(三) 注意事项

(1) 发现患者跌倒/坠床,应立即评估环境是否安全,进一步评估患者的意识、疼痛部位及伤情,根据不同情况做相应处理。

(2) 疑似脊柱受伤,勿随意移动或搬动患者,应使用 2 人或 3 人轴线搬运法,避免脊柱扭曲,造成二次损伤。

(3) 伤后 24 h,注意观察患者的反应,如,意识、面色、血压、脉搏等情况。

(4) 若有软组织损伤,避免按摩局部,可采取局部压迫或冷敷,以减轻肿胀,48 h 内禁忌局部热敷,以免加重皮下出血、肿胀、疼痛。

二、意识障碍

意识障碍是指人对周围环境以及自身状态的识别和觉察能力出现障碍,具体分为两类:以兴奋性降低为特点,表现为嗜睡、意识模糊、昏睡直至昏迷;以兴奋性增高为特点,表现为高级中枢急性活动失调的状态,包括意识模糊、定向力丧失、感觉错乱、躁动不安、言语杂乱等。

(一)目的

医疗护理员能快速识别意识障碍,并给予应急处理,避免患者出现更加严重的后果,减少并发症,促进患者的康复。

(二)操作规程

表 4.1.2　意识障碍操作规程

项目	操作规程
操作前准备	1. 医疗护理员准备:着装整洁,剪指甲,洗手,戴口罩 2. 患者准备:评估患者病情,心理状态,自理能力及合作程度 3. 用物准备:压舌板、碘伏、棉签、约束带等 4. 环境准备:清洁、整齐、安静
操作方法与程序	1. 快速识别:发现患者睡眠增多、反应迟钝、定向力障碍,或呈持续睡眠状态、持续意识丧失、无自主运动、任何刺激均不能唤醒,患者可能发生意识障碍,需立即告知医护人员进行处理 2. 应急处理 　(1) 体位:发现患者意识障碍,立即告知医护人员,给予适当的卧位,颅压高者采取头高位15°～30°,以降低颅内压,头偏向一侧,防止呕吐后误吸 　(2) 保持呼吸道通畅:协助护士给予吸氧,有舌后坠者协助放置口咽通气管 　(3) 病情观察:观察患者的生命体征以及意识的变化,发现异常立即告知医护人员 　(4) 适当约束:对于躁动患者,应注意预防坠床,征得家属同意后给予适当约束 　(5) 协助做好基础护理:做好角膜保护、口腔清洁、会阴清洁和皮肤护理,预防口腔、泌尿系统感染、压力性损伤等并发症
效果评价	1. 动作轻柔 2. 操作熟练 3. 体现关爱意识

(三)注意事项

(1) 卧气垫床或按摩床,加保护性床栏。

(2) 保持床单整洁干燥,减少对皮肤的机械性刺激,保持肢体功能位,定时给予翻身、拍背,按摩骨突受压处。

(3) 做好大小便护理,保持外阴部皮肤清洁干燥。

(4) 注意口腔卫生,不能经口进食者应每天口腔护理 2~3 次。

(5) 体温不升或肢端发凉者给予热水袋保温,热水袋温度不超过 50 ℃。

三、误吸

误吸是口咽部异物(包括口咽部分泌物、食物、药物、反流的胃内物和病原微生物等)经声门进入下呼吸道的过程。误吸可导致患者剧烈咳嗽、咳痰、呼吸困难、呼吸衰竭,严重时甚至造成窒息死亡。因此,医疗护理员要能够早期判断误吸的高危因素,加强预防,并且在发生误吸紧急情况时,实施正确有效的护理措施。

(一)目的

预防误吸事件的发生,减少住院期间如吸入性肺炎、急性左心衰、急性呼吸衰竭、窒息等不良并发症的发生,保证患者安全。

(二)操作规程

表 4.1.3 进食操作规程

项 目	操 作 规 程
操作前准备	1. 医疗护理员准备:着装整洁,剪指甲,洗手,戴口罩,戴帽子 2. 患者准备:进食前 30 min 停止其他活动,做好就餐准备,对拒食患者做好心理疏导 3. 物品准备:纱布、汤勺、漱口水等 4. 环境准备:环境整洁、宽敞、光线明亮
操作方法与程序	1. 进食体位 　(1) 尽量采取坐位或半卧位,卧位患者应至少床头抬高 30°,以利于吞咽动作,减少误吸机会 　(2) 进食后不宜立即平卧休息,应保持坐位或半卧位 30 min 以上,以避免胃内容物反流 　(3) 如在喂食过程中出现呛咳现象应立即停止进食,行侧卧位或俯身,轻叩胸背部将食物咯出,并及时向医护人员报告 　(4) 给偏瘫卧床患者喂食,可取躯干仰卧位,头部前屈,偏瘫侧肩部以枕垫起,医疗护理员位于患者健侧喂食,这样食物不易从嘴中漏出,利于食物向舌部运送,减少反流和误吸 2. 食物选择 　(1) 避免进食黏稠、汤类流质及干硬的食物和较大的胶囊状药物,食物要适应患者的吞咽状态,以糊状食物为主 　(2) 晚期口腔肿瘤患者应及时处理口腔内分泌物,伴有吞咽功能障碍者,不适宜口腔喂食 3. 进食量及速度 　(1) 进食不宜过快、过急,要咽下一口,再吃一口 　(2) 神志不清者,每喂一口要先用餐具或食物碰一下患者的口角,然后将食物送进口里,每勺饭量不要太多,速度不要太快,给患者充足时间进行咀嚼和吞咽,不要催,出现作呕反射时,应暂停进食 　(3) 少而精,七八分饱即可

续表

项　目	操　作　规　程
操作方法与程序	4. 进食环境 （1）避免情绪紧张与激动，注意力集中。在给患者喂食过程中，耐心细致不急不躁，不要跟患者交流不相关的问题。家属在场的时候应强调：不要在患者进食时与之讲话，以免患者注意力分散引起误吸 （2）特别注意从睡眠中刚清醒的患者，应在患者意识完全清晰后再喂食
效果评价	1. 严格查对，注意室温 2. 操作熟练、动作轻稳 3. 进食过程中注意观察患者反应，有异常及时停止操作

（三）注意事项

（1）饭后不能立即躺下，防止食物反流而被误吸入肺，引起窒息，应当保持坐姿至少30 min。如果上身位置高引起患者紧张，可稍稍调低座椅靠背，但不要低于30°。

（2）有吞咽困难者，要注意掌握喂食量和频度，在确认其已咽下食物后，再跟进喂食。喂得太快容易导致口腔积食。

（3）喂食的时候需要主食、主菜、配菜交替喂进，使食物不易从口中漏出，且利于食物舌根运送，减少误咽及食物向鼻腔逆流的危险。

（4）进食时应对饭菜内容进行说明，促进食欲。

四、噎食

噎食主要是指食物卡在食管、堵塞喉或者误入气管而引起的呼吸窒息。由于生理或疾病原因，一些患者常出现噎食的情况，尤其是老年人。随着年龄的增加，噎食的风险也随之增加。因此，在照护患者的过程中，应密切观察患者的病情变化并给予相应的护理。

（一）目的

早期识别噎食，及时清除梗阻于咽喉部的食物，保持患者呼吸道通畅，保证患者安全。

（二）操作规程

表 4.1.4　噎食操作规程

项　目	操　作　规　程
操作前准备	1. 医疗护理员准备：着装整齐、剪指甲、戴帽子、洗手、戴口罩 2. 患者准备：评估患者病情，心理状态，自理能力及合作程度等 3. 物品准备：无菌弯盘、无菌纱布、手电筒、记录卡、笔、表、速干手消毒剂、医用垃圾桶、生活垃圾桶 4. 环境准备：安静，安全，光线适宜

续表

项　目	操　作　规　程
操作方法与程序	1. 识别：在进食过程中，患者突然停止进食，出现无法言语、表情痛苦、面部涨红、呛咳、一手呈"V"形紧握喉咙、另一只手指向口腔等表现。如不能及时清除食物，则会出现口唇发绀，意识丧失，甚至心搏骤停 2. 评估：患者意识、能否站立或坐起 3. 清除食物：第一时间呼叫旁人帮助，如患者为平卧位时，请立即将头偏向一侧，同时用抠挖或刺激咽喉部的方法，尽量清除口咽处的食物。同时需要关注口腔，如果食物被冲出至口腔内，应迅速将食物从口腔一侧勾出，使呼吸道通畅 4. 海姆立克急救法：抠挖或刺激咽喉部的方法无效时使用海姆立克急救法 　（1）适用于清醒并能站立的患者。医疗护理员位于患者身后，双脚弓步状，前脚位于患者的双脚之间，双手环绕患者的腰部，将患者的背部略向前推，使患者处于前倾位，头部略低。紧握左拳，置于患者脐与剑突之间的部位，即脐上2横指位置，另一只手紧握左拳，双手冲击性地向内、向上用力挤压腹部，反复至气道食物被冲出 　（2）适用于意识不清或无法站立的患者。患者去枕仰卧，首先将患者头偏向一侧，快速用手指清除患者口腔内的食物，医疗护理员双脚分开跪于患者双腿外侧，一手掌根放于患者脐与剑突之间的部位，另一只手掌覆于手掌之上，进行快速地、冲击性地向上向内方向挤压，反复至气道异物被冲出 5. 心肺复苏在急救过程中，如果无法解除，甚至出现心跳、呼吸骤停的现象，则应立即实施心肺复苏术，并及时呼救 6. 噎食解除：患者意识转为清醒，能对答，心跳呼吸正常，给予心理安慰，并协助其取舒适体位，加强病情观察，有异常情况及时上报护士
效果评价	1. 动作敏捷，操作流畅 2. 关爱患者 3. 具有急救意识

（三）注意事项

（1）及时发现，呼叫旁人帮助。

（2）在使用海姆立克急救法时掌握好力度并采取合适的体位，避免出现骨折或脏器损伤。

（3）噎食重在预防：对年老体弱、有神经系统疾病合并吞咽困难的患者重点防护，按医嘱做好饮食管理，并采取下列措施防止噎食：① 进餐环境安静，患者宜选择坐位或头颈部前屈半卧位；② 根据患者吞情况，按医嘱选择适合的食物性状，如糊状或半流质食物；③ 进食应细嚼慢咽，控制一口量及进食速度；④ 避免进食易发生误吸的食物，如果冻、花生、核桃等。

五、烫伤

烫伤是常见急症，是由高温液体（如沸水、热油）、高温固体（如烧热的金属）或高温蒸汽等所致的皮肤损伤。在日常生活中，多数人由于安全意识薄弱发生烫伤，不仅给身体健康造成损害，还加重了医疗经济负担。因此，医疗护理员应掌握烫伤的预防及处理措施。

（一）目的

医疗护理员掌握对烫伤部位进行正确紧急处理方法，可以降低皮肤及组织的损伤，缓解疼痛，避免感染，促进患者康复。

（二）操作规程

表 4.1.5　烫伤的操作规程

项目	操作规程
操作前准备	1. 医疗护理员准备：着装整齐，剪指甲，戴帽子，洗手，戴口罩 2. 患者准备：评估患者病情、皮肤情况、心理状态等 3. 物品准备：无菌弯盘、无菌纱布、冷水、剪刀、速干手消毒剂 4. 环境准备：安静，安全，光线适宜
操作方法与程序	1. 上报协助患者快速远离热源，并立即通知医护人员 2. 根据情况正确处理 　（1）表皮受损处理：如仅为皮肤表皮烫伤，出现红肿刺痛，无水疱，立即将烫伤部位浸泡于冷水中数分钟或用大量流动的自来水进行冲洗，从而快速降低皮肤表面热度，缓红肿、疼痛程度 　（2）衣服处理：如衣服被热水浇湿，可用冷水冲洗后小心脱去衣服。必要时可用剪刀剪开衣服，若脱衣服时有部分衣服粘在皮肤上不可勉强脱下，等待医师处理 　（3）水疱处理：如果烫伤部位有水疱，尽量不要挤破已形成的水疱，如水疱已经破裂漏出创面，不要随意碰触伤口，创面上切忌涂抹牙膏、消毒药膏，防止感染 3. 观察及用药：观察患者烫伤范围、程度及反应等情况，及时向护士汇报，按照护士要求正确用药 4. 分析原因并提出改进措施：向护士详细汇报事件的经过，参与科室患者烫伤讨论，分析原因，提出改进措施 5. 落实改进措施：听从护士安排落实改进措施，并向患者及家属做好防烫伤的宣教
效果评价	1. 动作轻柔，注意室温 2. 操作熟练 3. 体现关爱意识

（三）注意事项

（1）医疗护理员应加强与患者沟通，及时满足患者喝水需求，避免患者自行取水发生烫伤。

（2）医疗护理员应本着预防为主的原则，落实防范措施，如，喂食、喂水时掌握好温度，暖水瓶放于安全位置。

（3）创面不要用牙膏、消毒药膏或任何物品涂抹，以免影响医师对烫伤深度的判断或者造成感染。

（4）有开放性伤口时，注意保护避免感染。

六、管道滑脱

管路滑脱主要是指胃管、尿管、引流管、气管插管、气管切开、中心静脉导管和经外周置入中心静脉导管等管路的意外脱落或未经医护人员同意，患者将导管拔除，也包括医护人员操作不当所致拔管。

（一）目的

医疗护理员要落实预防措施，避免管道滑脱。若发生意外滑脱，能够采取正确的应急措施，将危害降到最低限度。

（二）操作规程

表 4.1.6　管道滑脱的操作规程

项　目	操　作　规　程
操作前准备	1. 医疗护理员准备：着装整齐，洗手，剪指甲，戴帽子，戴口罩 2. 患者准备：评估患者病情、心理状态 3. 物品准备：纱布、手套、速干手消毒剂等 4. 环境准备：安静，安全，光线适宜
操作方法与程序	1. 了解病情及管道：了解患者所患疾病，检查其身上哪些部位有管道，并掌握管道护理的注意事项 2. 加强宣教及沟通：对患者及家属进行宣教，使其充分了解管道的重要性及避免管道滑脱的注意事项。平时加强与患者沟通，及时了解患者心理动态，满足情感需求，避免自行拔管 3. 有拔管行为及早处理：发现患者试图拔出管道，要立即制止并上报护士，配合医护人员对其采取规范的约束措施或服用合理的镇静药物 4. 落实防护措施：按照护士的要求采取防范措施，保持管道通畅 　（1）勤观察，如发现管道固定不牢要及时上报护士 　（2）为患者做各种操作时，尤其是变换体位，要先妥善安置好管道，避免拉出 　（3）对存在意外拔管危险因素的患者，如意识不清、躁动不安、使用镇静剂、精神障碍、有拔管史等，要加强看护 5. 上报：如发生各类管道滑脱，要立即向医护人员汇报。掌握管道护理的注意事项
效果评价	1. 操作熟练 2. 有急救意识 3. 团队配合

（三）注意事项

（1）一旦发现管道滑脱立即上报护士，配合护士迅速采取补救措施。

（2）要加强学习，识别各种管道，一般根据管道风险程度分高危、中危、低危三类管道，高危风险管道用红色标识，中危风险管道用黄色标识，低危风险管道用绿色标识。

（3）管道的置入需要严格无菌操作，切记任何管道滑脱都不可将脱出的管道回插。

（4）做好自我防护，接触血液、体液时应戴手套。

第二节　保护用具的使用与观察

保护用具是用来限制患者身体某部位的活动,以维护患者安全与治疗效果的各种器具。在临床护理工作中,对容易发生坠床、撞伤、抓伤等意外事件的患者,适当使用保护用具,对保证患者安全及维持护理工作的顺利进行具有重要意义。医疗护理员应协助护士完成保护用具的使用,并掌握保护用具使用过程的观察要点。

一、保护用具的分类

(一)床栏

包括多功能床栏、半自动床栏及围栏式床栏。主要用于预防患者坠床。

(二)约束带

根据使用部位不同,可分为手腕和踝部固定带、肩部约束带、膝部约束带、约束手套等。主要用于保护躁动的患者,防止患者自伤、非计划拔管或坠床。

(三)支被架

主要用于肢体瘫痪、极度虚弱的患者以避免盖被压迫肢体所致的不舒适或足下垂等并发症;也可用于烧伤患者暴露疗法时保暖。

二、保护用具的使用

(一)目的

(1) 防止意识障碍、谵妄躁动患者自伤、坠床、非计划性拔管。
(2) 避免盖被压迫肢体,预防并发症。
(3) 用于烧伤患者暴露疗法时保暖。

(二)操作规程

表 4.2.1　床栏使用操作规程

项目	操作规程
操作前准备	1. 医疗护理员准备:着装整洁,修剪指甲(指甲不过甲缘、不染色),洗手,戴口罩 2. 患者准备:评估患者病情及肢体活动情况 3. 用物准备:床栏 4. 环境准备:环境整洁、宽敞、光线明亮,保持合适室温

续表

项 目	操 作 规 程
操作方法与程序	1. 评估床栏功能是否完好 2. 放下近侧床栏,远侧床栏是拉起状态 3. 协助患者上床 4. 拉起近侧床栏,听到"咔"的一声,确认床栏安放到位。
效果评价	1. 操作熟练、动作敏捷、轻稳 2. 体现关爱意识

表 4.2.2　约束带使用操作规程

项 目	操 作 规 程
操作前准备	1. 医疗护理员准备:着装整洁,修剪指甲(指甲不过甲缘、不染色),洗手,戴口罩 2. 患者准备:向患者解释操作目的,征得同意并嘱咐或协助其做好操作前准备工作 3. 用物准备:保护具、棉垫 4. 环境准备:环境整洁、宽敞、光线明亮,保持合适室温
操作方法与程序	1. 确认是否可以约束:在操作前要向护士确认是否可以约束,只有在医师下达医嘱,并与家属签署知情同意书的情况下才可以约束患者。根据患者的情况与护士一起选择合适的约束工具 2. 核对患者床号、姓名,再次向患者和(或)家属解释约束的目的、方法 3. 根据情况及部位使用不同的约束带正确约束患者 　(1) 手腕和踝部固定带:用于固定手腕和患者踝部,将固定带的粘扣全部打开,套在肢体上伸平,再用粘扣固定。确保肢体不易脱出,松紧带以不影响血液循环为宜,然后将绷带系于床沿 　(2) 肩部约束带:用于固定肩部,限制患者坐起,将袖筒套于患者两侧肩部。腋窝衬棉垫。两袖筒上的细带在胸前打结,将两条较宽的长带系于床头。必要时将枕头横立于床头,也可用大单斜折成长条代替肩部约束带 　(3) 膝部约束带:用于固定膝部,限制患者下肢活动,使用时,两膝之间衬棉垫。将约束带横放于两膝上。宽带下的两头带各固定一侧膝关节,然后将宽带两端系于床沿上。也可用大单代替进行膝部约束 　(4) 约束手套:用于限制患者手部,患者五指伸入约束手套内的指环,掌心部位为厚实海绵,使患者无法握持,避免无意或有意拔出重要管路,但不影响患者肢体活动 4. 评估约束效果:评估是否达到约束目的。对于患有严重精神疾病的患者如果目前的约束方法仍难以保证患者自身及他人安全,要及时上报护士,医护人员会视情况与精神科会诊干预 5. 定时观察和放松:对患者采取约束措施后要加强观察及记录,至少每小时巡视一次。检查患者基本情况以及约束带松紧是否合适,发现异常及时上报。记录患者意识、呼吸、血压、脉搏、血氧饱和度,约束部位皮肤情况和血运情况。定时松解,每 2 h 放松约束带一次,必要时进行按摩促进血液循环 6. 心理护理:注意观察受约束患者的情绪变化,加强心理疏导和护理,发现问题及时向护士汇报

续表

项 目	操 作 规 程
操作方法与程序	7. 终止约束：如病情允许可以终止约束，要及时上报医护人员，经医师评估检查决定是否解除约束 8. 整理用物并处理 9. 洗手，记录使用保护用具的具体原因、时间、观察结果、相应的护理措施及解除约束的时间
效果评价	1. 严格查对，注意室温 2. 操作熟练、动作敏捷、轻稳 3. 体现关爱意识

表 4.2.3　支被架使用操作规程

项 目	操 作 规 程
操作前准备	1. 医疗护理员准备：着装整洁，修剪指甲（指甲不过甲缘、不染色），洗手，戴口罩 2. 患者准备：评估患者病情 3. 用物准备：支被架 4. 环境准备：环境整洁、宽敞、光线明亮，保持合适室温
操作方法与程序	1. 评估支被架功能是否完好 2. 将支被架罩于防止受压的部位，盖好盖被
效果评价	1. 操作熟练、动作敏捷、轻稳 2. 体现关爱意识

（三）注意事项

（1）医疗护理员要知晓不能随意约束患者，约束前需要向家属解释并签署知情同意书。

（2）保护用具只能短期使用，使用时肢体及各关节处于功能位置，手部约束使用时，应尽量把约束手部置于被子外，以便于观察。

（3）除 ICU 病区外，其他病区受到约束的患者，一般要求留有照护能力的家属 24 h 陪伴。

（4）在使用保护用具的过程中，充分尊重患者，注意对患者及其隐私的保护，必要时可使用隔离间或屏风遮挡

（5）记录保护具的使用原因、使用时间、观察结果、所采取的照护措施、停止使用的时间。

（6）确保患者能随时与医护人员取得联系，如，呼叫器的位置适宜，保障患者的安全。

第三节　停电与火灾应急预案

医疗机构和养老机构应有停电火灾应急预案，并组织相关人员进行应急演练，以便包括医疗护理员在内的所有工作人员在遇到紧急情况时能有序、有效处理，把伤害和危险降到最低。

一、目的

掌握停电及火灾应急预案流程，做好患者及家属安全宣教，保障患者生命安全。

二、操作规程

表 4.3.1　停电操作规程

项　目	操　作　规　程
操作前准备	1. 医疗护理员准备:着装整洁,动作敏捷 2. 患者准备:评估患者病情、心理状态 3. 用物准备:简易辅助通气装置、吸引器、注射器、吸痰管、灭火器等 4. 环境准备:环境整洁、宽敞、光线明亮
操作方法与程序	1. 如果突然遇到意外停电、跳闸这些紧急情况时,医疗护理员立即打开应急照明灯或采用手电照明,同时立即通知护士及值班医师查看患者,观察患者面色、呼吸、心率、意识及呼吸机工作情况,并安慰患者 2. 立即与有关部门联系,报告院总值班室、医务部值班室、维修队、医务部、护理部等,迅速采取各种措施,尽快恢复通电 3. 停电期间,协助护士积极采取补救措施,守护患者,以便随时处理紧急情况 4. 恢复供电后,协助护士检查各类监护、仪器使用情况,发现问题立即告知护士,保护患者的安全
效果评价	1. 操作熟练 2. 体现急救意识

表 4.3.2　火灾操作规程

项　目	操　作　规　程
操作前准备	1. 患者准备:快速评估患者病情、心理状态 2. 用物准备:灭火器 3. 环境准备:安全
操作方法与程序	1. 发现火情后,根据火势,应用现有的灭火器材、组织人员积极扑救。同时报告保卫处 2. 发现火情无法扑救,马上打"119"报警,并告知准确方位 3. 关好邻近房间的门窗,以减慢火势扩散速度 4. 将患者撤离疏散到安全地带,撤离时用湿毛巾、湿口罩或湿纱布罩住口鼻,尽可能以最低的姿势或匍匐快速前进 5. 尽可能切断电源、撤出易燃易爆物品,抢救贵重仪器设备及重要资料 6. 组织患者撤离时,不要乘坐电梯,走安全通道
效果评价	1. 操作熟练 2. 体现急救意识

三、注意事项

（1）发生停电后,在护士或主管领导的指导下,有序开展工作。

（2）扑灭后的火场可能发生"死灰"复燃,甚至二次成灾,要快速有效地实施扑救,酌情及时报警。

(3) 火场扑灭后应当及时发现,积极处理可疑易燃液体或者可燃气体泄漏,发现有导线落地时,应当切断有关电源。

第四节　初级急救知识及心肺复苏术

初级心肺复苏(basic life support,BLS)是指当发生呼吸、心搏骤停时,使用胸外心脏按压、人工呼吸、体外自动除颤等措施抢救生命的操作。初级心肺复苏技能能在早期提供高质量的心肺复苏,可以维持人体重要脏器的基本血氧供应,为挽救患者的生命争取时间。定期对医疗护理员进行急救知识的理论与技能培训及考核,使之具备快速识别心跳、呼吸骤停的能力,及时采取正确措施,并立即呼叫医护人员,以挽救患者生命。

一、目的

帮助患者建立血液循环,恢复呼吸功能,保证重要脏器的血液供应,防止脑死亡。

二、操作规程

表 4.4.1　心肺复苏操作规程

项　目	操　作　规　程
操作前准备	1. 医疗护理员准备:着装整洁,态度严肃,反应敏捷 2. 物品准备:首选:模拟人、面罩—呼吸囊(性能完好)、硬板床或硬板、纱布、氧气装置、弯盘;次选:抢救车、除颤仪、手电筒、血压计、笔、护理记录单、输液架等(处于备用状态) 3. 环境准备:脱离危险环境或使用隔帘,清理现场与抢救无关人员
操作方法与程序	1. 病房内急救:在病房内发现患者突然倒地,轻拍其肩部,大声呼叫无反应,或者心电监护仪上的心率呈直线,应立即呼叫医师及护士进行抢救。准备好按压协助救护 2. 病房外急救:在病房外发现有人呼吸、心搏骤停,不能立即联系到医护人员时应按照以下步骤进行抢救: 　(1) 评估周围环境安全:医疗护理员发现有人倒地,立即赶到现场,先确保周围环境安全,如患者触电,应先切断电源后再施救 　(2) 判断意识:医疗护理员双手轻拍患者肩部,并在患者耳边大声呼叫"你怎么啦!"如无反应,可判断其无意识 　(3) 立即呼救:立即向周围求助,自己或求助他人拨打院内急救电话,不在院内则拨打"120",并就近获取AED(自动体外除颤仪) 　(4) 判断呼吸:将患者仰卧位于硬板床或地上,解开衣领口、领带、围巾及腰带,观察胸廓是否有起伏,若无起伏即表明无呼吸或仅有喘息(医护人员要同时检查脉触及周和呼吸),应立即进行胸外按压 　(5) 胸外心脏按压30次:手掌叠加按压胸骨中、下1/3交界处(两乳头连线与胸骨的交点处),手指翘起不接触胸壁。双肘关节伸直,依靠操作者的重力、肘及臂力,有节律地垂直施加压力,使胸骨下陷5~6 cm,然后迅速放松,使胸回弹,掌根不离开胸部。以每分钟100~120次的速度连续按压30次 　(6) 开放气道:先清除口内分泌物或异物,有活动性义齿应取下。医疗护理员用一手的小鱼际置于患者前额,用力向后下压,另一手食指、中指置于患者下颌骨下方,使颌骨向前上抬起

续表

项 目	操 作 规 程
操作方法与程序	(7) 口对口人工呼吸 2 次:压前额手的拇指和食指捏住患者鼻孔,在患者口鼻盖一单层纱布或隔离膜。平静吸气后,双唇包住患者的口唇,吹气持续 1 s,使胸廓隆起。吹气毕,松开捏鼻孔的手,抢救者头稍抬起,侧转换气,按同样方法再次吹气,共吹气 2 次 (8) 评估效果:按照胸外按压与人工呼吸比例 30∶2 进行 5 个循环或者抢救 2 min 后,观察意识、呼吸、颈动脉搏动等是否恢复,如无恢复,继续心肺复苏,并等待救援
效果评价	1. 动作流畅 2. 关爱患者 3. 具有急救意识 4. 时间应控制在 190 s

三、注意事项

(1) 进行胸外心脏按压时,患者必须仰卧于硬板床或平整的地上。
(2) 抢救时应争分夺秒,动作要求迅速、熟练、准确。
(3) 心脏按压力量均匀适度,避免冲击式按压、抬手离胸、用力过猛等,按压时手指不触及胸壁,以防胸骨、肋骨骨折。

码 4.4.1 心肺复苏技术

参 考 文 献

[1] 梁陶媛,夏京花,陆红,等.医疗护理员对患者安全态度及培训需求的调查研究[J].中国医刊,2023,58(12):1389-1392.
[2] 陈锡娇,付丽明,林晓莉,等.基于新团体标准下跌倒/坠床风险评估及预防措施落实培训效果探讨[J].中国基层医药,2023,30(10):1585-1588.
[3] 吴燕玲,荣刚,李莉.合作伙伴模拟演练在老年精神障碍照顾者噎食防控技能培训中的应用[J].护理实践与研究,2021,18(19):2991-2993.
[4] 王苑蓉,王海燕,赵秋艳,等.养老医疗护理员沟通能力评价量表的研制及其信度与效度检验[J].现代临床护理,2023,22(4):9-15.
[5] 何亚荣,郑玥,周法庭,等.2020 年美国心脏协会心肺复苏和心血管急救指南解读:成人基础/高级生命支持[J].华西医学,2020,35(11):1311-1323.

第五章 观察与测量

观察是对事物、现象进行仔细查看的过程,是一项系统性工作;观察与测量贯穿于对患者照护的全过程,在患者病情观察中占据重要地位。医疗护理员通过认真仔细地观察和测量,可以获得患者生理状态的基本资料,了解机体重要脏器的功能活动情况,了解疾病的发生、发展及转归,为预防、治疗及护理提供依据。

【学习目标】

1. 识记
(1) 正确描述观察与测量的内容与方法。
(2) 准确复述常见症状的临床表现。

2. 理解
(1) 正确描述患者生命体征的生理变化。
(2) 正确描述观察与测量过程中的注意事项。

3. 应用
(1) 正确测量患者身高、体重及生命体征。
(2) 正确识别患者饮食、隔离、过敏等相关标识。
(3) 观察并记录患者大小便颜色、性状。
(4) 正确使用测量工具(如体温计、血压计、血氧饱和度监测仪、血糖仪、量杯等)。
(5) 及时发现患者异常情况并报告。

第一节 身高、体重的测量与记录

身高与体重作为评估患者健康状况最直观且易于测量的指标,不仅能够直接反映个体的营养状态,还为医疗护理工作提供了精确且便捷的评价手段。因此,医疗护理员需熟练掌握身高与体重的测量及记录技巧,并严格遵循测量过程中的各项注意事项,以确保数据的准确性和可靠性。

一、目的

(1) 判断患者的生长发育正常与否。

(2) 判断患者的体型发育正常与否。

(3) 反映患者的营养状况。

二、操作规程

(一) 身高测量的操作规程

身高是人体纵向部分的长度,源于人体的纵向生长,受遗传、营养、体育运动、环境、生活习惯、种族、内分泌等因素的影响。一般以"米"(m)或者"厘米"(cm)作单位。

表 5.1.1 身高的测量与记录操作规程

项 目	操 作 规 程
操作前准备	1. 医疗护理员准备:着装整洁,洗手 2. 患者准备:评估患者配合能力,肢体有无偏瘫、残疾,病情是否适合下床 3. 用物准备:测量身高的皮尺(或身高测量仪)、登记本、笔 4. 环境准备:环境整洁、宽敞,光线明亮,室温适宜
操作方法与程序	1. 身高测量方法 (1) 意识清楚,可自主配合测量身高者:医疗护理员协助取直立位,使脚跟、臀部、肩部处于一条直线,并用皮尺(或身高测量仪)测量身高,准确读取数值 (2) 意识清楚,尚能配合测量身高,但存在跌倒风险者:需由两人同时配合操作,一名医疗护理员协助患者摆放测量身高的体位,另一名医疗护理员(或患者家属)站在患者力弱侧,使用皮尺(或身高测量仪)进行测量,准确读取数值 (3) 意识不清、卧床患者:需根据病情决定是否进行身高测量 2. 整理用物并处理 3. 洗手 4. 身高测量值记录 (1) 医疗护理员将测量数值记录于登记本上 (2) 需记录测量时间、测量方法,多次测量时需使用同一测量工具 (3) 身高单位:米(m),如"1.70 米"或"1.70 m";或者厘米(cm),如"170 厘米"或"170 cm"
效果评价	1. 严格查对,注意室温 2. 操作熟练,动作敏捷、轻稳 3. 注意情感交流

(二) 体重测量的操作规程

体重是身体各器官、组织及体液的总重量,因体脂和体液变化较大,体重在体格生长指标中最易波动,是反映体格生长,尤其是营养状况最易获得的敏感指标,也是临床计算药量、输液量、营养所需能量等的重要依据。一般以"千克"(kg)作单位。

表 5.1.2　体重的测量与记录操作规程

项　目	操　作　规　程
操作前准备	1. 医疗护理员准备:着装整洁,洗手 2. 患者准备:评估患者配合能力,肢体有无偏瘫、残疾,病情是否适合下床 3. 用物准备:体重秤、登记本、笔 4. 环境准备:环境整洁、宽敞,光线明亮,室温适宜
操作方法与程序	1. 体重测量方法 　(1) 意识清楚,可自主配合测量体重者:协助患者站立于体重秤上进行测量,准确读取数值 　(2) 意识清楚,尚能配合测量体重,但存在跌倒风险者:需由两名医疗护理员(或者一名医疗护理员和一名患者家属)同时配合,分别站立于患者两侧,协助患者站立于体重秤上进行测量,准确读取数值 　(3) 意识不清,不能行走的患者:可选用特殊体重秤,协助患者乘坐轮椅测量,后减去轮椅的重量 　(4) 意识不清,卧床患者:需根据病情决定是否进行体重测量 2. 整理用物并处理 3. 洗手 4. 体重测量值记录 　(1) 医疗护理员将测量数值记录于登记本上 　(2) 需记录测量时间、测量时着装(衣裤内是否携带物品)、测量方法,多次测量时需使用同一测量工具 　(3) 体重单位:千克(kg),如"60 千克"或"60 kg"
效果评价	1. 严格查对,注意室温 2. 操作熟练,动作敏捷、轻稳 3. 注意情感交流

三、注意事项

(一) 身高测量的注意事项

(1) 医疗护理员按规定时间完成身高测量及记录。
(2) 测量身高原则:同一个测量员、同一个时间段、同一个测量工具。
(3) 对于活动不便、跌倒高危者,测量身高需两人配合,一人扶住患者,一人测量。

(二) 体重测量的注意事项

(1) 医疗护理员按规定时间完成体重测量及记录。
(2) 测量体重原则:同一个测量员、同一个测量工具。
(3) 对于活动不便、跌倒高危者,测量体重需两人配合,站立于患者两侧分别扶助患者。
(4) 对于水肿或者心脏、肾脏疾病患者,可以选择同一时间段,如清晨空腹时,连续测量、记录、比较测量结果。

第二节　生命体征的观察与测量

生命体征的观察与测量贯穿于对患者护理的全过程,在患者病情观察中占据重要地位。体温、脉搏、呼吸、血压、血氧饱和度均受大脑皮质层的控制和神经、体液的调节,保持其相对恒定。在病理情况下,生命体征变化极其敏感,如果体温不升则多见于大出血休克患者;如果体温过高,那么在排除感染因素外,夏季应考虑是否因中暑所致;脉搏节律改变多为严重心脏病、药物中毒、电解质紊乱等原因所致;如果出现周期性呼吸困难,则多为呼吸中枢兴奋性降低引起;如果收缩压、舒张压持续升高,则应警惕发生高血压危象。因此,医疗护理员需熟练掌握生命体征观察和测量的方法及记录要求。

一、体温的观察与测量

(一)体温的概念

体温是人体产热与散热平衡的动态反应,分为体核温度和体表温度。体核温度指机体深部组织的温度,相对稳定且高于体表温度。正常的体核温度是一定范围内的温度。体表温度是皮肤、皮下组织以及脂肪的温度,可受环境温度和衣着情况的影响,且低于体核温度。基础体温是指人体在(持续)较长时间(6~8 h)的睡眠后醒来,尚未进行任何活动之前所测量到的体温。

(二)成人体温的正常范围

(1) 腋温:36.0~37.0 ℃。
(2) 口温:36.3~37.2 ℃。
(3) 肛温:36.5~37.7 ℃。

(三)体温的生理变化

体温受多种因素,如昼夜、年龄、性别、肌肉活动、压力、情绪、饮食等影响,会出现生理性变化,但变化范围很小,一般不超过 0.5~1.0 ℃,在测量体温时,应加以考虑。

(四)异常体温

1. 体温过高及分级

体温过高是指机体体温升高超过正常范围。当腋下温度超过 37.0 ℃ 或口腔温度超过 37.3 ℃,一昼夜体温波动在 1 ℃ 以上可称为发热。低热:37.0~38.0 ℃;中等热:38.1~39.0 ℃;高热:39.1~41.0 ℃;超高热:41.0 ℃ 以上。

2. 体温过低及分级

体温过低是指体温低于正常范围。轻:32.1~35.0 ℃;中度:30.0~32.0 ℃;重度:25.0~30.0 ℃;致死温度:23.0~25.0 ℃。

（五）临床表现

1. 体温过高

患者发热过程会分为三个时期：体温上升期（患者主要表现为疲乏无力、皮肤苍白、干燥无汗、畏寒甚至寒战）；高热持续期（患者主要表现为面色潮红、皮肤灼热、口唇干燥、呼吸脉搏加快、头痛、头晕、食欲缺乏、全身不适、软弱无力）；退热期（患者主要表现为大量出汗、皮肤潮湿）。

2. 体温过低

患者会出现体温下降，呼吸、脉搏、血压降低，发抖，皮肤苍白、冰冷，肢端可出现冻伤，尿量减少，意识障碍，嗜睡甚至出现昏迷。

（六）照护措施

1. 体温过高

应用物理降温（如温水擦浴、酒精擦浴、冷湿敷等）或药物降温。实施降温措施 30 min 后应测降温体温，并做好记录和交班；加强观察，观察有无意识障碍，观察是否出现寒战、抽搐，观察发热的原因和诱因是否消除，观察四肢末梢血运，观察饮水量、饮食摄入量、尿量及体重变化，观察治疗效果；补充营养和水分，给予高热量、高蛋白、高维生素、易消化食物，病情允许可每天饮水 3000 mL；促进患者舒适，注意休息，加强口腔护理和皮肤护理；加强心理护理，尽量满足患者的合理要求。

2. 体温过低

应将室温调至 22～24 ℃，加强保暖（如添加衣物、盖被、给予热饮）；加强监测（至少 1 h 测量一次体温），直至体温恢复正常；健康指导（教会患者避免体温过低的方法：如加强营养，添加衣物保暖，保障供暖设施完好等）。

（七）体温测量

体温分为体核温度和体表温度，由于体核温度不易测试，临床上常以口腔、腋窝、直肠等处的温度来代表体温，其中直肠温度（即肛温）最接近于人体深部的温度。

1. 目的

（1）判断患者体温有无异常。

（2）动态监测体温变化。

（3）协助诊断，为预防、治疗、康复和护理提供依据。

2. 操作规程

表 5.2.1　体温测量操作规程

项 目	操 作 规 程
操作前准备	1. 医疗护理员准备：着装整洁，取下首饰，剪指甲，洗手，温暖双手，戴口罩 2. 患者准备：根据患者的年龄、病情、意识及配合程度，选择合适的体温计（水银体温计、电子体温计、红外线体温计） 3. 用物准备：体温计、干纱布 2 块、表、记录本、笔、手消毒液（若测量肛温，另备润滑剂、棉签、卫生纸） 4. 环境准备：室温适宜，光线充足，环境安静、整洁

续表

项　目	操　作　规　程
操作方法与程序	1. 携用物至床旁,核对患者床号、姓名、腕带、住院号,解释,取得合作 2. 协助患者取舒适体位 3. 测量:选择合适的体温计及测量部位 　(1) 水银体温计:分口表、腋表和肛表3种 　　1) 口温:将口表水银端斜放于舌下热窝(在舌系带两侧,左右各一),闭口勿咬,用鼻呼吸,测量 3 min 　　2) 腋温:用纱布擦干腋窝汗液,将腋表水银端放于腋窝正中,并紧贴皮肤,屈肘过胸,夹紧,测量 10 min 　　3) 肛温:让患者取侧卧或俯卧或屈膝仰卧位,暴露测量部位,用润滑油润滑肛表水银端,插入肛门(成人 3~4 cm,幼儿 2.5 cm,婴儿 1.25 cm),测量 3 min 　(2) 电子体温计: 　　1) 棒式体温计同水银体温计使用方法,可测量口温、腋温及肛温 　　2) 奶嘴式电子体温计适合婴幼儿使用 　(3) 红外线体温仪:常用于测量额温及耳温 　　1) 额温:接触式红外线额温仪进行额温测量时需将红外线体温仪的探头位置置于额头中心处;若使用非接触式红外线额温仪,探头需距离额头中心 1~3 cm(额温测量时确保无头发、汗水、帽子等遮挡) 　　2) 耳温:3岁以上测量耳温时需将耳郭向上向后牵拉,3岁以下需将耳郭向下向后牵拉,使耳道平直,易于测量的同时确保准确,正常耳温 35.6~37.4 ℃ 4. 取表:取出体温计,用纱布擦拭,若测量肛温用卫生纸擦净肛门处 5. 读数:读取体温计上的数值,评估体温是否异常,必要时重新测量 6. 协助患者穿衣、裤,取舒适体位,整理床单位 7. 整理用物,洗手,记录体温值 8. 消毒:体温计消毒、清洗、擦干后放入清洁容器中备用
效果评价	1. 严格查对,注意室温,保护隐私 2. 操作熟练,动作敏捷、轻稳 3. 注意情感交流

3．注意事项

(1) 婴幼儿、意识不清或不合作的患者测体温时,医疗护理员应当守候在患者身旁。

(2) 婴幼儿、意识不清、口腔疾患、张口呼吸者禁忌口腔测温。腋下有创伤、手术、炎症,肩关节受伤或极度消瘦夹不紧体温计者禁忌腋温测量。直肠或肛门手术、腹泻、心肌梗死者禁忌肛温测量。

(3) 测量时注意避免影响体温改变的各种因素,如运动、进食、冷热饮、冷热敷、洗澡、坐浴、灌肠等。如有影响测量体温的因素时,应当推迟 30 min 测量。

(4) 发现体温和病情不符时,要查找原因,复测体温。

(5) 如果患者不慎咬破汞体温计,应当立即清除口腔内玻璃碎片,再口服蛋清或者牛奶延缓汞的吸收。若病情允许,也可食用粗纤维食物以促进汞的排泄。

二、脉搏的观察与测量

(一)脉搏的概念

在每个心动周期中,由于心脏的收缩和舒张,动脉内的压力和容积也发生周期性的变化,导致动脉管壁产生有节律的搏动,称为动脉脉搏,简称脉搏。脉率是指每分钟脉搏搏动的次数(频率)。

(二)脉率的正常范围及平均脉率

表 5.2.2 脉率的正常范围及平均脉率

年龄	性别	正常范围	平均脉率
出生~1 个月		70~170 次/min	120 次/min
1~12 个月		80~160 次/min	120 次/min
1~3 岁		80~120 次/min	100 次/min
3~6 岁		75~115 次/min	100 次/min
6~12 岁		70~110 次/min	90 次/min
12~14 岁	男	65~105 次/min	85 次/min
12~14 岁	女	70~110 次/min	90 次/min
14~16 岁	男	60~100 次/min	80 次/min
14~16 岁	女	65~105 次/min	85 次/min
16~18 岁	男	55~95 次/min	75 次/min
16~18 岁	女	60~100 次/min	80 次/min
18~65 岁		60~100 次/min	72 次/min
65 岁以上		70~100 次/min	75 次/min

(三)脉搏的生理变化

(1)年龄:脉率随年龄增长而逐渐降低,老年阶段又轻度增加。
(2)性别:女性脉率比男性稍快。
(3)体型:体表面积越大,脉率越慢,故身材高大者常比矮小者的脉率慢。
(4)活动、兴奋、恐惧、愤怒、焦虑时脉率增快;休息、睡眠时脉率减慢。
(5)饮食:进食、饮用浓茶或咖啡能使脉率增快;禁食能使脉率减慢。
(6)体位:站位或坐位时脉率比卧位时的脉率略快。
(7)药物:兴奋剂、肾上腺素、多巴胺等能使脉率增快;镇静剂、洋地黄类药物能使脉率减慢。
(8)病理情况:失血或脱水造成的低血容量会使脉率增快。

（四）脉率异常

（1）心动过速：指成人脉率超过 100 次/min，又称脉速。常见于发热、疼痛、甲亢、心力衰竭、血容量不足等。一般体温每升高 1 ℃，成人脉率增加 10 次/min，儿童则增加 15 次/min。

（2）心动过缓：指成人脉率少于 60 次/min，又称缓脉。常见于颅内压增高、房室传导阻滞、甲状腺功能减退、低温、血钾过高等。脉率小于 40 次/min 时，需注意有无完全性房室传导阻滞。

（五）异常脉搏护理

（1）休息与活动：指导患者增加卧床休息的时间，适当活动，必要时给予氧疗。
（2）加强观察：观察脉搏的脉率、节律、强弱等，观察药物的疗效及不良反应。
（3）安全护理：在医护人员指导下准备急救物品及急救仪器。
（4）心理护理：保持患者情绪稳定，消除紧张、恐惧感。
（5）健康教育：指导患者进清淡易消化的饮食；戒烟限酒；勿用力排便；指导患者在服用抗心律失常药物期间，不可自行调整药物剂量。

（六）脉搏测量

正常成年人在安静状态下脉率为 60~100 次/min。

1．目的

（1）判断患者脉搏有无异常。
（2）动态监测脉搏变化，间接了解心脏状况。
（3）协助诊断，为预防、治疗、康复和护理提供依据。

2．操作规程

表 5.2.3　脉搏测量操作规程

项　目	操　作　规　程
操作前准备	1. 医疗护理员准备：着装整洁，取下首饰，剪指甲，洗手，温暖双手，戴口罩 2. 患者准备：年龄、病情、治疗情况、心理状态及合作程度，向患者及家属解释脉搏测量的目的、方法、注意事项及配合要点 3. 用物准备：表（有秒针）、记录本、笔、手消毒液 4. 环境准备：室温适宜，光线充足，环境安静、整洁
操作方法与程序	1. 携用物至床旁，核对患者床号、姓名、腕带、住院号，解释，取得合作 2. 体位：患者取卧位或坐位，选择健侧手臂，手腕伸直，手臂置于舒适位置 3. 测量：医疗护理员以食指、中指、无名指的指端按压在患者桡动脉处，按压力量适中，以能清楚测得脉搏搏动为宜 4. 计数：正常脉搏测量 30 s 乘以 2；异常脉搏测量 1 min 5. 协助患者取舒适体位，整理床单位 6. 洗手 7. 记录：将脉搏数值记录在记录本上

续表

项　目	操　作　规　程
效果评价	1．严格查对 2．操作熟练 3．动作轻稳

3．注意事项

（1）如患者有紧张、剧烈运动、哭闹等情况，需稳定后测量。

（2）勿用拇指诊脉，因拇指小动脉的搏动较强，易与患者的脉搏相混淆。

（3）测量婴幼儿的脉搏应在测量体温和血压之前，避免婴幼儿哭闹引起脉率增加。

三、呼吸的观察与测量

（一）呼吸的概念

机体在新陈代谢过程中，需要不断地从外界环境中摄取氧气，并把自身产生的二氧化碳排出体外，机体与环境之间所进行的气体交换过程，称为呼吸。

（二）呼吸频率

正常成人安静状态下呼吸频率为16～20次/min，节律规则，呼吸运动均匀无声且不费力。呼吸频率超过24次/min，称为呼吸过速；呼吸频率低于12次/min，称为呼吸过缓。

（三）呼吸的生理变化

（1）年龄：年龄越小，呼吸频率越快。

（2）性别：同年龄女性呼吸比男性稍快。

（3）活动：剧烈运动可使呼吸加深加快；休息和睡眠时呼吸减慢。

（4）情绪：强烈的情绪变化，如紧张、恐惧、愤怒、悲伤、害怕等可刺激呼吸中枢，引起呼吸加快或屏气。

（5）血压：血压大幅度变动时，可以反射性地影响呼吸。血压升高，呼吸减慢减弱；血压降低，呼吸加快加强。

（6）其他：如环境温度升高，可以使呼吸加深加快。

（四）呼吸测量

呼吸是维持机体新陈代谢和生命活动所需的基本生理过程之一。

1．目的

（1）判断患者呼吸有无异常。

（2）动态监测呼吸变化，了解患者呼吸功能情况。

（3）协助诊断，为预防、治疗、康复和护理提供依据。

2. 操作规程

表 5.2.4　呼吸测量操作规程

项　目	操　作　规　程
操作前 准备	1. 医疗护理员准备：着装整洁，剪指甲，洗手，取下首饰，温暖双手，戴口罩 2. 评估患者：年龄、病情、治疗情况、心理状态及合作程度 3. 用物准备：表(有秒针)、记录本、笔、手消毒液 4. 环境准备：室温适宜，光线充足，环境安静、整洁
操作方法 与程序	1. 携用物至床旁，核对患者床号、姓名、腕带、住院号，解释，取得合作 2. 体位：舒适 3. 方法：医疗护理员将手放在患者的诊脉部位似诊脉状，眼睛观察患者胸部或腹部的起伏（女性观察胸部；男性及儿童观察腹部） 4. 观察：呼吸频率(一起一伏为一次呼吸)、深度、节律、音响、形态及有无呼吸困难 5. 计数：正常呼吸测 30 s 乘以 2；异常呼吸患者或婴儿应测量 1 min 6. 洗手 7. 记录：将所测呼吸数值记录在记录本上
效果评价	1. 严格查对 2. 操作熟练 3. 动作轻稳

3. 注意事项

(1) 呼吸的速率受意识的影响，测量前不必告知患者，以免患者紧张影响测量的准确性。

(2) 如患者有紧张、剧烈运动、哭闹等，需稳定后测量。

(3) 危重患者呼吸微弱，可用少许棉花置于患者鼻孔前，观察棉花被吹动的次数，计时 1 min。

四、血压的观察与测量

(一) 血压的概念

血压是血管内流动着的血液对单位面积血管壁的侧压力(压强)。在不同血管内，血压被分别称为动脉血压、毛细血管压和静脉血压，而一般所说的血压是指动脉血压。

(二) 血压值

测量血压，一般以肱动脉为标准，正常成人安静状态下的血压范围比较稳定，其正常范围为收缩压 90～139 mmHg，舒张压 60～89 mmHg，脉压 30～40 mmHg。[①] 18 岁以上成年人收缩压≥140 mmHg 和/或舒张压≥90 mmHg，称为高血压；血压低于 90/60 mmHg，称为低血压。

---

① 压力的法定计量单位是 Pa。mmHg 为非法定计量单位，1 mmHg = 133.322 Pa。由于历史的原因和习惯，mmHg 在许多场合下被广泛使用。同样，还有 mmH$_2$O，1 mmH$_2$O = 9.80665 Pa，1 mmHg = 13.5951 mmH$_2$O。

（三）血压的生理变化

(1) 年龄：随年龄的增长，收缩压和舒张压均有逐渐增高的趋势，但收缩压的升高比舒张压的升高更为显著。

(2) 性别：女性在更年期前，血压低于男性；更年期后，差别较小。

(3) 昼夜和睡眠：血压呈明显的昼夜波动。表现为夜间血压偏低，清晨起床活动后血压迅速升高。大多数人的血压凌晨2—3时最低，在上午6—10时及下午4—8时各有一个高峰，晚上8时后血压呈缓慢下降趋势。睡眠不佳，血压也可略有升高。

(4) 环境：寒冷环境，由于末梢血管收缩，血压可略有升高；高温环境，由于皮肤血管扩张，血压可略下降。

(5) 体型：高大、肥胖者血压较高。

(6) 体位：立位血压高于坐位血压，坐位血压高于卧位血压，这与重力引起的代偿机制有关。对于长期卧床或使用某些降压药物的患者，若由卧位改为立位时，可出现头晕、心慌、站立不稳甚至晕厥等直立性低血压的表现。

(7) 身体不同部位：右侧血压比左侧高10～20 mmHg；下肢血压高于上肢20～40 mmHg。

(8) 运动：运动时血压的变化与肌肉运动的方式有关，以等长收缩为主的运动，如持续握拳时，血压升高；以等张收缩为主的运动，如步行、骑自行车，在运动开始时血压有所升高，继而由于血流量重新分配和有效循环血量的改变，血压可逐渐恢复正常。

(9) 其他：激动、紧张、恐惧、兴奋等情绪，运动、排泄、吸烟等活动都有可能使血压升高。饮酒、摄盐过多、药物对血压也有影响。

（四）血压测量

在一个心动周期中，动脉血压随着心室的收缩和舒张而发生规律性的波动。在心室收缩时，动脉血压上升达到的最高值称为收缩压。在心室舒张末期，动脉血压下降达到的最低值称为舒张压。

1．目的

(1) 判断患者血压有无异常。

(2) 动态监测血压变化，间接了解循环系统的功能状况。

(3) 协助诊断，为预防、治疗、康复和护理提供依据。

2．操作规程

表5.2.5　血压测量操作规程

项　目	操　作　规　程
操作前准备	1. 医疗护理员准备：着装整洁，取下首饰，剪指甲，洗手，温暖双手，戴口罩 2. 患者准备：评估年龄、病情、治疗情况，既往血压状况、服药情况，心理状态及合作程度；向患者及家属解释血压测量的目的、方法、注意事项及配合要点 3. 用物准备：电子血压计、记录本、笔、手消毒液 4. 环境准备：室温适宜，光线充足，环境安静、整洁

续表

项　目	操　作　规　程
操作方法与程序	1. 携用物至床旁,核对患者床号、姓名、腕带、住院号,解释,取得合作 2. 测量血压 　(1) 肱动脉测量方法: 　　1) 体位:手臂位置(肱动脉)与心脏呈同一水平(坐位:平第四肋间;仰卧位:平腋中线) 　　2) 手臂:卷袖(必要时脱袖,以免衣袖过紧影响血流),露臂,手掌向上,肘部伸直 　　3) 血压计:水平放置,连接电源,打开电源开关,检查仪器性能是否完好 　　4) 缠袖带:驱尽袖带内空气,平整置于上臂中部,下缘距肘窝 2～3 cm,松紧以能插入一指为宜 　　5) 按压电子血压计的测量按钮开始测量 　(2) 腘动脉测量方法: 　　1) 体位:仰卧或俯卧或侧卧(一般不采用屈膝仰卧位) 　　2) 患者:卷裤(必要时脱一侧裤腿,暴露大腿,以免裤子过紧影响血流) 　　3) 血压计:水平放置,连接电源,打开电源开关,检查仪器性能是否完好 　　4) 缠袖带:袖带缠于大腿下部,其下缘距腘窝 3～5 cm,松紧以能插入一指为宜 　　5) 按压电子血压计的测量按钮开始测量 3. 读取数值:待血压计测量结束后,血压计屏幕上会出现血压数值 4. 整理血压计:排尽袖带内余气,整理 5. 整理衣物,协助患者取舒适体位 6. 洗手 7. 记录:将所测血压值记录在记录本上
效果评价	1. 严格查对,注意室温,保护隐私 2. 操作熟练,动作敏捷、轻稳 3. 注意情感交流

3. 血压测量的注意事项

(1) 测量前,检查血压计性能完好,袖带不漏气、宽窄合适。

(2) 需要持续观察血压的患者,应做到"四定":定时间、定部位、定体位、定血压计,有助于测定的准确性。

(3) 若衣袖过紧或者穿衣太多时,应当脱掉衣服,以免影响测量结果。

码 5.2.1　生命体征测量技术

五、血氧饱和度的观察与测量

(一) 血氧饱和度的概念

指血液中被氧结合的氧合血红蛋白(HbO_2)占全部可结合的血红蛋白(Hb)的百分比,

即血液中血氧的浓度。可经血气分析直接测定或脉搏血氧饱和度(SpO_2)间接测定。

（二）正常血氧饱和度

SpO_2 正常范围为 94%～100%；动脉血氧饱和度（SaO_2）正常范围为 95%～98%。

（三）低氧血症

低氧血症是指血液中含氧量不足，表现为动脉血氧分压（PaO_2）和 SaO_2 或 SpO_2 下降，PaO_2 低于同龄人的正常下限，SaO_2 或 SpO_2 在低海拔（海拔高度低于等于 2500 m）地区＜90%，在海拔超过 2500 m 的地区≤87%。

（四）血氧饱和度监测

SpO_2 监测可以及早识别低氧血症，从而影响医护人员对疾病严重程度、诊断、治疗和护理的决策，进而缩短住院时间、降低死亡率。

1. 目的

监测患者机体组织缺氧状况。

2. 操作规程

表 5.2.6　脉搏血氧饱和度监测操作规程

项　目	操　作　规　程
操作前准备	1. 医疗护理员准备：着装整洁，剪指甲，洗手，取下首饰，温暖双手，戴口罩 2. 患者准备：评估患者年龄、病情、治疗情况、意识状态、吸氧流量、局部皮肤或者指（趾）甲情况、心理状态及合作程度；向患者及家属解释血氧饱和度监测的目的、方法、注意事项及配合要点 3. 用物准备：血氧饱和度监测仪（或者多功能监护仪）、记录本、笔、手消毒液 4. 环境准备：室温适宜，光线充足，环境安静、整洁，无电磁波干扰
操作方法与程序	1. 携用物至床旁，核对患者床号、姓名、腕带、住院号，解释，取得合作 2. 协助患者取舒适体位 3. 将血氧饱和度传感器正确安放于患者清洁的手指或者足趾或者耳郭处，使其光源透过局部组织，保证接触良好 4. 待波形平稳后读取数值 5. 协助患者取舒适体位 6. 整理用物，洗手 7. 记录：将所测血氧饱和度值记录在记录本上
效果评价	1. 严格查对，注意室温 2. 操作熟练，动作敏捷、轻稳 3. 注意情感交流

3. 注意事项

（1）观察监测结果，发现异常及时报告医护人员。

（2）下列情况可以影响监测结果：患者发生寒战、抽搐或监测时手指抖动、休克、体温过低、使用血管活性药物及贫血等。周围环境光照太强、电磁干扰及涂抹指甲油等也可以影响监测结果。

(3) 观察患者局部皮肤及指（趾）甲情况，定时更换传感器位置。

第三节 呕吐的观察

呕吐是通过胃、食管、口腔、膈肌、腹肌等部位的协同作用，使胃内容物经胃、食管由口腔排出体外的一种病理性生理反射过程的表现，是临床常见的一种病症，可单独发生，也可同时出现在其他疾病过程中。其对人体的主要危害为代谢紊乱、营养缺乏、胃食管黏膜损害等，并严重影响患者生活质量和情绪。因此，发现患者呕吐并及时汇报医护人员尤为重要。

一、呕吐的原因

(1) 手术因素：常见于麻醉反应，待麻醉作用消失后症状常可消失。
(2) 疾病因素：颅内压增高、胃肠道梗阻、胃肠道刺激、便秘等。
(3) 治疗因素：常见的如放疗、化疗药物、免疫抑制剂、阿片类药物、环丙沙星类抗生素，单独静脉使用复方氨基酸、脂肪乳剂等。
(4) 代谢异常：如高钙血症、低钠血症、糖尿病酮症酸中毒等。
(5) 心理因素：恐惧、焦虑、癔症等。
(6) 其他：妊娠。

二、呕吐的观察要点

(1) 观察呕吐的特点，记录呕吐发生的时间，呕吐的次数，呕吐物的性质、量、颜色、气味。
(2) 观察患者呕吐时的意识状态，是否为喷射性，有无头痛，瞳孔及生命体征的变化。
(3) 准确测量和记录每天的出入量、体重，观察患者有无失水征象，患者可出现软弱无力、口渴、皮肤黏膜干燥和弹性减低，尿量减少，并可有烦躁、神志不清甚至昏迷等表现。

三、注意事项

(1) 饮食照护：为预防呕吐，鼓励患者在餐前可以吃少许馒头、饼干或面包等柔软干燥的食物；为防止食物反流引起的恶心，指导患者饭后不要过于频繁翻身；嘱咐患者勿进辛辣、油腻食物，宜进食清淡、易消化、高热量、高蛋白、富含维生素的食物。
(2) 用药照护：掌握适宜的用药时间，保证按时准确给药，有效预防和控制呕吐症状。
(3) 生活照护：患者吐毕给予漱口，更换污染衣物及被褥，开窗通风，去除异味，多人间使用隔帘，避免互相影响。尽量避免在嗅觉和视觉上让患者感到不适的东西出现。
(4) 安全照护：患者呕吐时应帮助其坐起或侧卧头偏向一侧，以免误吸。患者突然坐起可能会出现头晕、眼花、心悸等不适，医疗护理员指导并协助患者缓慢坐起，避免直立性低血压的发生。

第四节　手术伤口敷料观察

手术伤口恢复是手术患者住院期间面临的重要问题。在外科手术患者中,手术部位感染是医院感染中的主要原因之一,给患者带来严重的生理、心理及经济负担。因此,及时发现手术伤口敷料有渗出或污染并汇报给医护人员尤为重要。

一、观察要点

(1) 观察手术伤口敷料是否干燥,有无渗血、渗液,敷料有无松脱、移位。
(2) 观察手术伤口局部有无红、肿、热、痛,有无渗出、分泌物及切口愈合不良等情况。

二、注意事项

(1) 饮食照护:加强营养支持,予清淡、易消化、高热量、高蛋白、富含维生素的食物,以利于伤口愈合。
(2) 生活照护:保持局部清洁干燥,避免污染。
(3) 安全照护:加强看护,避免患者抓挠。
(4) 伤口照护:敷料有渗出或污染时,及时汇报医护人员。

第五节　皮肤黏膜的观察与记录

皮肤黏膜覆盖于人体表面,是人体最大的器官。完整的皮肤黏膜具有保护机体、调节体温、感觉、吸收、分泌及排泄等功能。皮肤黏膜护理有助于维持机体的完整性,促进舒适,预防感染,防止压力性损伤及其他并发症的发生。通过皮肤黏膜的观察可以及时反映个体的健康状态。

一、健康的皮肤黏膜

健康的皮肤黏膜温暖、光滑、柔嫩、不干燥、不油腻,且无发红、破损、肿块和其他疾病征象,自我感觉清爽、舒适,无任何刺激感,对冷、热及触摸等感觉良好。

二、皮肤黏膜观察的要点

(一) 颜色

1. 苍白
由贫血、末梢毛细血管痉挛或充盈不足所致,如寒冷、惊恐、休克、虚脱以及主动脉瓣关闭不全等。

2. 发红
由毛细血管扩张充血,血流加速,血量增加及红细胞含量增多所致。生理情况见于运动、饮酒后或环境较热时;病理情况见于局部炎症或发热性疾病,如肺炎球菌性肺炎、肺结核及猩红热等。

3. 发绀

由于单位容积血液中还原血红蛋白含量增高所致,发绀部位常见于口唇、耳郭、面颊和肢端。

4. 黄染

皮肤黏膜发黄称为黄染。常见原因如下:

(1) 黄疸:由于血清内胆红素浓度增高致使巩膜、皮肤及黏膜黄染。

(2) 胡萝卜素增高:因过多食用胡萝卜、南瓜、橘子导致血中胡萝卜素增高,当超过 2.5 g/L 时,可出现皮肤黄染。

(3) 长期服用含有黄色素药物:如米帕林、呋喃类药物可引起皮肤黄染。

5. 色素沉着

因皮肤基底层黑色素增多而导致局部或全身皮肤色泽加深。生理情况下,身体外露部分以及乳头、腋窝、生殖器官、关节、肛门周围等处皮肤色素较深。若上述部位色素明显加深或其他部位出现色素沉着,则提示为病理征象。常见于皮肤瘤、慢性肾上腺皮质功能减退症、肝硬化等。

6. 色素脱失

正常皮肤均含有一定的色素,当酪氨酸酶缺乏致使体内酪氨酸转化为多巴胺发生障碍,进而影响黑色素形成时,即可发生色素脱失。临床上常见的色素脱失见于白癜风、白斑和白化病。

(二) 温度

皮肤温度有赖于真皮层循环血量,可提示有无感染和循环障碍。如局部炎症或全身发热时,循环血量增多,局部皮温增高;休克时,末梢循环差,皮温降低。另外,皮肤温度受室温影响,并伴随皮肤颜色变化。皮肤苍白表明环境较冷或有循环障碍;皮肤发红表明环境较热或有炎症存在。

(三) 湿度

出汗多者皮肤湿润,出汗少者皮肤干燥。病理情况下,出汗增多或无汗具有一定的诊断价值。手足皮肤发凉且大汗淋漓称为冷汗,见于休克和虚脱患者。

(四) 弹性

皮肤弹性与年龄、营养状态、皮下脂肪及组织间隙所含液体量有关。儿童及青年皮肤紧致,富有弹性;中年以后皮肤组织逐渐松弛,弹性减弱;老年人皮肤组织萎缩,皮下脂肪减少,弹性减退。检查皮肤弹性时,常选择手背或上臂内侧部位,以拇指和食指将皮肤提起,松手后若皮肤皱褶迅速平复为弹性正常,若皱褶平复缓慢为弹性减弱。皮肤弹性减弱常见于老年人、长期消耗性疾病患者或严重脱水者。

（五）其他

包括皮肤有无皮疹、皮下出血、皮下结节、水肿和瘢痕等皮肤异常情况，以及皮肤的完整性、感觉和清洁度等。

第六节　大小便的观察与测量

随着年龄的增长，患者机体调节功能会逐渐减弱，自理能力下降，或者因疾病原因导致排泄功能出现障碍。而准确地观察和测量大小便，不仅可以及时了解患者排便情况，同时也能为患者治疗和照护提供依据。

一、大小便的观察要点

（一）大便的观察要点

1. 排便次数

排便是人体的基本生理需要，排便次数因人而异。一般成人每天排便1～3次，婴幼儿每天排便3～5次。每天排便超过3次（成人）或每周少于3次，应视为排便异常，前者为腹泻，后者为便秘。

2. 排便量

每日排便量与膳食的种类、数量、摄入的液体量，大便次数及消化器官的功能有关。正常成人每天排便量一般为100～300 g。进食低纤维、高蛋白质、高胆固醇等精细食物者粪便量少而细腻。进食大量蔬菜、水果、五谷杂粮等粗粮者粪便较多。当消化器官功能紊乱时，也会出现排便量的改变，如肠道梗阻、腹泻、便秘等。

3. 粪便的性状

（1）形状与软硬度：正常人的粪便为成形软便不黏连。便秘时粪便坚硬，呈栗子样；消化不良或急性肠炎时可为稀便或水样便；肠道部分梗阻或直肠狭窄，粪便常呈扁条形或带状。

（2）颜色：正常成人的粪便颜色呈黄褐色或棕黄色。婴儿的粪便呈黄色或金黄色。因摄入食物或药物种类的不同，粪便颜色会发生变化，如食用大量绿叶蔬菜，粪便可呈暗绿色；摄入动物血或铁制剂，粪便可呈无光样黑色。如果粪便颜色改变与上述情况无关，表示消化系统有病理变化存在，如柏油样便提示上消化道出血；白陶土色便提示胆道梗阻；暗红色血便提示下消化道出血；果酱样便见于肠套叠、阿米巴痢疾；粪便表面黏有鲜红色血液见于痔疮或肛裂。

（3）内容物：粪便内容物主要为食物残渣、脱落的大量肠上皮细胞、细菌以及机体代谢后的废物。粪便中混入少量黏液，肉眼不易查见。当消化道有感染或出血时粪便中可混有血液、脓液或肉眼可见的黏液。肠道寄生虫感染患者的粪便中可检出蛔虫、蛲虫、绦虫节片等。

（4）气味：正常时粪便气味因膳食种类而异，强度由腐败菌的活动性及动物蛋白质的量而定。肉食者味重,素食者味轻。严重腹泻患者因未消化的蛋白质与腐败菌作用,粪便呈碱性反应,气味极恶臭;下消化道溃疡、恶性肿瘤患者粪便呈腐败臭;上消化道出血的柏油样粪便呈腥臭味;消化不良、乳儿因糖类未充分消化或吸收脂肪酸产生气体,粪便气味呈酸败臭。

(二) 小便的观察要点

1. 排尿次数

排尿次数与年龄、寒暑季节变化、饮食及饮水量多少相关。通常冬季天气冷、出汗少,排尿次数会多一些;夏季气候炎热、出汗多,排尿次数会少一点;进食流质饮食或者有利尿作用的食物时排尿次数比进普通饮食时多一些。一般成人白天排尿 4~6 次,夜间 0~2 次。

2. 尿量

尿量是反映人体肾脏功能的重要指标之一。肾脏功能正常的情况下,一般成人每次尿量为 200~400 mL,24 h 的尿量为 1000~2000 mL,平均在 1500 mL 左右。通常尿量和排尿次数可受饮水量、进食量、活动、排尿环境等多因素影响,需要结合患者的情况进行全面的评估。

(1) 多尿:指 24 h 尿量超过 2500 mL。正常情况下常见于饮用大量液体、妊娠;病理情况下多由于内分泌代谢障碍或肾小管浓缩功能不全引起,常见于糖尿病、尿崩症、急性肾功能不全(多尿期)等。

(2) 少尿:指 24 h 尿量少于 400 mL 或每小时少于 17 mL。主要与发热、液体摄入过少、休克等有关,常见于心脏、肾脏、肝脏功能衰竭的患者。

(3) 无尿或尿闭:指 24 h 尿量少于 100 mL 或 12 h 内无尿液产生。常见于严重休克、急性肾衰竭及药物中毒等。

3. 尿液的性状

(1) 颜色:新鲜尿液呈淡黄色或深黄色。当尿液浓缩时,可出现量少色深的情况。此外,尿的颜色还可受某些食物、药物的影响,如当患者进食大量胡萝卜或服用维生素 B_2 时,尿的颜色可呈深黄色。在病理情况下,尿的颜色还有可能会出现以下几点变化:

1) 血尿:尿液中红细胞异常增多,被称为血尿。常见于急性肾小球肾炎,输尿管结石、泌尿系统肿瘤、结核及感染等。

2) 血红蛋白尿:尿液中含有血红蛋白,一般尿液呈浓茶色、酱油样色。常发生在血型不合所致的溶血、恶性疟疾和阵发性睡眠性血红蛋白尿。

3) 胆红素尿:尿液中含有胆红素,常呈深黄色或黄褐色,振荡尿液后泡沫也呈黄色。见于阻塞性黄疸和肝细胞性黄疸。

4) 乳糜尿:尿液中含有淋巴液,排出的尿液呈乳白色。见于丝虫病。

(2) 透明度:正常新鲜尿液清澈透明,放置后可出现微量絮状沉淀物。当泌尿系统感染时,排出的新鲜尿液呈白色絮状混浊。

(3) 酸碱反应:正常人的尿液呈弱酸性,pH 为 4.5~7.5,平均为 6。饮食的种类可影响尿液的酸碱性,如进食大量蔬菜时,尿液可呈碱性;进食大量肉类时,尿液可呈酸性。酸中毒患者的尿液可呈强酸性,严重呕吐患者的尿液可呈强碱性。

(4) 比重:尿比重的高低主要取决于肾脏的浓缩功能。成人在正常情况下,尿比重波动于1.015～1.025。一般情况下,尿比重与尿量成反比,若尿比重经常固定于1.010左右,则提示该患者肾功能严重障碍。

(5) 气味:正常尿液的气味来自尿液中的挥发性酸。将尿液久置后,因尿液中的尿素发生分解、产生氨,故有氨臭味。当泌尿道发生感染时,新鲜尿液也有可能出现氨臭味。患者发生糖尿病酮症酸中毒时,因尿液中含有大量丙酮,可闻到烂苹果气味。

4. 异常排尿的评估

(1) 膀胱刺激征:患者同时出现尿频、尿急、尿痛的症状。常见于膀胱及尿道感染和机械性刺激。

(2) 尿潴留:是指尿液大量存留在膀胱内不能自主排除。尿潴留时,膀胱高度膨隆,可至脐部,有压痛。常见于前列腺增生、前列腺肿瘤、膀胱内结石、膀胱内血块、子宫肌瘤、尿道结石、尿道结核、尿道肿瘤、神经系统病变、手术因素、药物因素及精神因素等。

(3) 尿失禁:是指患者排尿失去意识控制或不受意识控制,尿液不自主地流出。

1) 持续性尿失禁:尿液持续地从膀胱或尿道瘘中流出,膀胱处于空虚状态。常见原因有外伤、手术或先天性疾病引起的膀胱颈和尿道括约肌的损伤。多见于妇科手术、产伤所造成的膀胱阴道瘘。

2) 充溢性尿失禁:膀胱过度充盈,造成尿液从尿道不断溢出。常见原因有两种:神经系统病变,如脑出血、脊髓损伤早期的脊髓休克阶段、脊髓肿瘤等导致的膀胱瘫痪等;下尿路梗阻,如前列腺增生、膀胱颈梗阻及尿道狭窄等。

3) 压力性尿失禁:患者平时尚能控制排尿,但当腹内压骤然增高(如咳嗽、喷嚏、大笑、举重等)时,使膀胱内压超过尿道阻力,少量尿液不自主地由尿道口溢出。常见于多次自然分娩或绝经后的妇女以及根治性前列腺切除术的患者。通常,这类尿失禁多发生在直立体位时。

二、测量方法

(1) 对于可以自主排大便且需要记录便量的患者,应协助患者使用便器进行排便,同时使用称重器测量并记录排便量。对于可自主排小便的患者,可征得患者同意,备好有刻度的小便器或量杯,医疗护理员协助患者在小便器或量杯内排小便,量取并记录。

(2) 对于大便失禁的患者可使用尿垫或者纸尿裤,用称重器测量总量后减去尿垫或者纸尿裤的重量,即为排便量。对于小便失禁,未留置尿管者,称重方法同上。对于小便失禁,需要留置导尿的患者,可在医护人员指导下,定时将集尿袋内小便倒入量杯,使用量杯量取并记录小便量。

三、排便异常的护理

(1) 提供隐蔽的排便环境:关闭门窗,使用隔帘或者屏风,请无关人员回避。

(2) 调整体位和姿势:在病情允许的情况下,协助患者取利于排便的姿势。如抬高上身或坐起。

(3) 诱导排尿：听流水声或温水冲洗会阴部。

(4) 热敷、按摩：对患者进行局部热敷和按摩。

(5) 发现患者排便异常及时汇报医护人员，使用利尿剂或缓泻剂的患者，医疗护理员需加强观察。

(6) 心理护理：与患者加强沟通，建立相互信任的关系，及时发现心理问题，安慰患者，消除紧张焦虑的情绪。

(7) 健康教育：指导患者养成定时排便的习惯。

四、注意事项

(1) 协助患者排便时注意保护患者隐私，同时注意保暖。

(2) 使用便盆时动作轻、稳、熟练，关爱患者，防止损伤骶尾部皮肤。

(3) 记录大小便情况时，需记录时间、量、性质等。

(4) 称重及观察刻度要准确。

第七节　低血糖的观察和处理

一、低血糖的定义

一般将血糖值<2.8 mmol/L 作为低血糖的诊断标准，而糖尿病患者的血糖值≤3.9 mmol/L 就属于低血糖范畴。

二、低血糖的临床表现

呈发作性，发作时间、频率随病因不同而异，具体可分为两类：

(1) 自主(交感)神经过度兴奋表现：多有肌肉颤抖、心悸、出汗、饥饿感、软弱无力、紧张、焦虑、流涎、面色苍白、心率加快、四肢冰冷等。老年糖尿病患者由于常有自主神经功能紊乱而掩盖交感神经兴奋表现，导致症状不明显，特别应注意观察夜间低血糖症状的发生。

(2) 脑功能障碍表现：初期为精神不集中、思维和语言迟钝、头晕、嗜睡、视物不清、步态不稳，后可有幻觉、躁动、易怒、性格改变、认知障碍，严重时发生抽搐、昏迷甚至死亡。

三、低血糖的原因

糖尿病患者在长期的治疗过程中，尤其是在运用胰岛素药物治疗过程中，低血糖是比较常见的副作用，亦是糖尿病患者常见的急症之一。临床上根据其病情可分为轻度低血糖、症状性低血糖和重度低血糖。

1. 轻度低血糖

伴有低血糖症状或不伴有低血糖症状，血糖水平低于3.9 mmol/L，患者可以自行处理，经口服含糖食物、注射胰高血糖素或葡萄糖后症状好转。

2. 重度低血糖

伴有低血糖的中枢神经系统症状,患者不能自行处理,血糖低于 3.0 mmol/L 或未测血糖但经他人注射胰高血糖素或葡萄糖后症状好转。出现低血糖反应,要立即汇报医护人员,协助处理、观察。

四、低血糖的预防

指导患者不能随意更改降糖药物及其剂量;活动量增加时,应告知医师,以便医师及时调整胰岛素的用量并及时加餐。容易在后半夜及清晨发生低血糖的患者,晚餐适当增加主食或含蛋白质较高的食物。胰岛素注射后需询问护士是否需要及时进餐。病情较重者,可在护士注射胰岛素前先进餐。

五、低血糖的急救措施

(1) 了解患者以往疾病史、目前状态,确认其是否服用或注射降糖药物,以及进食情况,掌握基本信息,以做好急救相应准备。

(2) 观察患者有无心慌、全身盗汗、意识模糊等症状,如有低血糖症状,立即报告医护人员,给予口服甜食(如糖块、巧克力、含糖果汁等)处理,观察患者的症状有无缓解。

(3) 如果患者出现昏迷,首先要保证其呼吸顺畅,帮助取仰卧位,将领口与腰带解开,头偏向一侧,防止出现呕吐而导致窒息;同时,立即报告医护人员,根据患者血糖值及患者情况对症处理。

第八节 患者标识的分类和观察

患者标识内容主要有护理级别、饮食、隔离、过敏等种类,医疗护理员需详细了解标识的相关内容和注意事项,才能正确执行相关操作。

一、护理级别的标识和观察内容

护理级别是患者在住院期间,医护人员根据病情和(或)自理能力进行评定而确定的,通常分为四个,即特级护理、一级护理、二级护理及三级护理,在患者床头屏上或床尾卡上有明确标识。

(一) 特级护理

维持生命,实施抢救性治疗的危重症监护患者;病情危重,随时可能发生病情变化需要进行监护、抢救的患者;各种复杂或者大手术后、严重创伤或大面积烧伤的患者。此类患者需要严密观察病情变化,监测生命体征,正确实施给药措施,准确记录出入液量,正确实施基础护理和安全措施,保持患者的舒适和功能体位。

(二) 一级护理

病情趋向稳定的重症患者;病情不稳定或随时可能发生病情变化的患者;手术后或者治

疗期间需要严格卧床的患者;自理能力重度依赖的患者。此类患者需严密观察病情变化,根据病情测量生命体征,正确实施给药措施,正确实施基础护理和安全措施,提供相关的健康指导。

（三）二级护理

病情趋于稳定或未明确诊断前,仍需观察,且自理能力轻度依赖的患者;病情稳定,仍需卧床,且自理能力中度依赖的患者。此类患者按医嘱观察病情变化,根据病情监测生命体征,正确实施给药措施,提供相关的健康指导。

（四）三级护理

病情稳定或处于康复期,且自理能力轻度依赖或无需依赖的患者。此类患者按医嘱观察病情变化,根据病情监测生命体征,正确实施给药措施,提供相关的健康指导。

二、饮食的分类和护理

（一）饮食分类

医院饮食可分为三大类:基本饮食、治疗饮食和实验饮食,分别适应不同病情需要。在患者床头屏幕或床尾卡上有醒目标识。

1. 基本饮食

基本饮食包括普通饮食、软质饮食、半流质饮食和流质饮食四类。

表 5.8.1 医院基本饮食

类别	适用范围	饮食原则	可选饮食
普通饮食	消化功能正常;无饮食限制;病情较轻或恢复期的患者	营养均衡,易消化,无刺激的一般食物	一般食物均可采用
软质饮食	消化吸收功能差;咀嚼不便者;低热、消化道术后恢复期的患者	营养均衡,易消化,咀嚼,食物碎、烂、软,少油腻,少纤维素及刺激性调料的食物	软饭、面条、切碎煮熟的菜、肉等
半流质饮食	口腔及消化道疾病;中等发热;手术后患者	食物无刺激性,易咀嚼、吞咽和消化,纤维少,营养丰富;少食多餐;胃肠功能紊乱的患者禁用含纤维素或易引起胀气的食物;痢疾患者禁用牛奶、豆浆及过甜食物	泥、沫、粥、面条、羹等
流质饮食	口腔疾患;各种大手术后;急性消化道疾病;高热;病情危重患者	食物呈液状,易吞咽,易消化,无刺激性;通常辅以肠外营养补充能量和营养素	乳类、豆浆、米汤、稀藕粉、菜汁、果汁等

2. 治疗饮食

治疗饮食是指在基本饮食的基础上,适当调节能量和营养素,以达到治疗或辅助治疗的目的,从而促进患者的康复。

(1) 高热量饮食:用于能量消耗较高的患者,如甲亢、结核、大面积烧伤、肝炎、胆道疾病及产妇等。基本饮食基础上加餐2次,可进食牛奶、鸡蛋、巧克力等。

(2) 高蛋白饮食:用于高代谢性疾病,如烧伤、结核、恶性肿瘤、贫血、甲亢、大手术后、低蛋白血症患者等。基本饮食基础上增加富含蛋白质的食物,供给量为120 g/天。

(3) 低蛋白饮食:用于限制蛋白摄入的患者,例如急、慢性肾功能不全和肝昏迷或肝昏迷前期等患者。应多补充蔬菜和含糖量高的食物;肾功能不全者应摄入优质动物蛋白,忌用豆制品;若肾功能严重衰竭,甚至需摄入无蛋白饮食,并静脉补充氨基酸;肝性脑病患者应以植物蛋白为主。

(4) 低脂肪饮食:用于肝胆胰疾患、高脂血症、动脉硬化、冠心病及腹泻等患者。饮食清淡、少油,禁用肥肉、蛋黄、动物脑等;高脂血症及动脉硬化患者不必限制植物油。

(5) 低胆固醇饮食:用于高胆固醇血症、高脂血症、动脉硬化、高血压、冠心病等患者。禁用或少用含胆固醇高的食物,如动物内脏、动物脑、鱼子、蛋黄、肥肉、动物油等。

(6) 低盐饮食:用于心脏病、肾小球疾病、肝硬化腹水、重度高血压但水肿较轻的患者。每日食盐量<2 g,禁用腌制食品,如咸菜、皮蛋、火腿、咸肉、虾米等。

(7) 无盐低钠饮食:用于心脏病、肾小球疾病、肝硬化腹水、重度高血压且水肿较重的患者。除食物中自然含钠外,不放食盐烹调,饮食中含钠量<0.7 g/天。

(8) 高纤维素饮食:用于便秘、肥胖症、高脂血症、糖尿病等患者。饮食中应多含纤维素,如韭菜、芹菜、卷心菜、粗粮、豆类、竹笋等。

(9) 低渣饮食:用于伤寒、痢疾、腹泻、肠炎、食管胃底静脉曲张、咽喉部及消化道手术的患者。饮食中应少含食物纤维,不用强刺激调味品及坚硬、带碎骨的食物;肠道疾患少用油脂。

3. 试验饮食

试验饮食是指在特定的时间内,通过对饮食内容的调整来协助诊断疾病和确保实验室检查结果正确性的一种饮食。

(1) 肌酐试验饮食:用于协助检查、测定肾小球的滤过功能。试验期为3天,期间禁食肉类、禽类、鱼类,忌饮茶和咖啡,限制蛋白质的摄入;蔬菜、水果、植物油不限。

(2) 尿浓缩功能试验饮食:用于检查肾小管的浓缩功能。试验期1天,控制全天饮食中的水分,总量在500～600 mL,可进食含水分少的食物,如米饭、馒头、面包、炒鸡蛋、土豆、豆腐干等,烹调时尽量不加水或少加水,避免食用过甜、过咸或含水量高的食物。

(3) 甲状腺^{131}I试验饮食:用于协助测定甲状腺功能。试验期为两周,试验期间禁用含碘的食物,如海带、海蜇、紫菜、海参、虾、鱼、加碘食盐等,禁用碘做局部消毒。

(4) 胆囊B超检查饮食:用于需行B超检查有无胆囊、胆管、肝胆管疾病患者。检查前3天禁食牛奶、豆制品、糖类等易于发酵产气食物,检查前1天晚进食无脂肪、低蛋白、高碳水化合物的清淡饮食,检查当日禁食。

(5) 葡萄糖耐量试验:用于糖尿病的诊断。试验前食用碳水化合物≥300 g的饮食共3天。同时停用降血糖的药物,试验前一日晚餐后禁食(禁食10～12 h),直至开始试验。

（二）饮食照护

1. 患者进食前的照护

（1）饮食指导：医疗护理员应根据患者所需的饮食种类告知其可选用和不可选用的食物及进餐次数，取得患者的理解和配合，并适应饮食习惯的改变。

（2）进食环境准备：患者进食的环境应以清洁、整齐、空气清新、气氛轻松愉快为原则。进食应在非紧急的治疗和护理工作时进行；病房内如有危重或呻吟的患者，应以隔帘遮挡；饭前协助排尿、排便，整理床单元，收拾床旁桌椅及床上不需要的物品，去除不良气味，同时避免不良视觉印象，如饭前 30 min 开窗通风、移去便器，防止病房内残留不良气味影响食欲。

（3）患者准备：患者感觉舒适会有利于进食，因此进食前应减轻或去除各种不舒适因素，如帮助患者更换体位或者给予相应部位按摩。协助患者洗手及清洁口腔，对病情严重的患者给予口腔护理，以促进食欲。协助患者采取舒适的进餐姿势：如病情许可，可协助患者下床进食；下床不便者，可安排坐位或者半坐位，并于床上摆放小桌进餐；卧床患者可安排侧卧位或者仰卧位（头偏向一侧）并给予适当支托。征得患者同意后将治疗巾或者餐巾围于患者胸前，以保持衣服和被单的清洁。

2. 患者进食中的照护

医疗护理员应洗净双手，衣帽整洁，鼓励患者自行进食，并将食物、餐具放在患者易于取到的位置。对不能自行进食的患者，应根据患者进食习惯耐心喂食，每次喂食的量及速度可按患者的情况和要求而定，不能催促患者；进食的温度要适宜，防止烫伤；饭和菜、固体和液体食物应轮流喂食；进流质饮食者，可用吸管吸吮。对于需要增加饮水量者，应向患者解释大量饮水的目的和重要性，督促患者在白天饮入一天饮水量的 3/4，以免夜间饮水多，增加排尿次数而影响睡眠。对于限制饮水量者，若患者口干，可用湿棉球湿润口唇或滴水湿润口腔黏膜，口渴严重时可在病情允许的情况下采用含冰块、酸梅、柠檬水等方法刺激唾液分泌而止渴。

3. 特殊问题的照护

（1）恶心：若患者在进食过程中出现恶心，可鼓励其做深呼吸并暂时停止进食，必要时汇报医护人员。

（2）呕吐：患者发生呕吐时，将头偏向一侧，防止呕吐物进入气管内，尽快清除呕吐物并及时更换污染的被服，开窗通风，去除室内不良气味，帮助患者漱口或给予口腔护理，保存好剩余食物，观察呕吐物的性质、颜色、量和气味，并汇报医护人员。

（3）呛咳：告知患者进食应细嚼慢咽，尽量不要说话，以免发生呛咳。若患者发生呛咳，应帮助拍背；若异物进入喉部，应及时在腹部剑突下、肚脐上用手向上、向后推挤数次，将异物排出，防止发生窒息，并立即汇报医护人员。

4. 进食后的照护

及时撤去餐具，清理食物残渣，整理床单位，协助患者洗手、漱口或为其做口腔护理，以保持餐后的清洁和舒适。根据需要做好记录，如进食的种类、量、患者进食时和进食后的反应，并汇报给医护人员。

三、过敏标识和管理

过敏是指对某些物质(如细菌、花粉、食物或药物)、境遇(如精神、情绪激动或曝露阳光)或物理状况(如受冷)所产生的超常的或病理的反应,通常只发生在少数。过敏反应的临床表现可有发热、皮疹、血管神经性水肿、血清病综合征等,严重者可发生过敏性休克而危及生命。对有过敏史或药物皮试阳性的患者在床头屏幕或床尾卡上有过敏标识,腕带配有红色腕带扣。医疗护理员在照护患者的过程中,应注意避免让患者接触易引起过敏的物质或境遇。患者一旦发生疑似过敏反应,应及时汇报医护人员,遵医嘱协助处理。

参 考 文 献

[1] 李小寒,尚少梅.基础护理学[M].7版.北京:人民卫生出版社,2022.
[2] 李乐之,路潜.外科护理学[M].7版.北京:人民卫生出版社,2021.
[3] 陈孝平,汪建平,赵继宗.外科学[M].9版.北京:人民卫生出版社,2018.
[4] 叶山东.临床糖尿病学[M].2版.合肥:中国科学技术大学出版社,2023.
[5] 杨莘,霍春暖,张琳琪,等.医疗护理员[M].北京:人民卫生出版社,2022.
[6] 陶子荣,唐云红,范艳竹,等.神经外科专科护理[M].北京:化学工业出版社,2021.
[7] 郑跃杰,申阿东,徐保平,等.儿童脉搏血氧饱和度监测临床应用专家共识[J].中华实用儿科临床杂志,2022,37(23):1761-1771.
[8] 乔悦,段培蓓,李菊云,等.成人化疗患者恶心呕吐非药物管理的证据总结[J].护士进修杂志,2022,37(21):1921-1928.
[9] 魏莹莹,徐银铃,周金阳,等.护士主导手术伤口管理模式的建立与实践[J].中国护理管理,2021,21(8):1261-1266.
[10] 周海清,王明雪,江婵玉,等.以护士为主导的手术伤口管理团队的构建与运行[J].护理学杂志,2020,35(21):8-11.
[11] 中华医学会糖尿病学分会.中国血糖监测临床应用指南(2021年版)[J].中华糖尿病杂志,2021,13(10):936-948.
[12] 中国科学技术大学附属第一医院护理部.护理技术操作规程[M].合肥:中国科学技术大学出版社,2021.

第六章 康复保健

康复保健是指通过一系列方法和措施，恢复或改善身体功能和心理状态的过程。它是健康管理的重要组成部分，旨在提高患者的生活质量，降低疾病和残疾的风险，增强自理能力和生活幸福感。康复保健不仅涉及身体方面的恢复，还包括心理、社会和职业等方面的全面康复。

【学习目标】

1．识记
(1) 准确复述康复保健的目的。
(2) 熟悉并掌握中药服用的基本知识，包括服药时间、给药方法和给药温度。

2．理解
(1) 理解康复保健的定义及其在健康管理中的作用。
(2) 了解不同康复方法的原理及其适用对象。

3．应用
(1) 根据不同患者的病情和身体状况，制定个体化的康复保健计划。
(2) 熟练掌握中药饮片的煎煮方法，包括容器选择、用水要求、煎前浸泡、煎煮火候及时间等。

第一节 协助患者肢体活动锻炼

活动是人的基本需要之一，对维持健康非常重要。适当的活动可以保持肌张力和运动系统的协调能力，促进血液循环和机体消化功能，同时有助于缓解心理压力和改善睡眠，进而延缓老化过程和慢性疾病。肢体活动锻炼作为康复保健的重要一环，对于维持患者身体健康、预防并发症具有重要意义，对于偏瘫和长期卧床的患者，适当的肢体活动可明显降低肌肉萎缩、关节僵硬、畸形等并发症的发生，促进功能恢复。本节详细介绍协助患者肢体活动锻炼的目的、操作规程及注意事项，医疗护理员应从满足患者身心发展需要和疾病康复的角度来协助患者选择并进行适当的肢体活动锻炼。

一、目的

(1) 维持和改善关节活动度，预防关节僵硬和肌肉萎缩。

(2) 促进血液循环,有利于营养的供给和代谢产物的排出。

(3) 增强肌肉力量,提高患者的自理能力和生活质量。

二、操作规程

表 6.1.1 协助患者肢体被动活动操作规程

项　目	操　作　规　程
操作前准备	1. 医疗护理员准备:着装整洁,剪指甲,洗手 2. 患者准备:评估疾病情况、肢体活动能力、心肺功能、关节现存功能,更换宽松舒适衣物,摆放体位 3. 环境准备:病房安静,温湿度适宜
操作方法与程序	1. 患者自然放松,面向医疗护理员并尽量靠近他(她) 2. 根据各关节的活动形式和范围,依次对患者颈部、肩、肘、手指、髋、踝、趾关节作屈曲、伸展、过伸、外展、内收、内旋、外旋等关节活动练习 3. 关节活动时医疗护理员手白作环状或支架支撑患者关节远端的身体 4. 每个关节每次做 5～10 次完整的关节活动范围练习,当患者出现疼痛、疲劳、痉挛或抵抗反应时,应停止操作 5. 活动结束后,询问患者感受,测量生命体征 6. 协助患者取舒适卧位,整理床单位 7. 洗手,记录(运动时间、项目内容、活动次数、关节活动度和患者反应)
效果评价	1. 注意保护患者隐私 2. 保证患者安全舒适

三、注意事项

(1) 运动前要全面评估患者的情况,根据康复目标和具体情况制定运动计划。

(2) 运动前做好环境准备,帮助患者更换宽松舒适的衣服,以便于活动,注意保护患者的隐私。

(3) 运动过程中要注意观察患者对活动的反应及耐受性,注意观察有无关节僵硬、疼痛、痉挛及其他不良反应,出现异常情况及时报告医师给予处理。

(4) 对于急性关节炎、骨折、肌腱断裂、关节脱位的患者,进行关节活动度练习时,应在临床医师和康复医师的指导下完成,避免出现再次损伤。

(5) 对有心脏病的患者,在关节活动度练习时应特别注意观察患者有无胸痛、心律、心率、血压等方面的变化,避免因剧烈活动诱发心脏病的发作。

(6) 结合患者病情,向患者及家属介绍关节活动的重要性,鼓励患者积极配合锻炼,并最终达到由被动转变为主动的运动方式。

(7) 运动后,应及时、准确地记录,为制定下一步活动计划提供依据。

第二节　辅助用具的使用

辅助用具在康复保健中发挥着重要的作用,能够帮助患者提高生活质量,减轻护理负担。辅助用具种类繁多,包括手杖、腋杖、前臂杖、助行器、轮椅等。本节将重点介绍手杖、助行架、轮椅等辅助用具的使用方法、操作规程及注意事项。

一、协助患者使用助行器

助行器是一种辅助行走的器具,通常用于身体力量不足、行走困难或需要恢复行走能力的患者。助行器种类繁多,包括标准型助行器、轮式助行器、前臂支撑型助行器等。通过正确使用助行器,患者可以在保持身体平衡的同时,有效减轻下肢负担,提高行走能力。

(一) 目的

(1) 协助患者行走,增加患者活动量,保持患者身心健康。

(2) 在医疗护理员的指导及监督下,患者能够使用助行器行走,且步态方法正确。

(二) 操作规程

表 6.2.1　协助患者使用助行器操作规程

项　目	操　作　规　程
操作前准备	1. 医疗护理员准备:着装整洁,剪指甲,洗手 2. 患者准备:患者神志清楚,愿意使用助行器,病情平稳,穿平底防滑鞋,裤腿不拖地 3. 物品准备:合适的助行器(手杖、腋杖、肘杖、标准型助行架、轮式助行架、助行台、助行椅等) 4. 环境准备:环境整洁、宽敞、明亮、无障碍物
操作方法与程序	1. 测量和调节助行器高度:患者自然站立,股骨大转子距地面的高度即为助行器扶手的高度,将助行器扶手调整至所测高度,锁死卡扣 2. 将助行器置于正确位置:将助行器置于患者身体的正前方约一步远的距离(此距离为助行器后支架连线到前足尖的距离) 3. 平稳站起:协助患者坐于床边或椅子上,双足着地,目视前方,重心稍微前倾,双上肢力量支撑身体缓慢站起 4. 重心稳落于助行器上:双手握住助行器的扶手,医疗护理员支撑患者的腰部,使其站稳,患者双手上肢肘关节弯曲约90°,慢慢将重心稳落至助行器上,使助行器保持平稳 5. 使用助行器走:协助患者提起助行器置于身前约一步远的距离,迈出患侧或肌力较差的肢体,足跟落于助行器后支架位置,健侧肢体再跟进,手杖和患足作为一点,健侧足作为一点,交替支撑体重前行。起步时足尖先抬高,着地时先足跟后足尖,稳步前进 6. 洗手
效果评价	1. 患者是否掌握了正确使用助行器的要点 2. 保证患者安全

（三）注意事项

（1）定期检查并更换磨损的支架底部衬垫，若出现老化、松脱、裂纹或腐蚀等情况，需及时更换。

（2）使用过程中，注意观察患者是否出现体力不支、虚脱情况。

（3）嘱患者坐下或起身时不要倚靠在助行器上，否则容易发生助行器倾倒，造成跌伤。

二、协助患者使用轮椅

轮椅是帮助行动不便患者转移、检查、活动的重要移动工具。许多患者虽然丧失了行走功能，但借助轮椅，就可以自由活动，还可以通过轮椅锻炼身体，提高其对生活的信心，增加生活乐趣。

（一）目的

（1）指导患者正确掌握轮椅的使用方法，保证安全。

（2）帮助患者下床活动，促进血液循环和体力的恢复。

（3）护送不能行走但能坐起的患者进行检查、治疗或室外活动。

（二）操作规程

表 6.2.2　协助患者轮椅转运操作规程

项目	操作规程
操作前准备	1. 医疗护理员准备：着装整洁，剪指甲，洗手 2. 患者准备：患者神志清楚，病情平稳，了解轮椅运送的目的、方法及注意事项，能主动配合 3. 物品准备：轮椅（各部件性能良好），毛毯（根据季节酌情准备） 4. 环境准备：环境整洁、宽敞、明亮、无障碍物
操作方法与程序	1. 放置轮椅：将轮椅推至患者床旁，使椅背与床尾平齐，椅面朝向床头。扳制动闸，使轮椅制动，翻起脚踏板 2. 患者上轮椅前的准备：撤掉盖被，扶患者坐起；协助患者穿衣、裤、袜子，嘱患者以手掌撑在床面上，双足垂床缘，维持坐姿；协助患者穿好鞋子 3. 协助患者上轮椅：嘱患者将双手置于医疗护理员肩上，医疗护理员双手环抱患者腰部，协助患者下床；协助患者转身，嘱患者用手扶住轮椅把手，坐于轮椅中间；翻下脚踏板，协助患者将双足置于脚踏板上，根据季节必要时使用毛毯进行保暖。观察患者，确定无不适后，放松制动闸，推患者至目的地 4. 协助患者由轮椅转移至床上：将轮椅推至床尾，使椅背与床尾平齐，患者面向床头；扳制动闸使轮椅制动，翻起脚踏板；医疗护理员一手向上扶住患者双手，一手插入患者肘部上方，协助患者由轮椅上站立起身，待患者站稳后，嘱患者腰背部挺直，移动到床边，坐至床边，协助患者取舒适体位休息 5. 推轮椅至原处放置
效果评价	1. 保证患者安全舒适 2. 医疗护理员掌握轮椅的使用方法及注意事项

（三）注意事项

(1) 上下轮椅之前先刹车，保证安全。
(2) 上下轮椅时要将脚踏板翻起，让脚着地，以免因失去平衡而摔倒或损坏脚踏板。
(3) 患者应坐在轮椅正中，抬头，髋膝关节尽量保持90°左右。
(4) 坐位难以维持的患者，医疗护理员需要系安全带固定患者。
(5) 斜坡使用轮椅时速度宜慢，不可突然转变方向，定期检查维修轮椅，保证患者安全。

第三节 中药服用的基本知识和中药饮片的煎煮方法

中药作为传统医学的重要组成部分，在康复保健中发挥着独特的作用。本节将详细介绍中药服用的基本知识和中药饮片的煎煮方法，以便医疗护理员帮助患者正确、安全地使用中药。

一、中药服用基本知识

（一）服药时间

服药时间应根据患者病情需要、胃肠状况及药物特性来确定。
(1) 空腹服：适宜于峻下药、攻积导滞药、驱虫药等。
(2) 饭前服：适宜于多数药，尤其是补虚和治疗胃肠疾病的药物。
(3) 饭后服：适用于消食健胃药或对胃肠有刺激的药物。无论饭前或饭后服用，服药与进食都应间隔0.5~1 h，以免影响药物与食物的消化吸收，妨碍药效的发挥。
(4) 睡前服：安神药宜睡前1 h服用，以便安眠。涩精止遗药宜在临睡时服用，以便治疗滑精梦遗。缓下药宜在睡前服，以便翌日清晨排便。
(5) 定时服：有些疾病定时而发，只有在发病前服药才能发挥良好的药效。如治疟药宜在发作前1~2 h服用，调经药可于经前7~10天开始服用。
(6) 不拘时服：急病、重病应不拘时服。

（二）给药方法

一般病症每日服中药1剂，每剂分2~3次服用，紧急情况下可1次顿服。急危重症患者可酌情每日服药2~3剂，或遵医嘱服用。还有特殊服法：如，发汗药和泻下药应适可而止以免伤正气；呕吐患者宜少量顿服或先服少量姜汁后再服；口腔或咽喉病者宜缓慢频服或随时含服；神昏者可给鼻饲；丸、片、散、膏等中成药按说明定时服用，一般每日2~3次。如服药后出现异常情况，如腹痛、气短、面色苍白、大汗出、脉沉细等，应立即停药，及时处理。

（三）给药温度

一般药物宜温服以免过冷、过热对胃肠道产生刺激。寒证用热药、发汗解表药及透疹药宜热服；热证用寒药宜凉服；凉血止血药宜冷服。

二、中药饮片的煎煮法

(一) 容器

煎药器具以砂锅、砂罐为最佳,也可用搪瓷器皿或不锈钢锅,忌用铁、铜、铝等金属器具。因金属器具在加热时容易与药液中的中药成分发生化学反应,可能使疗效降低,甚至产生毒副作用。

(二) 用水

煎药用水必须洁净、澄清、无异味,如自来水、纯净水或蒸馏水,用水量应根据药量、药物质地和煎煮时间而定。一般第一煎用水是将药物适当加压后,以水漫过中药 2~3 cm 为宜,第二、第三煎则可略少;以每次煎得药汁量为 100~200 mL 为宜。水应一次加足,不要中途加水。

(三) 煎前浸泡

多数药物煎前宜用冷水浸泡,一般药物浸泡 20~30 min,以种子或果实为主的药物可浸泡 1 h。夏天气温高,可适当缩短浸泡时间。

(四) 煎煮火候及时间

通常遵循"先武后文"的原则,先用武火煎至药物沸腾后改用文火。一般第一煎为沸后文火煎 20~30 min,第二煎时间适当减少。另外,还应根据药物的性味、功用、质地等调整煎煮时间。如,解表药宜在沸后煎 10~15 min 即可,滋补药则应在沸后煎 40~60 min。

(五) 煎煮次数

一般一剂可煎 2 次,特别药可煎 3 次。每剂药煎好后,应用纱布过滤取汁,合并混匀后分服。

三、特殊药物煎煮法操作

特殊药物的煎煮法分先煎、后下、包煎、另煎、烊化等。

(一) 先煎

将某些药物先入煎 30 min 左右,再纳入其他药物同煎。矿物质和贝壳类药需先煎,以利于有效成分煎出;附子等毒性较强的药物,需先(久)煎以降低其毒性。

(二) 后下

在其他药物即将煎好时再将某些药物投入煎煮几分钟即可,如薄荷、大黄、番泻叶等。对所有后下药,宜应先浸泡再煎。

（三）包煎

将中药用纱布袋包好后,放入锅中与其他药同煎。如,易粘锅、糊化的蒲黄、车前子等;对咽喉有刺激的辛夷、旋覆花等;入药时宜包煎。

（四）另煎或另炖

人参、西洋参、花旗参等贵重药物单独煎煮或隔水炖,再与其他药汁冲兑服。

（五）烊化（溶化）

将阿胶、鹿角胶、蜂蜜、饴糖等胶类药、黏性大且易溶解的药物,可单用水或黄酒将药物加热融化后,用煎好的药液冲服或加入其他煎好的药液中服用。

（六）冲服

用煎好的其他药液或开水冲调后服用,如,三七粉、麝香、牛黄、琥珀、芒硝等。

参 考 文 献

[1] 杨莘,霍春暖,张琳琪,等.医疗护理员[M].北京:人民卫生出版社,2022.
[2] 孙秋华.中医护理学[M].5版.北京:人民卫生出版社,2022.
[3] 高云,黄守勤.医疗护理员照护教程[M].北京:化学工业出版社,2021.
[4] 曹梅娟,王克芳.新编护理学基础[M].4版.北京:人民卫生出版社,2022.

第七章　辅助医疗护理配合方法

现代医学越来越重视医学检查及检验前质量控制。医疗护理员可根据患者病情需要，帮助患者正确采集标本，有效配合检查，以保证临床医学质量。

【学习目标】

1．识记
（1）简述留取痰、尿、便标本的方法。
（2）说出直肠给药的方法及注意事项。

2．理解
理解规范留取标本的重要性。

3．应用
（1）正确留取痰、尿及大便标本。
（2）协助患者完成心电图、超声、CT及磁共振检查，保证患者安全。
（3）掌握滴眼药、直肠给药及雾化吸入的方法。

第一节　配合标本留取方法

血、尿、大便及痰标本是临床上常用的检验，可反映出患者的身体状态，为临床检查、诊断和治疗提供重要的依据。标本留取的正确与否将直接影响化验结果。

一、痰标本留取方法

痰液是气管、支气管和肺泡所产生的分泌物，正常情况下分泌很少。痰液的主要成分是黏液和炎性渗出物。当呼吸道黏膜受到刺激时，分泌物增多，如伴随呼吸系统疾病或其他系统疾病伴有呼吸道症状时，痰量会增多，其透明度及性状也会有所改变。正确的痰液标本采集可为临床检查、诊断和治疗提供依据。

（一）目的

常规痰标本检查痰液中的细菌、虫卵或癌细胞等。

（二）操作规程

表 7.1.1　痰标本留取操作规程

项　目	操　作　规　程
操作前准备	1. 医疗护理员准备：着装整洁，剪指甲，洗手，戴手套、口罩 2. 患者准备：漱口，了解痰液标本采集的目的、方法、注意事项和配合要点 3. 物品准备：贴有患者化验标签的痰盒 4. 环境准备：环境整洁明亮，调节适宜的室温
操作方法与程序	1. 核对信息：依据化验标签查对患者的床号、姓名、住院号及腕带，核对标本容器与标签是否一致 2. 收集痰液标本：能自行留痰者，晨起，嘱患者用清水漱口，去除口腔中杂质，指导患者深呼吸数次后，用力咳出气管深处的痰液，置于痰盒中；对无力咳痰者，叩击胸背部，使痰液松动后指导患者深呼吸数次后，用力咳出气管深处的痰液，置于痰盒中 3. 观察痰液的颜色、性质和量，及时送检标本，脱手套，洗手
效果评价	准确留取标本，符合检验要求

（三）注意事项

（1）收集痰液时间宜选择在清晨，因为此时痰量较多，痰内细菌也较多，可提高阳性率。

（2）勿将漱口水、口腔、鼻咽分泌物（如唾液、鼻涕）等混入痰液中。

二、非无菌要求尿标本留取方法

尿液检查是临床上最常用的检测项目之一。尿液的组成和性状不仅与泌尿系统疾病直接相关，还受机体各系统功能状态的影响，反映了机体的代谢状况。主要用于泌尿生殖系统疾病、肝胆疾病、代谢性疾病（如糖尿病）及其他系统疾病的诊断和鉴别诊断、治疗监测及健康普查。

（一）目的

（1）尿常规标本：用于尿液常规检查，检查有无细胞和管型，特别是各种有形成分的检查和尿蛋白、尿糖、尿酮体等项目的测定。

（2）12 h 或 24 h 尿标本：12 h 尿标本常用于细胞、管型、病原体等有形成分计数，如艾迪计数。24 h 尿标本适用于体内代谢产物尿液成分定量检查分析，如蛋白、糖、肌酐等。

(二)操作规程

表 7.1.2　尿标本留取操作规程

项　目	操　作　规　程
操作前准备	1. 医疗护理员准备：着装整洁，剪指甲，洗手，戴口罩，戴手套 2. 患者准备：了解尿标本收集的目的和配合方法。为提高尿标本准确性，尽量选择晨起第一次尿（膀胱内储存 6~8 h），同时避免采集标本前大量饮水，标本留取前需用清水清洁外阴及尿道口 3. 物品准备： 　（1）尿常规标本：贴有患者化验标签的尿试管和接尿容器，必要时备便盆或尿壶； 　（2）12 h 或 24 h 尿标本：集尿瓶（3000~5000 mL）、防腐剂 4. 环境准备：环境整洁明亮，调节适宜的室温，无对流风的环境，关闭门窗
操作方法与程序	1. 核对信息：依据化验标签查对患者的床号、姓名、住院号及腕带，核对标本容器与标签是否一致 2. 留取尿常规标本： 　（1）可自行如厕者：嘱患者晨起将第一次尿解在便器中，取 10 mL 左右尿液装入尿试管中即可 　（2）需卧床或行动不便者：晨起协助其在床上排尿，收集首次晨尿 10 mL 装入尿试管中 3. 收集 12 h 或 24 h 尿标本 　（1）收集时间：12 h 尿标本：协助患者 19 点排空膀胱后开始留取尿液至次晨 7 点留取最后一次尿液；24 h 尿标本：协助患者于 7 点排空膀胱后开始留取尿液，到次晨 7 点留取最后一次尿液 　（2）收集方法：协助患者将尿液先排在便器或尿壶内，然后再倒入集尿瓶内，留取最后一次尿液后，将 12 h 或 24 h 的全部尿液盛于集尿瓶内（置于阴凉处）测总量，根据检验要求在尿液中加防腐剂（防腐剂必须由责任护士负责添加） 4. 洗手，12 h 或 24 h 尿标本需在化验标签上记录尿总量，标本及时送检，按常规消毒处理用物
效果评价	准确留取标本，符合检验要求

(三)注意事项

（1）尿液标本必须新鲜，并按要求留取。

（2）尿液标本应避免经血、白带、精液、粪便、烟灰、便纸等异物混入。

（3）留取标本后应及时送检，以免细菌繁殖或被污染。送检标本时要置于有盖容器内，以免尿液蒸发，影响检测结果。

（4）尿常规检查，在标本采集后尽快送检，最好不超过 2 h。如不能及时送检和分析，必须采取保存措施。

三、非无菌要求的粪便标本留取方法

粪便检查是临床上最常用的检测项目之一。正常粪便由食物残渣、消化道分泌物、细菌和水分等组成,粪便标本的检验结果可有效评估患者的消化系统功能,为协助诊断、治疗疾病提供可靠依据。

(一)目的

(1) 粪便常规标本:用于检查粪便的性状、颜色、细胞等。

(2) 隐血标本:用于检查粪便内肉眼不能查见的微量血液。

(二)操作规程

表7.1.3 留取大便标本操作规程

项　目	操　作　规　程
操作前准备	1. 医疗护理员准备:着装整洁,剪指甲,洗手,戴口罩,戴手套 2. 患者准备:知晓留取粪便标本的目的、方法和配合要点 3. 物品准备:粘贴患者对应标签的检验盒(内附检便匙)、手套、消毒液、清洁便盆 4. 环境准备:环境整洁明亮,调节适宜的室温,关闭门窗
操作方法与程序	1. 核对信息:根据化验标签查对患者的床号、姓名、住院号及腕带,核对标本容器与标签是否一致 2. 协助患者排空膀胱,避免排便时尿液排出,二便混合影响检验结果 3. 收集粪便标本:嘱患者排便于清洁便盆内,用检便匙取脓、血、黏液部分或粪便表面、深处及粪端多处取材,约5g新鲜粪便,置于检便盒内 4. 洗手,协助患者整理衣物,取舒适卧位,并整理床单位,开窗通风 5. 用物处理:倒掉排泄物,冲洗便盆,标本及时送检,洗手
效果评价	准确留取标本,符合检验要求

(三)注意事项

(1) 盛粪便标本的容器必须有盖,应有明显标记。

(2) 不应留取混有尿液的粪便标本,不应从卫生纸、衣裤、纸尿裤等物品上留取标本,不能用棉签有棉絮端挑取标本。

第二节　常用检查配合方法

一、心电图检查配合要求

心电图检查是临床常用的一项检查,通过在人体表面放置一些电极,来监测心脏电活动的变化,检查心脏电活动是否有异常,主要用于诊断多种心脏疾病,比如说心律失常、心肌缺血、心肌梗死等。此外,心电图检查还可以用于监测患者的心脏功能和治疗效果。

(一)目的

协助患者完成心电图检查,利于相关疾病的诊断,保证患者安全。

（二）操作规程

表 7.2.1　心电图检查配合操作规程

项　目	操　作　规　程
操作前准备	1. 医疗护理员准备：着装整洁，剪指甲，洗手，戴口罩，必要时戴一次性手套 2. 患者准备：了解心电图检查的目的和配合方法，着宽松分体的衣物，避免情绪激动，剧烈运动 3. 物品准备：检查单、行动不便者需备轮椅或平车、纸巾 4. 环境准备：环境整洁明亮，调节适宜的室温，光线充足，环境安静
操作方法与程序	1. 由医师/责任护士评估患者的病情、年龄、意识、心理状态、自理能力及配合程度。离开病房前告知责任护士 2. 安全转运：根据患者病情选择合适的转运方式。病情较轻、活动方便的患者，可由医疗护理员陪同步行前往心电图室；病情危重、活动不便的患者，医疗护理员需选择轮椅或者平车协助患者前往心电图室；若患者行进过程中略显劳累，可原地安静休息 10 min 后再行心电图检查 3. 检查中的配合：关闭门窗，隔帘遮蔽，注意保护患者隐私及保暖；协助患者取仰卧位，充分暴露前胸、手腕及脚踝处皮肤，协助医护人员固定患者肢体；告知患者测量过程中保持肢体制动，保持心情平静，避免紧张 4. 检查后整理：检查完毕，取纸巾清洁患者前胸、手腕及脚踝部位皮肤；协助患者整理衣裤；拉开隔帘，开窗通风 5. 安全返回，报告医护人员患者已安全返回病房
效果评价	患者检查完成，安全返回病房

（三）注意事项

（1）检查前切勿剧烈运动，平静休息 5~10 min。
（2）检查时需平卧，全身肌肉放松，呼吸平静，保持安静，切勿讲话或移动体位。
（3）转运过程中需密切观察患者的病情变化。
（4）操作过程中需注意保护隐私，及时做好保暖措施。
（5）使用轮椅或平车的患者，注意转运过程中患者安全，避免跌倒和坠床。

二、超声检查的配合要求

医疗护理员协助患者做好超声检查前准备，教会患者检查中配合，是患者完成检查的关键。

（一）目的

协助患者完成超声检查，利于相关疾病的诊断，保证患者安全。

（二）操作规程

表 7.2.2 超声检查配合操作规程

项　目	操　作　规　程
操作前准备	1. 医疗护理员准备：着装整洁，剪指甲，洗手，戴口罩，必要时戴一次性手套 2. 患者准备：了解超声检查的目的和配合方法，根据超声检查项目的要求，做好空腹、憋尿、排空大小便等检查前准备。着宽松分体的衣物，避免情绪激动，剧烈运动 3. 物品准备：检查单、行动不便者需备轮椅或平车、纸巾 4. 环境准备：环境整洁明亮，调节适宜的室温，光线充足，环境安静
操作方法与程序	1. 由医师/责任护士评估患者的病情、年龄、意识、心理状态、自理能力及配合程度。离开病房前告知责任护士 2. 安全转运：根据患者病情选择合适的转运方式，病情较轻、活动方便的患者，可由医疗护理员陪同步行前往超声检查室；病情危重、活动不便的患者，医疗护理员需选择轮椅或者平车协助患者前往超声检查室 3. 检查中配合：关闭门窗，隔帘遮蔽，注意保护患者隐私及保暖；协助患者取仰卧位，充分暴露相应的检查部位；协助医护人员固定患者肢体；协助患者配合检查者完成深呼吸、屏气、体位更换等动作 4. 检查后整理：检查完毕，取纸巾清洁患者检查部位耦合剂；协助患者整理衣裤；拉开隔帘，开窗通风 5. 安全返回，记录并报告医护人员已安全返回病房
效果评价	患者检查完成，安全返回病房

（三）注意事项

（1）上腹部超声检查需空腹，自检查前一日晚饭后开始禁食，至次日上午空腹检查。

（2）空腹患者需询问患者是否有低血糖反应，糖尿病患者需备糖块避免出现低血糖反应。

（3）下腹部超声检查需憋尿，嘱患者勿排空膀胱，若为憋尿困难者，医疗护理员应携带适量水。协助患者提前抵达超声检查室做准备，同时做好检查顺序的协调工作。

（4）操作过程中需注意保护患者隐私及做好保暖措施。

三、CT 检查的配合要求

医疗护理员按照要求协助患者做好 CT 检查前准备，增强扫描检查患者做好碘剂检查相应准备与处理是按时完成检查的关键。

（一）目的

协助患者完成 CT 检查，利于相关疾病的诊断，保证患者安全。

（二）操作规程

表 7.2.3　CT 检查配合操作规程

项　目	操　作　规　程
操作前准备	1. 医疗护理员准备：着装整洁，剪指甲，洗手，戴口罩，必要时戴一次性手套 2. 患者准备：了解 CT 检查的目的和配合方法。根据 CT 检查项目的要求，去除检查部位的金属物品，如发夹、首饰、金属纽扣及内衣等。腹部增强 CT 检查者，需空腹 4～6 h，做呼吸训练。检查前避免情绪激动、剧烈运动。对于躁动不安的患者可遵医嘱使用镇静剂 3. 物品准备：检查单，行动不便需备轮椅或平车、纸巾 4. 环境准备：环境整洁明亮，调节适宜的室温，光线充足，环境安静
操作方法与程序	1. 由医师/责任护士评估患者的病情、年龄、意识、心理状态、自理能力及配合程度。离开病房前告知责任护士 2. 安全转运：根据患者病情选择合适的转运方式，病情较轻、活动方便的患者，可由医疗护理员陪同步行前往 CT 室；病情危重、活动不便的患者，医疗护理员需选择轮椅或者平车协助患者前往 CT 室 3. 检查中的配合：关闭门窗，隔帘遮蔽，注意保护患者隐私及保暖；协助患者取仰卧于检查床上；对躁动不安的患者，医疗护理员需协助医护人员固定体位，指导患者完成检查动作 4. 检查后整理：检查完毕，协助患者整理衣裤；协助患者下检查床，避免患者跌倒，保证患者安全 5. 安全返回，报告医护人员患者已安全返回病房
效果评价	患者检查完成，安全返回病房

（三）注意事项

（1）检查前去除检查部位的金属物品，以免干扰检查结果。
（2）增强 CT 检查者，检查后需留院观察 30 min，避免发生过敏反应。
（3）操作过程中需注意保护患者隐私及做好保暖措施。
（4）空腹患者注意查看有无低血糖反应。
（5）高血压患者可晨起口服降压药，喝一小口水送服。

四、磁共振成像检查的配合要求

医疗护理员协助患者做好磁共振成像检查前准备，教会患者检查中配合，是患者完成检查的关键。

（一）目的

协助患者完成磁共振成像检查，利于相关疾病的诊断，保证患者安全。

（二）操作规程

表 7.2.4　磁共振成像检查操作规程

项　目	操　作　规　程
操作前准备	1. 医疗护理员准备：着装整洁，剪指甲，洗手，戴口罩，必要时戴一次性手套 2. 患者准备：了解磁共振检查的目的和配合方法。根据磁共振检查项目的要求，去除金属物品，如硬币、发夹、首饰、金属纽扣及含钢丝内衣等。增强磁共振检查前需在检查前空腹 4~6 h，做呼吸训练。检查前避免情绪激动、剧烈运动。对于躁动不安的患者可遵医嘱使用镇静剂 3. 物品准备：检查单、行动不便者需备轮椅或平车、纸巾 4. 环境准备：环境整洁明亮，调节适宜的室温，光线充足，环境安静
操作方法与程序	1. 由医师/责任护士评估患者的病情、年龄、意识、心理状态、自理能力及配合程度。离开病房前告知责任护士 2. 安全转运：根据患者病情选择合适的转运方式，病情较轻、活动方便的患者，可由医疗护理员陪同步行前往磁共振检查室；病情危重、活动不便的患者，医疗护理员需选择轮椅或者平车协助患者前往磁共振检查室 3. 检查中的配合：关闭门窗，隔帘遮蔽，注意保护患者隐私及保暖；协助患者取仰卧于检查床上；对于躁动不安的患者，医疗护理员需协助医护人员固定体位，指导患者完成检查动作 4. 检查后整理：检查完毕，协助患者整理衣裤，协助患者下检查床，避免患者跌倒，保证患者安全 5. 安全返回，报告医护人员患者已安全返回病房
效果评价	患者检查完成，安全返回病房

（三）注意事项

（1）医疗护理员需做好患者的心理安慰，避免其过分紧张。

（2）转运及上下检查床过程中保证患者安全。

第三节　给药照护

一、滴眼药给药照护

规范医疗护理员为患者进行滴药给药时应遵循的操作程序，以保证给药正确。

（一）目的

医疗护理员能在护士指导下为患者进行眼部、耳部、鼻腔等药物的滴注操作。

（二）操作规程

表 7.3.1　滴眼药给药操作规程

项　目	操　作　规　程
操作前准备	1. 医疗护理员准备：着装整洁，剪指甲，洗手，戴口罩 2. 患者准备：了解用药目的，掌握用药过程中放松和配合的方法 3. 物品准备：眼药水、无菌棉签、0.9%氯化钠注射液 4. 环境准备：环境整洁明亮，调节适宜的室温，光线充足，环境安静
操作方法与程序	1. 患者取坐位头后仰或平卧位 2. 取无菌棉签蘸小药杯内的 0.9%氯化钠注射液擦拭眼睑及周围皮肤，从睑缘到眼睑，由内眦向外眦的方向依次旋转棉签轻柔擦拭 3. 一手将棉签置于患者下眼睑缘皮肤轻微向下施压暴露下睑结膜囊，对于眼部肿胀睁眼困难的患者，医疗护理员应协助分开上下眼睑 4. 另一手持眼药水瓶距眼 2～3 cm 处，将药液滴入下睑结膜囊内 1～2 滴 5. 移除棉签，嘱患者轻轻闭合眼睑，用棉签擦拭溢出的药液，轻压泪囊区 3 min 6. 协助取舒适体位，告知用药后闭眼 3～5 min，不适及时告知 7. 整理用物，洗手
效果评价	准确滴入药液，用药效果良好

（三）注意事项

（1）滴眼药之前先洗手，以免经手接触引发感染。

（2）眼药瓶口不可以接触到眼睛或睫毛，以防止药瓶受污染，点完眼药后立即盖上瓶盖。

（3）眼药水或眼药膏的量不能过多，要严格按照医嘱或说明书给予合适的药量。

（4）滴入多种药物时，每种药物需间隔 5 min。

二、直肠栓剂给药照护

栓剂是药物与适宜基质制成的供腔道给药的固体制剂，其熔点为 37 ℃ 左右，插入体腔后缓慢溶化而产生药效。

（一）目的

（1）经直肠插入甘油栓剂，软化粪便，方便排除粪便。

（2）栓剂中药物成分被直肠吸收，从而达到全身治疗的作用，如解热镇痛栓。

（二）操作规程

表 7.3.2　直肠栓剂给药操作规程

项　目	操　作　规　程
操作前准备	1. 医疗护理员准备：着装整洁，剪指甲，洗手，戴口罩，必要时戴一次性手套 2. 患者准备：了解用药目的，掌握放松和配合的方法 3. 物品准备：直肠栓剂、指套或手套、卫生纸 4. 环境准备：温度适宜，使用隔帘遮挡
操作方法与程序	1. 摆体位：协助患者取侧卧位，膝部弯曲，暴露肛门 2. 戴套：戴上指套或手套 3. 嘱患者放松：让患者张口深呼吸，尽量放松 4. 插入栓剂：将栓剂插入肛门，并用食指将栓剂沿直肠壁朝脐部方向送入 6～7 cm 5. 嘱患者保持侧卧位：置入栓剂后保持侧卧位 15 min，若栓剂滑出肛门外，应予重新插入 6. 操作结束，协助患者穿裤子，取舒适体位，整理床单位，清理用物，洗手
效果评价	准确置入药物，用药效果良好

（三）注意事项

（1）注意保护患者隐私部位。

（2）指导患者放松以及配合的方法，采取提高用药效果的措施。

（3）防止栓剂滑脱或融化后渗出肛门外。

三、雾化吸入操作给药照护

雾化吸入法是应用雾化装置将药液分散成细小的雾滴，经鼻或口吸入呼吸道，达到预防和治疗疾病的目的。雾化吸入用药具有起效较快、药物用量较少、不良反应较轻的优点，临床广泛应用。

（一）目的

湿化气道，控制感染，改善通气，止咳化痰。

（二）操作规程

表 7.3.3　雾化吸入操作规程

项　目	操　作　规　程
操作前准备	1. 医疗护理员准备：着装整洁，剪指甲，洗手，戴口罩 2. 患者准备：了解用药目的，掌握用药过程中配合的方法 3. 物品准备：压缩雾化装置一台、简易喷雾器（雾化吸入器）、雾化药液、注射器、毛巾、漱口水 4. 环境准备：温湿度适宜，清洁，安静，有电源插座

续表

项　目	操　作　规　程
操作方法 与程序	1. 检查雾化机电源线、空气导管是否连接完好，接通电源 2. 协助患者坐位或半卧位，颌下放置毛巾 3. 核对药液并准确配置药液，加药于雾化器内 　（1）逆时针方向旋出喷雾器的上半部 　（2）把药液注入雾化器下半部中，注入量须在 2～8 mL 之间（以雾化器外侧所刻"MAX"标志为限） 　（3）将雾化器上半部重新插回 　（4）将口含嘴或面罩安装到雾化器上 　（5）连接空气导管，一端插入雾化器底部的接口，另一端接压缩雾化装置的出气口 4. 打开电源开关，开始进行吸入治疗，雾化时间一般不超过 20 min 5. 嘱患者紧含住口含器，缓慢地用口吸气，用鼻呼气。如果使用面罩，要将面罩罩住口鼻，再缓慢地吸气、呼气 6. 吸入过程中观察患者的病情、面色、呼吸、咳嗽情况及治疗效果，必要时协助翻身、拍背，协助排痰，直至药液全部雾化完毕 7. 治疗完毕后，取下口含嘴或面罩，关闭雾化机开关 8. 协助患者温水漱口，清洁面部，指导患者有效排痰 9. 整理用物：雾化器用温水冲洗后悬挂晾干备用。拔掉雾化机电源，正确收纳，置于安全处。洗手
效果评价	1. 患者积极配合治疗，雾化吸入有效 2. 达到祛痰、平喘的作用

（三）注意事项

（1）压缩机放置在平稳处，勿放于地毯或毛织物上。

（2）治疗过程中密切观察患者的病情变化，出现不适可适当休息或平静呼吸。如有痰液嘱患者咳出，不可咽下。

（3）雾化器要定期清洗，发现喷嘴堵塞，应反复清洗或更换。

（4）雾化时间不能过长，一般不超过 20 min。

参　考　文　献

[1] 金霞,赵向阳,田新颖.老年照护师培训与考核[M].广东:广东科技出版社,2022.
[2] 曹梅娟,王克芳.新编护理学基础[M].4 版.北京:人民卫生出版社,2022.
[3] 孙玉梅,张立力,张彩虹.健康评估[M].5 版.北京:人民卫生出版社,2021.
[4] 杨莘,霍春暖,张琳琪,等.医疗护理员[M].北京:人民卫生出版社,2022.

第八章 人文关怀

人文关怀就是"以人为本",重视人的因素,始终维护人的生存权利、道德尊严、价值观念、情感方式及思维等,是人与人心灵之间的沟通。其核心就是尊重患者的生命价值、人格尊严和个人隐私。医疗护理员在照护患者的过程中给予良好的人文关怀能够促进与患者及其家属保持密切的沟通和联系,使护患者处于和谐祥静、互相信任的融洽氛围中,促进其身心愉悦,进而促进康复。

【学习目标】

1. 识记
(1) 叙述不同疾病患者的心理特点。
(2) 叙述常见的沟通类型。
2. 理解
(1) 了解疾病期患者的心理过程。
(2) 理解与患者合理沟通的重要性。
3. 应用
(1) 正确运用沟通技巧与患者沟通。
(2) 针对不同心理状况的患者实施正确的安抚照护。

第一节 患者心理特点

在疾病的发生、发展的过程中,神经—内分泌—免疫系统会造成神经系统的变化,继而影响患者的心理和行为。患者因为疾病认知而产生的心理活动,主要取决于他们对自身疾病的态度。积极的疾病认知,有助于患者保持良好的身心状态;消极的疾病认知,可能使患者的病情进一步恶化。情绪紧张和焦虑会降低身体抵抗细菌和其他致病因素的能力,不利于患者的身心康复。

一、患者的心理特点

(一) 恐惧和焦虑

面对疾病,患者可能会感到恐惧和焦虑,担心病情的发展和治疗的效果。

(二) 抑郁和绝望

长期的疾病状态可能导致患者感到沮丧和绝望,影响其对生活的态度和动力。

(三) 自尊和自我认同问题

某些疾病可能会影响患者的外貌、身体功能或行为,导致患者对自身价值和自我认同产生负面影响。

(四) 怀疑和抗拒

对治疗方法和医师建议产生怀疑或抗拒是患者常见的心理特点,可能会影响治疗的进展和效果。

(五) 不安和不安全感

患者可能会因为疾病造成的不稳定感而产生不安全感,需要得到更多人的支持和理解。

(六) 希望和乐观

尽管面对疾病,患者也可能会保持希望和乐观的态度,积极面对治疗和康复过程。

二、不同类型患者的心理特点

(一) 儿童患者的心理特点

不同年龄阶段儿童具有显著不同的心理发展特点,具体可分为新生儿期(能在舒适或不舒适时分别显示出愉快或不愉快的情绪),婴幼儿期(对疾病的情绪和态度带有直觉性质,易产生恐惧感和分离性焦虑),学龄前期(恐惧,如害怕打针、吃药、被遗弃等,被动依赖),学龄期(孤独、恐惧、焦虑和悲伤等),青少年期(对疾病及治疗有很强的情绪反应,如否认、理智化、代偿、愤怒等成人样反应)。

(二) 孕产妇的心理特点

惊讶与矛盾、接纳与期待、依赖性增强、担心与焦虑、产后沮丧、产后抑郁症。

(三) 老年患者的心理特点

恐惧、焦虑、抑郁、孤独感、依赖、疑病、回避、认知障碍。

(四) 临终患者的心理特点

大多数临终患者的心理活动变化分为5个阶段,即否认期、愤怒期、妥协期、抑郁期和接受期。

（五）急危重症患者的心理特点

恐惧和焦虑、否认、孤独和抑郁、愤怒、依赖。

（六）传染性疾病患者的心理特点

自卑与孤独、恐惧与抑郁、悲观与失望。

（七）肿瘤患者的心理特点

焦虑和抑郁、恐惧、孤独和无助、被动依赖、创伤后应激障碍、癌因性疲乏。

（八）手术患者的心理特点

手术前主要有恐惧、焦虑、睡眠障碍等心理问题；手术中主要是对手术过程的恐惧和对生命安危的担忧；手术后患者多产生意识障碍、抑郁、焦虑和疼痛等情绪。

（九）器官移植患者的心理特点

器官移植前患者在充满期待与希望的同时，也会出现焦虑和恐惧；器官移植后的心理反应过程可分为三个阶段，分别是异体物质期（多见于手术后初期，易出现担忧自己生命安全和对丧失自己脏器的失落感）、部分心理同化期（该阶段异体印象逐渐消退，减少对其关注）和完全心理同化期（将新脏器视为自己身体的一部分，很少会提及其存在）。

第二节 沟通技巧

语言是沟通交流的工具，是建立良好护患关系的重要载体。医疗护理员不仅要善用语言和患者进行有效的沟通交流，使患者积极地配合治疗，而且还要讲究沟通交流的技巧，善于运用美好的语言，如安慰性语言、鼓励性语言、劝说性语言、积极的暗示性语言等。

一、沟通的类型

按照沟通方式的不同可以分为语言性沟通及非语言性沟通。

（一）语言性沟通

以语言、文字或者符号进行的沟通为语言性沟通。语言是把思想组织成为有意义的符号工具及手段。

1. 书面语言

以文字及符号为传递信息工具的交流载体，即，写出的字，如报告、信件、文件、书本、报纸等。书面沟通不受时空限制，传播范围广，具有标准性及权威性，且便于保存，以便查阅或核查。

2. 口头语言

以语言为传递信息的工具，即，说出的话，包括交谈、演讲、汇报、电话、讨论等形式。口头语言具备信息传递快速、反馈及时、灵活性大、适应面广以及可信度较高等优点。口头语言沟通是所有沟通形式中最直接的方式。

3．类语言

指伴随沟通所产生的声音，包括音质、音域及音调的控制、嘴型的控制，发音的清浊、节奏、共鸣、语速、语调、语气等的使用。类语言可以影响沟通过程中人的兴趣及注意力，同时不同的类语言可以表达不同的情感及态度。

（二）非语言性沟通

指不使用语言途径而传递信息的沟通形式。包括面部表情、目光的接触、手势、身体的姿势、气味、着装、沉默以及空间、时间和物体的使用等。

1．环境安排

环境包括物理环境及人文环境，物理环境包括建筑结构、空间的布置、光线、噪声的控制等。人文环境包括是否需要有他人在场，环境是否符合沟通者的社会文化背景，能否满足隐私的需求等。环境的安排及选择体现出信息发出者对沟通的重视程度。

2．空间距离及空间位置

与他人沟通时要有意识地控制、调节彼此之间的距离，根据对方的年龄、性别、人格特征、文化教养以及与对方所处的沟通层次，选择合适的人际距离。同时在沟通中也应注意，个体在人际沟通中所选择的空间位置，会以无声的语言表达其社会地位、心理感受、态度、人际关系、希望承担的角色及义务等。例如，在乘坐电梯时，个体会根据同乘电梯人的年龄、性别以及彼此的人际关系等，来选择站立的位置。

3．仪表

包括一个人的修饰及着装，可以向他人显示其社会地位、身体健康状况、婚姻状况、职业、文化、自我概念及宗教信仰等信息。当沟通的双方见面时，外表会首先被对方关注。仪表可以影响沟通双方对彼此的感知、第一印象及接受程度。

4．面部表情

通过面部肌肉的协调运动来表达情感状态或对信息的反应。面部表情是非语言沟通中最丰富的表达，人类的面部表情主要可以分为以下八类：① 感兴趣—兴奋；② 高兴—喜欢；③ 惊奇—惊讶；④ 伤心—痛苦；⑤ 害怕—恐惧；⑥ 害羞—羞辱；⑦ 轻蔑—厌恶；⑧ 生气—愤怒。

5．目光的接触

通常发出的是希望交流的信号，表示尊重对方以及希望听对方讲述。目光的接触是人际间最传神的非语言表现，主要用于表达感情、控制及建立沟通者之间的关系。缺乏目光的接触，则表示焦虑、厌倦、有戒心、缺乏自信或其他信息。

6．身体的姿势

包括手势及其他身体姿势，体现了一个人沟通时特定的态度及当时所包含的特定意义，可以反映出态度、情绪、自我概念和健康状况。此外，手势可以用来强调或澄清语言信息，有时，手势和其他非语言行为结合起来可以替代语言信息。

7. 触摸

是人际沟通时最亲密的动作,可以传递关心、牵挂、体贴、理解、安慰、支持等情感。但是,触摸也是一种非常个体化的行为,对不同的人具有不同的含义。触摸受性别、年龄、文化及社会因素的影响,它是一种容易被误解的非语言表达方式。因此,在运用触摸时,应注意对方的文化及社会背景,清楚自己触摸的意义,有选择地、谨慎地使用。

二、沟通的目的

(一)有助于和患者建立良好的关系

积极、有效地沟通有助于建立一个相互信任、理解、关怀的关系,为实施照护创造良好的社会心理氛围。

(二)有助于患者的健康

良好的沟通有助于全面收集与患者相关的信息,为患者的照护提供充分的依据;同时,也有助于患者提供相关的健康知识和信息,帮助患者预防并发症,提高其自我护理能力。

(三)有助于实现照护目标

医疗护理员与患者商讨其健康问题,鼓励患者参与,取得配合,与患者共同努力,实现照护目标。

(四)有助于提高照护质量

医疗护理员与患者真诚地沟通,有助于医疗护理员向患者提供相关咨询及心理支持,及时收集患者的反馈,促进患者的身心健康,提高照护质量。

三、沟通的常用技巧

(一)合适的词语

沟通过程中,医疗护理员应选择合适的、患者能理解的词语与其进行沟通,避免使用患者及其家属不易理解的医学术语和医院常用的省略语。

(二)合适的语速

沟通时,如果医疗护理员能以适当的速度表达信息的内容,将更容易获得沟通的成功。快速的谈话、尴尬的停顿或者缓慢并且过于审慎的交谈可能会传递非故意的信息。但是,当要强调某个内容时,就可以使用停顿,以便给患者一定的时间去消化和理解。

(三)合适的语调和声调

话者的语调和声调可以影响信息的涵义,从而影响沟通的效果。情绪也可以直接影响说话的语调和声调。因此,沟通时应注意语调和声调,避免发出一些本不想传递的信息。同时,要注意及时调整情绪,避免由于情绪不佳而影响说话的语调和声调,对患者造成不应有的心理伤害。

(四)语言的清晰和简洁

清晰及简洁的语言有助于信息接收者在短时间内准确地理解所传递的信息。可以在说话时适当放慢语速、发音清晰、举一些有助于理解的例子,以及重复信息的重要部分来保证语言的清晰。此外,语言的简洁可以通过使用简单、直接地表达观点的语句和词语来实现。

(五)适时地使用幽默

恰当地使用幽默,可以帮助患者释放情绪上的紧张感,从而减轻由于疾病产生的压力。例如,讲笑话、分享有趣的事件或情景、使用双关语等方式恰当地使用幽默。然而,在某些情景下则不适合使用幽默。例如,有人因亲人的离世或严重的健康问题而情绪沮丧,此时使用幽默的方式沟通可能传递一种信息:说话者没有认识到情况的严重性,体现出对他人的漠不关心甚至是不尊重。

第三节 安抚照护

安抚照护是指通过各种方式和方法来帮助患者平复情绪,减轻焦虑和恐惧,提供心理上的支持和抚慰,促进患者身心健康的一种照护方法。这种照护方法的核心是创造一种舒适、安心的环境,减轻患者可能面临的焦虑、恐惧和疼痛,并帮助他们建立信任关系,促进身心健康和康复。

一、安抚照护的特点

(一)个性化

安抚照护需要根据患者的个性特点、情绪状态和需求来进行,保证照护方式和方法的个性化和针对性。

(二)温暖关怀

安抚照护注重提供温暖、关怀和理解,让患者感受到被关心和尊重的重要性。

(三)多样性

安抚照护可以通过多种方式和方法来进行,如言语安抚、身体接触、音乐疗法等,保证照护的多样性和全面性。

(四)持续性

照护需要持续进行,不仅在患者情绪低落或焦虑时提供支持,还需要在日常照护中给予患者关怀和帮助。

（五）支持与理解

安抚照护要求医疗护理员具有良好的支持和理解能力，能够与患者建立良好的沟通和信任关系，帮助患者调整情绪和面对困难。

二、安抚照护的目的

（一）缓解痛苦和焦虑

安抚照护旨在减轻患者的身体和情绪痛苦，降低焦虑和恐惧感。

（二）促进康复和舒适

通过提供舒适的环境和支持，帮助患者更快地康复并提高生活质量。

（三）建立信任和亲密关系

建立患者与医疗护理员之间的信任和亲密关系，有助于提高治疗效果和照护质量。

三、安抚照护的适用情况

（一）儿童照护

对婴儿和幼儿的安抚照护尤为重要，可以帮助他们建立安全感和信任。

（二）老年照护

老年人常常面临孤独、焦虑、抑郁等问题，安抚照护可以帮助他们缓解情绪困扰。

（三）疾病治疗

在医疗环境中，安抚照护可以辅助治疗过程，减轻患者的痛苦和不适感。

（四）重症监护

对于重症患者，安抚照护可以帮助他们减轻焦虑和痛苦，提高治疗效果。

（五）术后照护

在手术后的恢复期间，安抚照护可以促进伤口愈合和身心康复。

（六）慢性疾病管理

对于患有慢性疾病的患者，安抚照护可以帮助他们应对疾病带来的生活挑战，提高生活质量。

四、安抚照护的具体措施

(一)治疗性安抚和触摸

多适用于儿童患者。

(1) 治疗性安抚:包括音乐安抚和动画安抚。在患儿治疗过程中播放儿歌或摇篮曲,让患儿接受舒适的听觉刺激,减少患儿情绪波动影响治疗效果;在音乐安抚的听觉刺激基础上,利用儿童对声音、色彩高敏感性的特点,进行视觉刺激,为患儿播放其喜欢的动画片,同步刺激患儿的视觉系统,转移患儿的注意力。

(2) 治疗性触摸:按照患儿头面部、胸腹部、四肢的顺序进行触摸,采用按、揉、捏等手法,待患儿情绪稳定时,对患儿进行触摸式按摩,医疗护理员双手自然合拢,置于患儿两侧肩部,手掌用力自上而下地按摩患儿腰背部,顺时针按摩患儿的腹部。医疗护理员将双手置于患儿前额中央,向两侧滑动轻柔按摩至耳后,在触摸干预过程中,全程使用柔和、低缓的语气与患儿交流,面带微笑,与患儿保持目光接触,并可在触摸干预过程中通过讲故事分散患儿的注意力,提高患儿的配合度,保证触摸干预效果。

(二)语言安抚

(1) 在治疗前医疗护理员以和善、友好的态度与患者交流,避免应用专业术语,站在患者角度为其介绍治疗过程,减轻患者对治疗的恐惧感。

(2) 治疗过程中根据患者的配合情况予以鼓励和安慰,语气轻柔,询问患者有无异常不适感。

(3) 治疗结束后与患者沟通交流,了解其治疗感受,对其恐惧心理给予安慰,并予以称赞、表扬性语言,为下次配合治疗奠定基础。

(三)心理安抚

(1) 心理感知安抚:让患者意识到治疗对其有益之处,以缓解其紧张、恐惧。

(2) 情感心理安抚:在治疗过程中及时对患者开展精神情感安抚,评估患者具体情况,主动积极配合治疗和康复训练。

(四)环境安抚

调节环境因素,如光线、温度和噪音,以创造舒适和安静的治疗环境。环境安抚适用于各个年龄段的受护者,包括婴儿、儿童、成人和老年人。

第四节 安宁疗护

我国将临终关怀、舒缓医疗、姑息治疗等统称为安宁疗护。是指为疾病终末期患者在临终前通过控制痛苦和不适症状,提供身体、心理、精神等方面的照料和人文关怀等服务,以提高生命质量。医疗护理员要了解安宁疗护的理念,掌握照护要点,以帮助患者舒适、安详、有尊严地离世。

一、安宁疗护的目标

现代安宁疗护之母西西里·桑德斯博士提出的安宁疗护目标是：消除内心冲突、重建人际关系、实现特殊心愿、安排未竟事业、与亲朋好友道别。

（一）消除内心冲突

终末期患者的心理通常可分为五个阶段：否认期、愤怒期、协议期、忧郁期、接受期，受不同文化背景、生死观的影响，对症状和死亡的担忧和由此引发的消极联想使患者产生内心冲突，不同患者在不同阶段的内心冲突都有不同的特点。医疗护理员通过共情、倾听帮助其解决应激障碍，摆脱悲哀、沮丧的情绪，与自我和解，从而消除内心的冲突。

（二）重建人际关系

良好的人际关系是个体精神健康的需要，能使人从中汲取力量和勇气。终末期患者因长期卧床人际关系发生改变，表现为社会交往范围缩小、人际互动减少。安宁疗护鼓励患者在生命的最后阶段弥合与重建人际关系，协助其抒发感情、表达谢意、道出歉意，感受到爱与关怀。

（三）实现特殊心愿

生命必将走向终点，在生命即将结束时患者会有一些特殊的愿望。通过与患者或家属进行沟通，了解并帮助患者实现特殊心愿，如想回家看看、想和同事道别、想看大海、想参加同学聚会等，使患者倍感温暖和欣慰，达到内心平和与满足。

（四）安排未竟事业

安宁疗护帮助终末期患者正视死亡，以平静、理性和负责任的态度提前安排与规划身后之事，如安排葬礼事宜、完成订立遗嘱、履行身后财产分割等相关手续。

（五）与亲朋好友道别

安宁疗护目标在于给予患者温暖和使患者有尊严地告别。让终末期患者不再与冰冷的器械为伴，在孤独的恐惧和绝望中等待死亡的来临，而是在亲朋好友的守护与陪伴中，以感恩、感激、宽恕和祝福等方式，珍惜生命中共同拥有的回忆，肯定此生的意义，达到心灵从容、身心安顿。

二、安宁疗护的对象

目前关于进入安宁疗护的时间界定没有统一标准，一般认为以下情况为安宁疗护的服务对象。

（1）维持相对良好的功能，直到死亡前几周或几个月出现预期的功能下降。

(2) 慢性器官衰竭，表现为功能状况的缓慢下降和恶化，可能出现突然死亡。

(3) 在很长一段时间内患者的功能状态较差并缓慢地衰退，伴有许多共病的虚弱老年人。

(4) 有安宁疗护服务需求与意愿，同意接受服务约定或协议。

三、安宁疗护的服务模式

（一）国外安宁疗护的模式

安宁疗护的服务形式多样，在国内外的发展存在显著差异，与学科建设的早晚、经济的发展水平，以及各国的文化差异密切相关。

1. 英国

2000年，THOMAS提出黄金标准框架概念，旨在通过培训提高综合医院的员工团队技能，增强其对接近生命末期患者的识别能力。目前，此框架已广泛应用于英国350多家医院的病房和急诊、养老院、家庭照护和监狱中的医疗场景，覆盖了近一半的英国人口。

2012年，英格兰北部的大曼彻斯特地区开发了天鹅（SWAN）照护模式（表8.4.1），包括了预期死亡和突然/意外死亡患者及家属的照护，适用于不同的医疗场景和环境，侧重于使富有同情心的工作人员能够灵活地在各种环境中提供生命末期照护和丧亲支持。

表8.4.1　天鹅（SWAN）照护模式

	针对预期死亡个体	针对突然/意外死亡个体
目的	促进生命末期的尊严、尊重与同情	促进离世后的尊严、尊重与同情
标志（Signs）	评估患者已进入生命末期阶段，开始为临终患者制定个人照护和支持计划	确保私人空间的提供得到明确
交谈（Words）	与患者和那些对患者和家属重要的人进行敏感话题的沟通	与家属进行敏感话题的沟通
行动（Actions）	打破常规，为患者和家属认为重要的事提供便利	打破常规，为家属认为重要的事提供便利
需求（Needs）	患者和家属的需求是否得到满足、记录和定期审查	家属的需求是否得到满足、记录和定期审查

在患者/家属正在接受照护或支持的病房、房间、套间或太平间的门上或窗帘上装饰天鹅标志

2. 美国

美国安德森癌症中心综述了美国的安宁缓和医疗模式，提出了门诊、住院会诊小组、急性缓和医疗病房、社区缓和医疗和安宁疗护5种模式。这5种缓和医疗的专科模式都可服务于疾病连续体中的不同患者群体，并相互补充，以提供全面的支持性治疗。

3. 新加坡

缓和医疗服务的提供途径包括急症医院、社区医院中的私人及公共缓和医疗咨询团队、社区内的缓和医疗服务专业人员，以及专门的安宁疗护医院。安宁疗护服务则细化为三大类，即住院照护、家庭照护和安宁疗护的日间照护。所有安宁疗护都由非政府组织管理，是

社区中独立的机构。

（二）国内安宁疗护的模式

目前国内安宁疗护模式有医院服务模式、社区服务模式、居家服务模式、养老院和医养结合模式和互联网模式。

1. 医院服务模式

适用于有难治性或复杂性的临床症状的终末期患者，而在其他照护场所，例如，社区、居家无法满足其全方位照护需求的患者。此模式为终末期患者提供多学科的、不以治愈为目标的综合医疗服务，旨在解决患者危急重症和疑难复杂症状，以满足患者和家属身、心、社、灵方面的需求。

2. 社区服务模式

此模式为终末期患者提供住院医疗机构、门诊及居家模式相结合的安宁疗护服务。社区卫生服务中心开展安宁疗护服务，应当到本区县医疗机构执业登记机关办理登记手续，为终末期患者及家属提供住院、门诊、居家基本服务，以满足患者及家属在身、心（理）、社（会）、灵（心灵）方面的需求。

3. 居家服务模式

此模式能够满足患者在家中接受照护和离世的愿望，使其能安详地度过人生的最后阶段，有尊严地辞世。同时帮助家属减缓失去亲人的痛苦，帮助家属积极地面对生活，最终提高患者及家属在各个阶段（从疾病诊断到居丧整个过程）的生活质量。

4. 养老院和医养结合模式

在国家养老机构等级评审标准中，已经将开展安宁疗护作为五星级养老院必备标准。因此，养老机构中开展安宁疗护服务势在必行。养老机构开展安宁疗护工作，首先要将医养结合落到实处，可以通过生活照护、医疗支持和人文关怀，来逐渐践行安宁疗护的理念。

5. 互联网模式

利用现代互联网技术，进行远程的安宁疗护指导，是一种新的尝试，目前在北京、南京和上海等城市都有开展。工作人员通过前期沟通与患者和家属达成初步意向后，将相关资料和视频通过微信、邮件、短信等方式传回患者及家属，经过评估后，工作人员根据具体情况和家属的需求，制定针对性的安宁疗护计划。

四、安宁疗护的服务流程

安宁疗护的服务流程包括登记、识别、收治、评估、照护和转介。

（一）登记

疾病终末期、老年患者或其家属提出申请，或医护人员结合临床症状提出建议，经相关医疗机构的执业医师、患者及家属协商确定，由患者及家属选择安宁疗护服务机构和服务方式，并预约登记。

（二）识别

由执业医师根据收治标准，判断患者是否可接受安宁疗护服务，以及安宁疗护服务的形式。

首先，安宁疗护识别是由执业医师依据病史和收治条件对患者进行判断，运用卡氏功能评分量表（Karnofsky Performance Status Scale，KPS）初步评估患者功能状态，运用姑息功能量表（Palliative Performance Scale，PPS）评估预期生存期。

其次，安宁疗护服务对象应达到以下识别结果：

（1）居家安宁疗护服务对象：KPS 不大于 70 分，PPS 评估预期生存期不大于 6 个月。

（2）住院安宁疗护服务对象：KPS 不大于 50 分，PPS 评估预期生存期不大于 3 个月。

（三）收治

经识别达到收治标准的，执业医师应综合评估患者及其家属的需求、家庭环境、经济状况等，确定安宁疗护服务的形式（居家、门诊和住院）。开展安宁疗护服务的机构应向患者或家属发放《安宁疗护告患者（家属）书》，并签署《安宁疗护协议书（知情同意书）》。若非安宁疗护床位的住院患者需要安宁疗护服务，可参照执行。

（四）评估

安宁疗护评估由执业医师、注册护士和社会工作者共同完成。评估内容包括临终患者病情（生存期）、疼痛、临终患者及家属的心理与社会需求、社会支持评估等。通过视、听、嗅、味、触等感觉观察，与临终患者及家属交谈，运用望、触、叩、听、嗅等检查技术进行身体评估，查阅患者的病历、既往评估记录，运用 KPS 和 PPS 量表进行评估。

（五）照护

由执业医师、执业护士制定诊疗、护理计划。具体的照护内容包括症状控制、舒适照护、心理支持和人文关怀。

（六）转介

根据病情进展、患者及家属需求，经与患者及其家属进行沟通告知后，相关医疗机构可提供机构内或机构间的转介服务。

五、安宁疗护服务的具体内容

（一）症状控制

终末期患者具有疼痛、呼吸困难、厌食、吞咽困难、恶心、呕吐、便秘、无力、昏迷和压疮等不适症状，使患者在身体上受到极大的痛苦。因此，终末期患者常见症状控制及照护是安宁疗护的核心内容，也是心理、社会、精神层面照护的基础。安宁疗护通过症状管理措施减轻终末期患者的症状负担，减轻痛苦，最大程度提高患者的生活质量。

（二）舒适照护

随着死亡脚步的临近，终末期患者的症状更加恶化，会出现呼吸困难、喉间痰鸣音、神志不清、指甲苍白或发绀、出冷汗、四肢厥冷等症状。因此，为终末期患者提供舒适照护是安宁疗护不可缺少的一部分，舒适照护包括：环境管理、床单位管理、口腔护理、肠内外营养护理、静脉导管维护、留置导尿护理、会阴护理、协助沐浴和床上擦浴、床上洗头、协助进食饮水等。

（三）心理支持与人文关怀

1. 心理支持

临终患者可能会出现恐惧、惊慌、悲伤等情绪，医疗护理员通过患者的表情、言语、姿势、行为等了解患者的心理状态和行为，懂得患者的苦闷和恐惧；同时，通过与患者交流，了解患者的心理需求和意愿，帮助其缓解情感上的不安，适应临终这个突发事件。

2. 社会支持

终末期患者基本脱离社会，人际关系网络发生改变，易导致患者产生支持度不够的感受，医疗护理员要关心、爱护终末期患者，了解患者心理需求和变化，做好宣传、解释和沟通工作。鼓励家属参与照护，及时表达对患者的关心，让患者感受到外界的关心和支持，尽力满足患者的要求和希望，使其在精神上得到宽慰和安抚。

3. 精神抚慰

终末期患者常常会思考"为什么是我得了这种病""我的生命有什么生命意义""我还有一些心愿没有完成"等问题，此时，他们在精神上常常想找到一些信念和寄托，有些患者会表示自己时日不多，希望与亲人告别，期望在临终前了却恩怨、得到宽恕与安慰，期待在自己熟悉的环境里，有亲人陪伴、关怀的情况下安然离世。医疗护理员通过倾听、同理、冥想等精神抚慰方法缓解患者精神困扰，包括帮助患者在生命末期寻求生命的意义、自我实现、给予爱与宽恕等。

4. 死亡教育

医疗护理员通过死亡教育普及正确的生死观，帮助人们正确面对自我之死和他人之死，理解生与死是人类自然生命历程的必然组成部分，消除人们对死亡的恐惧，坦然面对死亡。

5. 哀伤辅导

终末期患者离世后，患者的亲人和家属的悲哀达到高峰期，部分家属在居丧时期难以接受丧亲的事实，无法适应丧亲后的环境改变，表现出严重的焦虑、烦躁、愤怒，甚至自毁行为。医疗护理员与家属交流沟通，进行死亡教育，聆听家属诉说，鼓励和引导家属宣泄情感，帮助患者家属摆脱丧亲之痛，恢复正常生活。

参 考 文 献

[1] 杨艳杰,曹枫林.护理心理学[M].5版.北京:人民卫生出版社,2022.
[2] 李小妹,冯先琼.护理学导论[M].5版.北京:人民卫生出版社,2022.
[3] World Health Organization. Global atlas of palliative care（2nd edition）[EB/OL].（2020-10-07）

[2024-08-01]. https://www.paho.org/node/75063.

［4］ United Nations. 2022 Revision of World Population Prospects［EB/OL］.（2022-08-01）［2024-08-01］. https://population.un.org/wpp/.

［5］ 谌永毅,杨辉.安宁疗护［M］.北京:人民卫生出版社,2023.

［6］ 中华人民共和国卫生健康委员会.国家卫生计生委办公厅关于印发安宁疗护实践指南(试行)的通知［S］.(2017-01-25)［2024-08-01］. https://wsjkw.sc.gov.cn/scwsjkw/sclljk/2017/1/25/ad110a02c4be46daac3196a1366e7901.shtml.

［7］ 纪光伟,周明飞,周雨欣,等.国内外安宁疗护发展模式的研究与评价［J］.实用医学杂志,2024,40(7):877-886.

［8］ 饶千宜,柏若男,罗君,等.WHO《卫生保健服务质量和安宁疗护:政策、战略和实践的支持资源指南》解读［J］.护士进修杂志,2023,38(19):1795-1798.

第二篇 以老年患者为主要服务对象

第九章　老年人身心特点

我国老年人口众多且增长快,老龄化加剧,失能与空巢问题凸显。全国人口普查数据显示,截至2023年,我国60岁及以上人口达2.8亿,预计2035年将增至4.2亿,2050年我国老龄化程度将居全球第三。我国老龄化的健康现状不容乐观。因此,需激发老年人潜能,倡导积极老龄观,鼓励乐观生活,充实晚年。

【学习目标】

1. 识记
(1) 复述老化的定义及特征。
(2) 复述老年人常见的心理问题及照护要点。

2. 理解
(1) 了解衰老的过程。
(2) 理解并体会老年人的生理心理变化。

3. 应用
(1) 给予老年人恰当的生活方式指导。
(2) 针对不同心理状况的老年人实施正确的照护。

第一节　老化与衰老

老化又称衰老,通常指生物发育成熟后,随着年龄的增长,自身功能减退,内环境稳定能力和应激能力下降,机体结构及其组成成分逐渐发生退行性改变,最终趋向死亡的不可逆转的现象。

一、衰老的五大特点

1. 累积性
衰老是逐渐退化不断积累的结果。

2. 普遍性
几乎所有的生物都有老化的过程,而且同一物种的老化进程大致相同。

3. 渐进性
衰老是一个持续渐进的演变过程,往往在不知不觉中出现了老化的征象。

4. 内生性

衰老是生物固有特征的外在表现,相同物种老化表现出来的老化征象是相同的,外环境对生物老化的影响或是加速老化,或是延缓老化,但不能阻止老化。

5. 危害性

衰老过程中出现的结构和机能的退行性变化,使机体对内外环境的适应能力下降,容易使机体感染疾病,最终导致死亡。如何延缓老化,对提高老年人生活质量具有重大意义。

二、高龄体验

医疗护理员通过穿上高龄模拟装置,亲身感受身体机能老化带来的不便,从而提高对高龄老年人的关怀、共情能力。

(一)目的

(1) 通过穿戴高龄老年人模拟套装,体验视力、听力下降、运动及精细感觉能力下降等,深入地了解其身心变化和照护需求。

(2) 感知老年人日常生活的不便及潜在的安全问题,增强同理心,进而更加耐心细致地对待老年人,达到提升老年人生存质量及幸福指数的目的。

(二)操作规程

表 9.1.1　高龄体验技术操作规程

项　目	操　作　规　程
操作前准备	1. 医疗护理员准备:着装整洁,剪指甲,洗手 2. 用物准备:老年模拟套装、眼镜、耳塞、手套、负重沙包贴片,颈肩部、腰部、肘关节、膝关节各种特制调节带、手杖、假发头套、洗手液 3. 环境准备:环境整洁,光线适宜
操作方法与程序	1. 按穿戴顺序展开老年模拟套装 2. 穿老年模拟套装;戴上负重沙包贴片体验老年人肌力减退的状态;戴上特制眼镜能体验老年人老花眼产生的色觉改变视野减小等症状;戴上耳塞体验老年人听力减退的状态;戴上假发头套;通过调整不同部位的调节带体验老年人驼背、肌力减退、关节不灵活等状态 3. 模拟床上翻身、坐起、下床活动 4. 模拟洗脸、刷牙、梳头 5. 模拟平地、上下坡、上下楼梯等不同地势的行走,可使用手杖(使用手杖前需调节手杖高度) 6. 模拟夹取食物 7. 脱假发头套、摘去眼镜、拿下耳塞、松开各部位调节带,取下负重沙包贴片,脱卸老年模拟套装 8. 整理用物,诉说体验感受
效果评价	1. 认真感受老年人的不便之处,理解老年人的处境 2. 穿戴过程中爱护老年模拟套装

(三) 注意事项

(1) 体验期间注意安全保护。
(2) 穿戴过程中爱护老年模拟套装。
(3) 体验过程中如有不适立即停止体验。

第二节 老年人生理与心理特点及常见心理问题

随着年龄的增加,人体组织器官发生老化,生理功能随之减退,机体整体调节功能减弱,适应能力、社交能力和生活能力等受到严重影响,这会导致老年人在生理和心理层面经历一系列的变化。关注老年人群的身心健康是实现健康老龄化的关键。

一、老年人的生理与心理特点

(一) 感知觉衰退

视觉、听力下降;嗅觉、味觉、痛觉、触觉减退,个体差异较大。

(二) 老年人的记忆

随着年龄增长,老年人记忆能力变慢、下降。近期记忆差,远期记忆好。

(三) 老年人的思维

老年人思维弱化及障碍,表现为思维迟钝、贫乏,思维奔逸,强制性思维,逻辑障碍。

(四) 老年人的智力

老年人在限定的时间内加快学习速度比年轻人难;老年人学习新东西、新事物不如年轻人,学习也易受干扰。计算能力、记忆力、理解和判断能力下降。

(五) 老年人的情绪情感

老年人在情绪表达上会展现出两种截然不同的倾向:一方面,他们可能对日常刺激变得较为冷漠,情感的起伏不再轻易显露于外,即便是喜怒哀乐也往往深藏不露,或是对事物所引发的情感反应强度有所减弱;另一方面,面对重大刺激时,他们的反应却可能异常强烈,甚至难以自我控制。

(六) 老年人的人格

老年期的人格也有相应的变化。如对健康和财务状况的过度关注与忧虑,往往引发老年人内心的不安与焦虑,同时可能表现出保守、固执己见、孤独感加深以及任性的倾向。他们可能因难以适应变化、难以把握当前状况而频繁怀念过去,并倾向于发牢骚来表达不满。

二、老年人常见心理问题

（一）老年期焦虑

焦虑是个体由于达不到目标或不能克服障碍的威胁，致使自尊心或自信心受挫，或使失败感、内疚感增加，所形成的一种带有恐惧性的情绪状态。表现为紧张、担心和害怕感，坐立不安搓手顿足、声音颤抖，伴有头晕、口干舌苦、心慌、发冷、发热、便秘、小便频繁等多种躯体不适。老年期焦虑障碍能够加速老年人的衰老进程，助长高血压、冠心病的发生。在急性焦虑发作期间，可能导致脑卒中、心肌梗死、肠易激综合征等严重疾病，甚至发生跌倒意外事件，对其健康构成严重威胁。

（二）老年抑郁症

老年抑郁症泛指发生于老年期（≥60岁）这一特定人群的抑郁症。包括原发性抑郁症和老年期出现的各种继发性抑郁症。老年抑郁症患者的抑郁情绪和愧疚感往往不那么明显，他们的主诉主要是躯体方面的症状，如消化道症状、胸闷、呼吸不畅、心悸、头晕、腰背部、腹部不适、睡眠障碍等，部分患者还存在明显的认知损害。当多种检查未发现明显的器质性病变时，才会考虑到老年抑郁症。

（三）离退休综合征

离退休综合征是指老年人由于离退休后不能适应新的社会角色、生活环境和生活方式的变化而出现焦虑、抑郁、悲哀、恐惧等消极情绪，或因此产生偏离常态行为的一种适应性的心理障碍。主要表现为闷闷不乐、郁郁寡欢、不言不语，或者急躁易怒、坐立不安、唠唠叨叨；注意力不能集中，做事经常出错；对现实不满，容易怀旧，并产生偏见。

第三节　老年人衰老过程中的照护要点

在老年人衰老过程中要注重身心并重，防治并重。为老年人提供温馨而安全的环境，用最具温情的语言，最强的心灵支撑，提升老年人幸福感，使老年人在衰老过程中享受生活的快乐和生命的价值，这正是健康老龄化的价值所在，也是我国老年医学发展的关键。

一、生活方式管理

老年人的生活方式管理对于他们的身心健康至关重要。科学营养、合理运动、心理慰藉等与老年人的身心健康息息相关。

（一）合理膳食

（1）食物多样，合理搭配，坚持谷类为主的平衡膳食模式。每天的膳食应包括谷薯类、蔬菜水果、畜禽鱼蛋奶和豆类食物。

（2）蔬菜水果丰富，常吃鱼、虾、蛋和奶类，烹调清淡少盐。餐餐有蔬菜，天天吃水果。

摄入各种各样的奶制品,每天摄入相当于 300 mL 以上液态奶。每天摄入食盐不超过 5 g,烹调油 25～30 g。

(3) 规律进餐,遵循"早餐吃好,午餐吃饱,晚餐清淡并要早"的原则,细嚼慢咽。

(4) 足量饮水,少量多次。在温和气候条件下,对于日常活动量较低的成年男性而言,每日建议饮水量为 1700 mL,而成年女性则建议每日饮水 1500 mL。推荐喝白开水或茶水,少喝或不喝含糖饮料,不用饮料代替白开水。

(二) 合理运动

运动不足和久坐不动的生活方式容易加快人体衰老,可能导致肌少症、虚弱、肥胖和慢性病发生、发展。运动既可以预防和治疗心血管疾病、糖尿病和肥胖症,也可以改善肌肉功能、心理健康和生活质量,并降低死亡率。

1. 有氧运动

有氧运动包括快走、慢跑、游泳、跳舞、太极拳、骑自行车、跑步机行走、坐姿踏步、平卧自行车等。建议老年人每天运动 30 min 左右,每周坚持 5 天以上;训练初期可以从每次 5～10 min 开始,之后过渡为每次 15～30 min。运动后即刻数心率,心率达到(170 - 年龄)次/min,一般不宜超过 110 次/min,或稍感气喘。

2. 抗阻力训练

抗阻力训练包括哑铃操、站桩、蹬车、游泳、弹力带训练等。每周训练 2～3 天。有助于保持肌肉质量与力量,预防跌倒、肌少症。

3. 平衡训练

平衡训练包括打太极拳、站立瑜伽、练习芭蕾舞动作、单腿站立、踮起足跟或足尖在柔软的表面行走(如泡沫床垫),在训练后期可通过以下方法增加训练难度(强度):减少支撑点(如由双脚站立到单脚站立);打破重心(如保持平衡时在一侧加重物);减少其他感官输入(如闭眼站立);增加其他动作以分散注意力(如在训练时让其进行猜谜语或增加其他任务)。每次训练 1 组或 2 组,每组包含 4～10 种不同的训练方式,强调静态和动态训练相结合,每周训练 7 天。制定老年人个体化运动处方,并对老年人进行运动指导,忌剧烈运动,忌过量运动,忌逞强运动,忌急于求成。

(三) 戒烟限酒

1. 戒烟

烟草烟雾中含有大量的有害物质,如尼古丁、焦油和一氧化碳等,这些物质会对人体的多个系统产生损害,包括呼吸系统、心血管系统、消化系统等。长期吸烟是多种慢性病的主要危险因素之一,包括肺癌、慢性阻塞性肺疾病、心血管疾病等。因此,为了老年人健康,应帮助吸烟者戒烟。

2. 限酒

适量饮酒对身体健康有一定的益处,如促进血液循环、缓解压力、改善睡眠等。但是过量饮酒或酗酒,会对身体健康产生负面影响,还会增加癌症与死亡风险。

(四)心理健康关怀

老年人群经常经历各种生活负性事件,如健康恶化、经济困难、难过事情、意外事件、亲友冲突、财物丢失等。应关注老年人的心理状况,及时发现情绪变化,给予疏导或求助医护人员。

(1) 对于焦虑症老年人,帮助其了解疾病,认识疾病的性质,消除疑虑。与焦虑症老年人多沟通,耐心倾听他的想法,适当给予回答、提问、同情、安慰以及精神方面的支持,允许老年人有哭泣、纠缠、喊叫等情绪的发泄行为。焦虑症老年人尤其需要家人的支持。家属对患者的关心应保持在正常范围内,不过度关心,以免患者产生依赖心理。督促患者服用抗焦虑药物治疗。

(2) 老年抑郁症患者需要家人及亲友的关心和支持,耐心倾听他们的内心诉求,理解他们的感受和想法,给予他们充分的尊重和理解,让他们感到不孤单,有人可以倾诉。帮助患者树立治疗的信心,让他们知道抑郁症是可以治疗的,并且鼓励他们积极配合治疗。

(3) 对于有离退休综合征的老年人,让其认识到退休是一种自然规律,对退休后的角色转变有提前安排。把退休当做一次转业而不是失业。陪伴老年人,耐心倾听他们的感受,让他们感到被理解和关心。同时,帮助并鼓励他们寻找新的生活目标和兴趣,如打太极拳、下棋、养花、绘画等。鼓励老年人参加社区活动、志愿者活动、老年大学等,增加与他人的互动,减少孤独感。

二、积极治疗慢性病

高发的老年慢性病病严重威胁老年人健康,积极治疗慢性病是非常重要的,通过积极治疗慢性病并采取健康的生活方式,可以更好地控制慢性病病情,提高生活质量,并降低患病带来的风险。

三、规范合理用药

老年人群中,多重用药现象十分普遍。严格按照药品说明书或医师的建议使用药物,不要随意更改剂量或停药。不要滥用抗生素、镇静药、镇痛药等药物,以免产生耐药性和依赖性。

四、定期体检或随诊

老年人定期体检对于维护老年人的健康和预防疾病非常重要。建议老年人每年至少进行一次全面体检,以便及早发现和处理潜在的健康问题。老年人的身体机能逐渐减退,容易患上各种慢性病。通过定期体检可以及早发现潜在的健康问题,有助于及时治疗和控制病情,另外医师可以为老年人制定个性化的健康管理计划,包括饮食、运动、药物等方面的建议,帮助老年人预防疾病的发生。

五、提升健康素养

健康素养是指个体在面对健康问题时,能够获取、理解和使用相关信息,作出合理的决策,以维护和促进自身及家庭的健康。提升健康素养对于预防疾病、提高生活质量具有重要意义。

六、正常的人际交往

(一)与家人保持联系

鼓励老年人与家庭成员保持密切联系,分享彼此的生活和感受,增进亲情。

(二)结交新朋友

参加社区活动、兴趣小组或志愿者组织,结识志趣相投的新朋友,拓展社交圈子。

(三)保持与老朋友的联系

通过电话、网络与老朋友保持联系,分享彼此的近况,维护友谊。

(四)参加集体活动

参加老年协会、养老院组织的各类活动,如唱歌、跳舞、旅游等,增加与他人的互动机会。

(五)学会倾听与倾诉

在与人交往时,学会倾听他人的想法和感受,同时也勇于表达自己的情感和需求。

(六)培养兴趣爱好

发展个人兴趣爱好,如绘画、书法、园艺等,可以与同好者交流技艺,增进友谊。

(七)学习使用现代通信工具

掌握手机、即时通信软件、网络通信工具等现代通信工具的使用方法,方便与亲朋好友保持联系。

(八)保持开放的心态

尊重他人的观点和生活方式,保持开放包容的心态,愿意接纳不同的人和事物。

七、安全与防跌倒

老年人常常会面临摔倒的风险,因此我们需要确保他们生活环境的安全性。例如,地面应保持干燥、无障碍物,家具应稳固、无尖锐边角,浴室和厕所应安装扶手等。

参 考 文 献

[1] 蒲玉翠,董乐,阳君杰,等.老年人生理—心理—社会衰老主观感受的质性研究[J].基层医学论坛,2023,27(3):1-4.

[3] 盛亦男,刘远卓.社会参与对老年人健康的影响[J].中国人口科学,2022,(6):97-110,128.

[4] 余琪,方玉.一文带你读懂《中国居民膳食指南(2022)》[J].癌症康复,2023(1):38-40.

[5] 吴云梅,杨芸,罗仕兰.《老年人国际运动建议:专家共识指南》解读[J].护理研究,2022,36(10):1701-1705.

[6] Izquierdo M, Merchant R A, Morley J E, et al. International exercise recommendations in older adults (ICFSR): Expert consensus guidelines[J]. J Nutr Health Aging. 2021,25(7):824-853.

[7] Bull F C, Al-Ansari S S, Biddle S, et al. World health organization 2020 guidelines on physical activity and sedentary behaviour[J]. Br J Sports Med. 2020,54(24):1451-1462.

[8] 吴欣娟,杨莘,程云,等.老年专科护理[M].北京:人民卫生出版社,2019.

第十章 老年常见疾病照护

老年人最大的照护问题在于老年人大多会患有不只一种慢性疾病，以及一些被照护者或医护人员忽视的小问题所引发的日常生活能力下降或严重的并发症。因此，医疗护理员对于老年人的疾病照护，提高老年人生活质量是目前亟需解决的问题，本章主要针对目前老年人日常生活中常见疾病及其照护进行论述，以提高对于老年人常见疾病的照护质量。

【学习目标】

1．识记
（1）叙述老年常见疾病日常照护的要点。
（2）叙述老年常见疾病的症状表现。
（3）叙述老年常见疾病的常见并发症。

2．理解
（1）了解老年人的生理、心理变化。
（2）描述老年人机体衰老对生活的影响。
（3）描述老年人日常照护的注意事项。

3．应用
（1）正确给予老年人生理现象的指导；
（2）对老年人实施恰当的日常照护。

第一节 老年高血压患者的照护

随着社会的发展、人民生活水平的不断提高，人口老龄化趋势使高血压患者越来越多。高血压作为一种高发病症，常引起心、脑、肾并发症，是脑卒中、冠心病的主要危险因素，是老年人致死、致残的重要原因。因此，医疗护理员应重视对老年人高血压患者的照护。

一、老年高血压的定义

老年高血压，是指年龄≥65岁，在未使用抗高血压药物的情况下，血压非同日3次以上收缩压≥140 mmHg 和/或舒张压≥90 mmHg。

单纯收缩期高血压，是指舒张压<90 mmHg，收缩压≥140 mmHg。单纯收缩期高血压

多发生于60岁以上的老年人,所以又叫老年性收缩期高血压。

二、老年高血压的病因

(一)血管硬化

随着年龄增长,老年人开始出现动脉壁硬化、血管顺应性及弹性降低等表现,将引起血管对血压的调控能力下降,从而引起高血压。

(二)心功能下降

老年人会出现心脏结构改变,如左心室心肌纤维化、室壁增厚、顺应性下降等,将导致老年高血压患者心脏舒张和收缩功能下降,从而引起心功能不全及心律失常。另外,长期高血压会引起肾功能的减退而加剧高血压。

(三)血压调节功能下降

老年高血压患者的压力感受器敏感性下降,使老年人对血压波动缓冲能力及调节能力降低。另外,血管硬化顺应性减退、内皮功能异常会使血管内压力变化的调节能力下降。

三、老年高血压的特点

(1) 老年人由于血压调节能力下降,收缩压较高,舒张压较低,从而脉压(收缩压和舒张压之间的差值)增大,血压波动大,容易受各种因素如体位、进餐、情绪、季节或温度等影响。除此之外,还常出现直立性低血压、餐后低血压和血压昼夜节律异常等表现。

(2) 常与多种疾病共存,并发症多。高血压常伴动脉粥样硬化性心血管疾病及心脑血管疾病。若血压长期控制不理想,更易导致或加重靶器官损害,显著增加心脑血管病死率及总死亡率。

(3) 诊室高血压。指患者就诊时由医师或护士在诊室内所测血压,其收缩压值≥140 mmHg和/或舒张压值≥90 mmHg,而在家中自测血压或动态血压监测不高的现象。

四、老年高血压患者的治疗目标

年龄≥65岁的老年高血压患者,其血压可降至150/90 mmHg以下,如果能耐受,可进一步降至140/90 mmHg以下。80岁以上老年人血压≥160/90 mmHg开始降压治疗。对于80岁以上不合并临床并存疾病(如冠心病、糖尿病、心力衰竭等)者,血压的目标值<(145～150)/90 mmHg;合并心、脑、肾并存疾病者,首先将血压降至150/90 mmHg以下,耐受良好可降至140/90 mmHg以下。80岁以上的老年患者血压不宜低于130/60 mmHg。

五、老年高血压的照护

(一)保证休息与睡眠

良好的睡眠与休息对高血压的控制至关重要。应确保老年人有充分的休息时间,并创造一个安静、舒适的睡眠环境。

(二) 饮食照护

(1) 建议老年人低盐、低脂、低糖饮食。
(2) 每日食盐的摄入控制在 5 g 以内。
(3) 增加蔬菜、水果、全谷类食物的摄入,减少高脂肪、高胆固醇食物的摄入。
(4) 控制体重:体重指数(BMI)$<25 \text{ kg/m}^2$。
(5) 劝导老年人戒烟、限酒。饮酒者限制每日饮酒量,每日酒精摄入量男性<25 g,女性<15 g。
(6) 充足的水分摄入:在没有禁忌证的情况下,保持足够的水分摄入,有助于维持血压的稳定。

(三) 心理照护

老年高血压患者可能因血压控制不稳定、长期服药、担心并发症等而产生紧张、焦虑、抑郁等情绪。应给予他们充分的关心和支持,帮助他们树立战胜疾病的信心。同时,可以引导他们进行放松训练、深呼吸、冥想等,以缓解紧张情绪。医疗护理员一旦发现照护对象情绪、心理、睡眠问题,须及时反映给医护人员处理。

(四) 运动指导

适当的运动可以帮助老年人控制血压、改善心肺功能。应建议老年人选择适合自己的运动方式,如快走、慢跑、太极拳等,避免过度运动或剧烈运动。提倡中等强度运动,中等强度的参考判定指标为运动中的心率(次/min) = 170 - 年龄,照护对象自我感觉微微出汗、自我感觉有点累、微喘,可以与人交谈但是不能唱歌。步行速度 120 步/min 左右。

(五) 预防跌倒的注意事项

(1) 增强平衡能力和协调性:通过参加太极、瑜伽、平衡训练等来提高身体的平衡感和协调性,降低跌倒的风险。
(2) 改善环境安全:在浴室、厨房易滑倒的区域铺设防滑垫或使用防滑拖鞋。保持家中整洁,及时清理地面上的杂物,避免绊倒。夜间确保家中有足够的照明,以减少因视线不清而导致的摔倒。
(3) 注意药物副作用:部分降压药物可能会引起乏力、眩晕、头痛等副作用,影响患者的平衡感和协调性。患者应了解自身所服用药物可能产生的副作用,并在服药后特别注意行动安全。
(4) 防止过度运动的措施:根据自身情况选择适合的运动方式和强度,避免剧烈运动导致血压骤升。建议高血压患者选择有氧运动,如散步、慢跑、游泳等,并控制运动强度在中等水平。建议高血压患者在傍晚进行运动,此时血压相对稳定,运动效果更佳。

(六) 用药指导

老年人应按时、按量服用降压药物,不要随意更改药物剂量或停药。照护者应熟悉高血压照护对象高血压用药方案及药物不良反应,做好用药及对应的血压记录,以便及时调整治疗方案。

表 10.1.1　老年高血压患者降压药物的选用及不良反应观察

降压药名称	不良反应
利尿剂	可引起低血钾,长期应用者应定期监测血钾,并适量补钾
钙通道阻滞剂(CCB) 合心爽/合贝爽/氨氯地平	可导致心跳加快、面部潮红、脚踝部水肿、牙龈增生等
血管紧张素转换酶抑制剂(ACEI) 卡托普利/培哚普利	持续性干咳最常见,症状轻者可坚持服药,不能耐受者可改为ARB;其他不良反应有低血压、皮疹、高钾,偶见血管神经性水肿及味觉障碍
血管紧张素Ⅱ受体拮抗剂(ARB) 缬沙坦/氯沙坦/厄贝沙坦	副作用少,偶有腹泻,长期应用可升高血钾
β受体阻滞剂 美托洛尔/卡维地洛	疲乏、肢体冷感、激动不安、胃肠不适等,影响糖、脂代谢

(七) 预防并发症

老年高血压患者应定期接受身体检查,以预防高血压引起的并发症,如心脏病、中风、高血压脑病等。

(八) 健康宣教

医疗护理员应向老年人普及高血压的相关知识,包括高血压的病因、危害、预防措施等,以增强自我保健意识。

六、老年高血压合并其他疾病照护注意事项

(一) 老年高血压合并血脂异常

严格地控制饮食,食盐的摄入量每天需要控制在 5 g 以内,多吃高钾低钠的食物,多吃富含膳食纤维的粗粮,多吃一些新鲜的蔬菜以及水果。尽量少吃含胆固醇饱和脂肪酸较多的食物,比如,肥肉、动物内脏、煎炸食品。

(二) 老年高血压合并糖尿病

警惕低血糖危害。嘱患者运动时随身携带糖果、饼干小零食,以预防低血糖。

(三) 心血管高风险患者

服用阿司匹林时需评估血压的水平,注意出血风险。

（四）合并心力衰竭

高血压患者合并心力衰竭时尽量避免使用钙通道阻滞剂。严格控制输液滴速与用量，24 h 总入量＜1500 mL。患者卧床期间做好运动指导，避免深静脉血栓形成。

（五）合并冠心病

应首选 β 受体阻滞剂和血管紧张素转换酶抑制剂，舒张压低于 60 mmHg 时应谨慎降压。

（六）急性脑出血

早期积极降压可改善预后，如无禁忌，血压值可降至 140/90 mmHg。当颅内压增高，血压值≥180/100 mmHg 时应给予降压治疗，目标血压值为 160/90 mmHg。

（七）合并肾功能不全

高血压患者合并肾功能不全时应注意定期监测血肌酐和电解质水平。教会患者正确测量血压、观察尿量、调整饮食等，提高患者的自我护理能力。

七、高血压并发症的观察与照护

（一）高血压危象

危象发生时，出现剧烈头痛、眩晕，亦可有恶心、呕吐、心悸、气急、视物模糊、排尿困难等症状。照护患者时注意体位以半卧位为主，协助护士给予患者面罩吸氧，确保呼吸道通畅，血压每 5 min 测量一次，密切监测血氧饱和度。保证患者安全，预防患者跌倒/坠床。

（二）高血压脑病

高血压脑病是指急进型或严重缓进型高血压病患者，临床表现多为弥漫性严重头痛、呕吐、意识障碍、精神错乱，甚至昏迷、局灶性或全身抽搐。发作短暂者历时数分钟，长者可数小时甚至数天。嘱患者绝对卧床休息，监测血压，遵医嘱给予降压药、利尿剂、镇静剂，观察并记录用药后的效果。患者躁动不安、抽搐时，防止舌咬伤；恶心、呕吐时，防止误吸。

（三）急性左心衰

临床表现以气急心悸、口唇发绀、端坐呼吸、咳粉红色泡沫痰等为主要症状。嘱患者双腿下垂，采取坐位，协助护士给予患者高浓度吸氧，并迅速通知医师。注意患者安全防护，避免卧位导致患者坠床；患者卧床期间做好患者运动指导，避免深静脉血栓形成。

（四）脑血管意外

包括脑出血、脑血栓形成、腔隙性脑梗死、短暂性脑缺血发作。临床主要表现为呕吐、头痛、意识障碍、肢体瘫痪等。应保持呼吸道通畅，防止舌后坠；记录头痛的性质、程度、时间、发作规律、伴随症状及诱发因素等；保护头部，床头抬高 10°～30°；患者出现呕吐时，头偏向一侧，避免将呕吐物吸入气道。

第二节　老年冠心病患者的照护

冠状动脉粥样硬化性心脏病是指在冠状动脉粥样硬化病理改变的基础上，伴或不伴冠状动脉功能异常（如痉挛），导致心肌缺血、缺氧或坏死而引起的心脏疾病，简称冠心病。冠状动脉粥样硬化性心脏病是全球范围内导致死亡的主要原因之一，占心源性猝死潜在病因的首位。该病对人类的生命健康造成重大威胁，已成为全球重要的公共卫生问题。

一、老年冠心病患者的常见原因

(1) 年龄因素：老年人机体各组织器官功能衰退，血液循环速度以及血管的正常生理功能下降，通常会增加冠状动脉粥样硬化性心脏病的发生率。

(2) 高血压：患有高血压通常会对血管造成损伤，并会影响血管的正常生理功能，容易导致动脉硬化，进而诱发冠状动脉粥样硬化性心脏病。

(3) 血脂异常：可能是饮食不当、机体代谢异常、药物等原因导致总胆固醇和低密度脂蛋白胆固醇升高，临床上通常会出现冠状动脉粥样硬化，如果没有及时治疗，通常会诱发上述疾病。

二、老年冠心病特点

(1) 无症状冠心病发病率高。
(2) 心绞痛症状常不典型，不伴有胸痛的胸闷、气短、心悸常见，还可伴有全身乏力。
(3) 发作时疼痛部位可不典型，疼痛部位为放射性疼痛，可放射到从牙齿到上腹部之间的任何部位，患者常主诉上腹不适、胃部烧灼感。
(4) 急性心肌梗死临床症状可不典型，可表现为无痛性心肌梗死、猝死。
(5) 心肌梗死并发症较多，复发率高。

三、老年冠心病患者介入治疗的照护

随着介入治疗的技术发展，老年患者对生活质量要求的提高，越来越多的患者选择介入治疗。老年患者介入治疗的风险较高，并发症相对较多。因此应密切观察有无再发心前区疼痛，心电图有无变化，及时判断有无新的缺血事件发生，并记录患者 24 h 尿量及出入量。

四、老年冠心病常见的介入并发症的观察及照护

（一）血管并发症

包括张力性血肿、桡动脉假性动脉瘤、动脉血栓形成、桡动—静脉瘘。观察重点：疼痛，呈进行性加重；前臂和手肿胀，肿胀明显，皮肤有散在出血点；皮温凉，皮肤颜色苍白；活动障

碍伴部分感觉障碍。照护措施：抬高患肢；出血时给予手动压迫止血，并及时汇报医护人员；协助患者做手部功能锻炼。

（二）心脏压塞

突然出现的胸闷、烦躁、恶心、呕吐、冷汗、心率减慢或增加；血压持续下降且升压药物无反应；Bech 三联征：低血压、颈静脉压升高、心音低钝。照护措施：严密监测生命体征；注意体位变化和按摩受压皮肤，防止发生压力性损伤；记录患者 24 h 尿量及出入量。

五、老年冠心病患者的健康教育与自我管理

（一）心理照护

冠心病可能会让老年患者感到焦虑和不安。医疗护理员应给予他们足够的关心和理解，帮助他们保持积极的心态，缓解精神压力。

（二）饮食调整

推荐患者清淡饮食，做到"四少三多"，即少吃糖、盐、脂肪、淀粉；多吃蔬菜、水果、蛋白质。三餐不宜过饱，否则容易诱发心肌梗死。

（三）适度运动

根据患者的身体状况，有针对性地制定运动计划，实施要循序渐进。如散步、太极拳、瑜伽等，和缓的运动可以帮助他们保持健康体重，增强心肺功能。

（四）药物管理

确保患者按时、按量服药，遵循医师的用药指导。定期监测患者的血压、血脂和血糖水平，及时调整药物剂量。

（五）定期体检

建议患者定期进行心电图、心脏彩超检查，以便及时发现病情变化并采取相应的治疗措施。

（六）生活方式调整

帮助患者养成良好的生活习惯，如戒烟、限酒、保证充足的睡眠等，这些都有助于降低冠心病的风险。

第三节　老年慢性阻塞性肺病患者的照护

慢性阻塞性肺病（chronic obstructive pulmonary disease，COPD），简称慢阻肺，是一种常见的以持续气流受限为特征的可以预防和治疗的疾病。慢阻肺与慢性支气管炎和肺气肿

密切相关,主要发生在大于等于 40 岁人群。目前,COPD 患病率较高,会带来严重的经济和社会负担。

一、相关因素

(一) COPD 的危险因素

(1) 吸烟:主动吸烟被认为是 COPD 的最重要的危险因素,烟龄越长,吸烟量越大,患病率越高。

(2) 空气污染:工业环境中吸入职业粉尘和化学物质、生物燃料等,如烟雾、过敏原、工业废气及室内空气污染等,浓度过大或接触时间过长。

(3) 遗传因素:包括气道高反应、肺脏发育、生长不良等。

(二) 可能导致 COPD 急性加重的其他因素

(1) 呼吸道感染:感染是 COPD 发生发展的重要因素之一,包括病毒、细菌和支原体感染。

(2) 非感染性因素:包括空气污染加重、过敏原增加、气候(温度、湿度)改变、排痰障碍、伴随疾病加重等。

二、常见症状

(一) 慢性咳嗽

随病程发展可终身不愈,常晨间咳嗽明显,夜间有阵咳或排痰。

(二) 咳痰

一般为白色黏液或浆液性泡沫性痰,偶可带血丝,清晨排痰较多,急性发作期痰量增多,可有脓性痰。

(三) 气短或呼吸困难

早期在劳累时出现,后逐渐加重,以致在日常活动甚至休息时也感到气短,是 COPD 的标志性症状。

(四) 喘息和胸闷

部分患者特别是重度患者或急性加重时出现喘息。

(五) 反复感染

老年慢性阻塞性肺病患者易反复感染,发作期长,尤其是冬季发病率明显增高。

(六) 合并症及并发症多

老年人脏器功能退化,并发症明显增多,并容易并发呼吸道衰竭、肺心病、右心衰竭、肺性脑病等并发症。

(七) 其他

晚期患者有体重下降、食欲减退、肌肉萎缩等。

三、照护要点

(一) 生活照护

1. 戒烟

戒烟是所有吸烟患者的关键干预措施。健康教育、督导戒烟、分散注意力等方式可降低患者对尼古丁的依赖程度。

2. 饮食

鼓励多吃高热量、高蛋白、高维生素、清淡易消化食物。如新鲜蔬菜、水果、豆类、乳清蛋白及其他动物蛋白等(如合并其他疾病,则应请营养学专家给予指导)。注意少食多餐、多饮水。食物要多样化,进食前后要保持口腔卫生。应注意照护对象在进食过程中是否存在呛咳。当照护对象COPD急性加重、气急严重时应避免进食,必要时可留置鼻胃管进行鼻饲。

3. 睡眠

创造优质睡眠环境,必要时遵医嘱予短期适量的药物来改善患者的睡眠质量,可以有效降低老年COPD患者急性加重风险。

4. 环境

居住的空间要保持清洁,保持空气清新,多开窗通风。在呼吸道传染病流行期,尽量少去公共场所,防止各种呼吸道感染。冬季或者天气变化时应注意防寒、保暖。在湿度、气流都正常的情况下,夏天居室较理想的温度为24~26 ℃,冬季较为理想的室内温度最好保持20 ℃左右。冬季空气干燥,房间内室温又高,湿度以50%~60%为宜。

5. 休息与活动

在病情允许的情况下,坚持适宜的有氧运动,上肢有氧训练(包括无负重上肢训练,即平静呼吸下重复双肩前屈和外展)、下肢有氧运动(每天数次上下楼梯或采取患者手握楼梯的栏杆站立,若患者体力不允许可采用平躺无负重腿部伸屈运动或坐位膝关节伸展屈曲运动)、平地快步行走、固定骑车训练、跑步机上行走。

对患者应采用个性化的运动方案,循序渐进,合理运动训练的同时提高患者的依从性,保持康复运动的连续性。对于极为衰弱的患者,可采取姑息疗法,以指导其缓解不适症状。生活上采取省力原则进行活动,以提高其生活质量。病情严重需长期卧床时,应注意加强翻身拍背,帮助排痰,预防压疮及深静脉血栓。

6. 长期家庭氧疗

长期家庭氧疗是指患者在脱离医院环境后返回社会或家庭而施行的长期氧疗。制氧机是长期家庭氧疗最方便、最经济的选择,适用于长时间和固定场所吸氧。可采用鼻塞和双腔鼻导管给氧。如果患者两侧鼻孔不通气或张口呼吸,应给予面罩吸氧。

(1) 对慢性呼吸功能不全患者,一般主张长期持续低流量湿化吸氧,即氧流量为1~

2 L/min,氧浓度为 25%～29%,吸入的氧气必须经湿化瓶湿化。具体调整应遵医嘱。

(2) 进行长期家庭氧疗的 COPD 患者,每日至少吸氧 15 h,并持续达 6 个月以上,才能达到纠正低氧血症与心肺症状,从而得到提高生活质量的目的。

(3) 外出或进行日常活动时,可携带便携型氧气机或压缩氧气筒持续氧疗。

(4) 对于氧疗的患者一定要教育其戒烟,戒烟不仅有利于疾病的康复,还避免氧气设置与火接触所致的火灾。

7. 无创呼吸机

有条件的家庭可购置家用无创呼吸机进行家庭无创正压通气,具体使用方法如下:

(1) 照护者应学会呼吸机参数的设定。

(2) 每次使用开机前都要检查,要注意管道连接顺序管道是否完好。

(3) 使用呼吸机前 30 min 应避免进食。

(4) 常采用半卧位(30°～45°),根据情况选择面罩或鼻罩,嘱照护对象勿用嘴吸气。

(5) 佩戴面罩应松紧适宜,以 1～2 横指为宜,面罩与保护对象面部紧密贴合。

(6) 根据病情选择使用时间。

(7) 在使用无创呼吸机治疗后可给予拍背,鼓励照护对象主动咳嗽排痰。

(8) 注意观察有无不良反应,例如,胃肠胀气、误吸、罩压迫、口鼻咽干燥、鼻面部皮肤压伤、排痰障碍、不耐受、恐惧、气压伤等。

8. 协助用药照护

遵医嘱用药,正确使用药物并注意观察药物疗效及不良反应。

9. 注意口腔卫生

COPD 老年患者免疫力下降,且长期使用吸入性激素,易出现口腔内部真菌感染,应注意口腔黏膜有无白斑及溃烂,协助患者每日早晚刷牙,指导患者吸入药物后及时漱口,必要时可使用碱性漱口水漱口。

10. 增加沟通

多与照护对象沟通,以缓解压力,缓解其焦虑急躁的情绪,增强患者战胜疾病的信心。

(二) 康复照护

1. 指导深呼吸、有效排痰和有效咳嗽

患者应处于较舒服的姿势,首先让患者深呼吸 5～6 次,然后连着咳嗽几次,最后用力咳嗽将痰液咳出来。对老年体弱者,协助其在餐前拍背排痰,具体方法是:五指并拢,手指关节微屈,掌呈凹式端碗状,从肺底由下向上轻拍。拍背力量的强弱、频率以使痰液排出顺利,患者能承受为宜。痰液黏稠时,多饮水,可辅以超声雾化吸入,有利于痰液排出,保持气道通畅,防止肺部感染。

2. 督促呼吸功能锻炼:

(1) 采用吹气球进行呼吸功能训练,每日 2 次,每次 20 min。

(2) 深吸慢呼训练(缩唇呼吸):指的是吸气时用鼻子,呼气时嘴呈缩唇状施加一些抵抗,慢慢呼气的方法。训练期间要求患者吸气时从鼻孔吸入空气,嘴唇紧闭,尽量将气体吸入体内,然后撅起嘴唇慢慢呼气,如同吹口哨。每次 15 min,每日 2 次。

(3) 腹式呼吸：把腹部当做皮球，用鼻子吸气使腹部隆起，略停 1～2 s 后，经口呼出至腹壁下陷，每分钟 5～6 次即可，一般每日 2～3 次。

(4) 吹水泡训练：取一个水瓶或水杯（500 mL 左右），盛放 1/2 或 2/3 的清水，将一个吸管插入水中，患者取坐位或半卧位，深吸气后，用嘴含住吸管将气徐徐呼出，可见瓶内有气泡逸出。

（三）高龄 COPD 患者照护注意事项

(1) 高龄老年人身体机能下降，感觉减退，对病情可能不能准确及时地表达。

(2) 高龄老年人常合并认知功能减退，可能不能很好地配合排痰、呼吸锻炼、无创正压通气，但仍需加强拍背，必要时可帮助清洗口咽部痰液。

(3) 部分高龄老年人食欲下降，进食减少，出现营养不良，有些甚至合并有吞咽功能不全，进食过程中易出现呛咳，往往需要营养管鼻饲营养液以改善营养状况、预防吸入性肺炎。

(4) 躯体功能减退和并存疾病的 COPD 患者进行有氧运动更要注意运动安全。

(5) 患者出现呼吸困难加重，不能平卧，甚至出现发绀、说话不清、意识模糊、下肢浮肿、心律不齐等表现时，应尽早送医院诊治。

第四节　老年坠积性肺炎患者的照护

坠积性肺炎是一种特殊类型的肺炎，主要是由于患者吞咽功能障碍或意识水平下降，导致口腔、咽喉部的分泌物、胃内容物或食物颗粒误吸入下呼吸道，引发的肺部感染。坠积性肺炎是老年群体中常见的呼吸系统疾病，其发病率和死亡率均较高，给社会和家庭带来了沉重的经济负担和精神压力。

一、相关因素

（一）年龄因素

随着年龄的增长，老年人的免疫系统逐渐衰退，抵抗力下降，这使得他们更容易感染肺炎。

（二）长期卧床

卧床时间越长，机体免疫力越差，肺活量及肺泡表面活性物质越少，痰液排出越困难，最终吸入肺部，诱发坠积性肺炎。

（三）吞咽障碍

吞咽障碍增加食物反流及误吸风险，易诱发坠积性肺炎。

（四）预防性使用抗菌药物

预防性使用抗菌药物可破坏气道正常菌群结构，致使气道细菌定植，增加耐药菌群数量,最终导致坠积性肺炎。

二、常见症状

(一)发热

致病菌会在体内大量复制,其代谢产物可作为致热源使机体产热增加,进而出现发热症状。

(二)咳嗽、咳痰

老年性坠积性肺炎是由于致病菌侵犯呼吸道后咳痰不利,使呼吸道分泌物长期积蓄在肺部所致。患者由于肺内、气道中存在大量痰液,可出现明显的咳痰症状。

(三)呼吸异常

患者未及时排痰,痰液堵塞气道和肺泡,可能会造成气体交换受限,引起呼吸困难。

三、照护要点

(一)生活照护

1. 饮食营养

根据患者的饮食偏好和营养需求,提供易于消化、营养丰富的食物,确保患者获得足够的能量和营养素。充分咀嚼、缓慢吞咽,以免发生呛咳。必要时,可通过鼻饲或胃管喂养来满足患者的营养需求,并保持大便通畅。

2. 环境卫生

保持患者居住环境的清洁和整洁,定期通风换气,减少感染源的传播。注意患者的个人卫生,协助他们进行日常清洁和口腔护理。

3. 口腔护理

口腔护理需注意动作规范,并为患者选择合适的漱口液。

(1) 选用 20 mL 注射器抽取生理盐水,去除针头,从患者一侧嘴角将生理盐水注入口腔,并用吸痰管从另一侧嘴角吸出生理盐水,重复 5 次,使用蘸有生理盐水的棉球行常规口腔护理。

(2) 中药漱口液同样具有口腔清洁的作用,冰硼合剂、清热养阴漱口液、三黄汤、银连制剂等中药漱口液可以有效抑制口腔内细菌的繁殖,具有清热解毒、抑菌杀菌、收敛疮口的作用,且不影响口腔内的正常菌群环境。

4. 皮肤照护

卧床患者应给予柔软舒适的床垫,有条件者可选用气垫床,并定时给患者翻身(一般为每 2 h 翻身 1 次),也可在受压部位及骨突处贴减压贴进行保护,防止压疮。

5. 监测生命体征

密切关注患者的体温、脉搏、呼吸、血压生命体征的变化,及时发现异常情况并报告医护人员。

(二)保持呼吸道通畅

(1)翻身叩背:长期卧床患者,尤其是存在意识障碍的患者,协助其翻身活动,叩击后背、前胸,促进痰液排出。

(2)吸痰:吸净气管、口腔、鼻腔内痰液,痰液黏稠且不易咳出者,给予雾化吸入,每日2次或3次,吸痰时应注意动作轻柔。

(三)用药照护

按照医嘱正确给予患者抗生素、祛痰、止咳等治疗药物,并观察药物的疗效和副作用。确保患者按时服药,避免漏服或错服。

(四)心理照护

给予患者充分的关心和支持,倾听他们的诉求,帮助他们建立战胜病魔的信心。通过正面的言语鼓励和心理疏导,减轻患者的焦虑和抑郁情绪。

(五)康复训练

1. 肺功能训练

根据患者的具体情况,开展适当的康复训练活动,如呼吸操、肢体活动、咳嗽训练等,以促进患者的肺功能恢复和身体功能锻炼。

2. 吞咽功能训练

包括冰刺激和空吞咽、吞咽反射训练、声门紧闭训练、声门功能训练、缩口呼吸训练。

(1)冰刺激和空吞咽,即用冰棉签刺激患者咽部、腭弓,左右侧交替,指导患者做空吞咽动作,有呕吐倾向时立即停止。

(2)吞咽反射训练,即手指摩擦患者下颌下方至甲状软骨处皮肤,促进舌前后运动、下颌上下运动。

(3)声门紧闭训练,即嘱患者深吸气,两手于胸前用力推压,闭唇,憋气5 s。

(4)声门功能训练,即嘱患者取坐位,经口鼻用力深吸气,吸气末声门发力,做用力咳嗽动作。

(5)缩口呼吸训练,即嘱患者取坐位,经鼻腔深吸气,缩拢嘴唇呼气,呼气时间尽可能长。

(六)预防并发症

(1)观察患者是否有呼吸困难、心率增快症状,及时汇报医护人员。

(2)监测患者生命体征。

(3)预防深静脉血栓的形成,协助患者进行下肢主动运动、下肢被动运动。

(七)急救照护

对于坠积性肺炎患者,急救措施应侧重于维持呼吸道通畅、支持呼吸功能以及防止并发症的恶化。以下是一些关键的急救措施：

（1）维持呼吸道通畅：立即将患者置于半坐位，以减少呼吸困难。协助护士立即进行吸痰，清除气道分泌物。

（2）支持呼吸功能：协助护士给予患者高流量吸氧。监测患者的呼吸频率和血氧饱和度。如有呼吸衰竭迹象，立即通知医师，准备进一步的呼吸支持治疗。

（3）防止并发症恶化：患者出现休克、心律失常、出血或血肿，应及时汇报医护人员。

第五节　老年脑卒中患者的照护

脑卒中是指急性起病，由于脑局部血液循环障碍所导致的神经功能缺损综合征，包括脑梗死、脑出血、蛛网膜下腔出血等。老年人是脑卒中的高发人群，也是老年人致残的主要原因。脑卒中不仅严重危害老年人的健康和生活质量，而且也给老年人家庭带来沉重的经济负担。

一、相关因素

（一）年龄

随着年龄的增加，人体器官功能会发生退行性改变，易合并多种慢性病，这增加了脑卒中的风险。

（二）高血压

高血压是导致老年人脑卒中的主要原因之一，大约有1/3的脑卒中病例是由高血压引起的。高血压可促使血管收缩、痉挛，加速动脉粥样硬化的发展。

（三）糖尿病

糖尿病可引起心脑血管等大动脉粥样硬化及全身微血管病变，也是脑卒中的独立危险因素。糖尿病患者的血管壁可能会因血液中的高糖而损伤，最终影响血液流动，出现脑卒中。

（四）血脂异常

血脂异常、脂质斑块形成是脑血管动脉粥样硬化的最重要的病理生理基础。其中，低密度脂蛋白胆固醇被认为是参与动脉粥样硬化发生发展的重要因素。

（五）吸烟

吸烟是脑卒中的首要危险因素之一。吸烟可促使血管收缩、血管痉挛，并使血细胞比容、纤维蛋白原均增加，同时还可引起血管内膜内皮细胞减少，促进高血压及动脉粥样硬化的发生。

（六）其他因素

包括肥胖、饮酒过量、心房颤动、瓣膜手术、贫血、缺乏运动和锻炼等。

二、常见症状

（一）头痛

头痛是最常见的症状，特别是出血性脑卒中患者可能经历剧烈的头痛。

（二）呕吐

通常伴随头痛一起出现，其特点是多为喷射状呕吐。如遇有呕吐咖啡色（酱油样或棕黑色）液体，表示病情严重。

（三）眩晕

眩晕是一种常见的脑卒中症状，通常伴有呕吐或耳鸣，这往往预示着脑部血液循环出现问题。

（四）感觉异常

表现为单侧肢体或面部的感觉异常，如麻木、刺痛、灼热感等。

（五）口角流涎

出现口角歪斜、流口水或食物从口角流出的现象时，需要高度关注。

（六）突发性视觉障碍

出现看不见左或右侧物体或视觉缺损的情况，或者一过性眼前发黑或眼前突然飞过一只蚊子的感觉。

（七）突发言语不清和吞咽呛咳

出现说话不清、吐字困难、喝水或吞咽时呛咳的症状。

（八）意识障碍

表现为神志模糊不清，呼唤不应，打呼噜，严重的可出现深度昏迷。

（九）偏瘫或瘫痪

脑卒中可能导致肢体的麻木、无力或完全瘫痪，通常这种情况只发生在半边身体。

三、照护措施

老年脑卒中患者的照护措施需要综合考虑患者的身体状况、病情严重程度以及心理需求。以下为常见的照护措施：

(一)日常生活照护

1. 保持环境整洁

为患者提供整洁、舒适的生活环境，定期清洁房间、更换床单等。

2. 协助日常活动

根据患者的身体状况和需要，协助患者进行洗漱、穿衣、进食等日常活动。

(1) 穿衣：指导患者穿宽松、柔软、棉质、穿脱方便的衣服，穿衣时先穿患侧，后穿健侧，脱衣时顺序相反，不宜穿系带的鞋子。

(2) 如厕：训练患者养成定时排便的习惯，如活动障碍，可利用便器在床上排便。可自行如厕者，要有人陪护，以便帮助患者穿脱裤子和观察病情。

3. 防止跌倒

保持地面干燥、平整，避免患者跌倒。同时，为患者提供合适的辅助器具，如拐杖、轮椅、助行器等。

(二)饮食照护

(1) 营养均衡：为患者提供营养均衡的饮食，包括足够的蛋白质、维生素、矿物质等。

(2) 清淡易消化：食物应清淡易消化，避免给患者食用辛辣、刺激性食物以及高盐、高脂肪、高糖等不健康食品。

(3) 规律进食：鼓励患者规律进食，避免暴饮、暴食或过度饥饿。

(三)心理照护

(1) 情感支持：给予患者足够的情感支持，关心患者的心理需求，及时给予安慰和鼓励。

(2) 沟通交流：与患者建立良好的沟通渠道，了解患者的想法和感受，帮助患者缓解紧张、焦虑、抑郁等情绪问题。

(3) 心理疏导：针对患者的心理问题，采取相应的心理疏导措施，如放松训练、认知疗法、精神分析疗法等，帮助患者树立战胜疾病的信心。

(四)并发症照护

(1) 肺部感染：定期为患者翻身、叩背、雾化、咳痰等处理，预防肺部感染的发生。

(2) 尿路感染：保持患者会阴部的清洁干燥，定期更换尿袋和护理垫，避免尿路感染的发生。

(3) 下肢深静脉血栓形成：鼓励患者进行适当的肢体活动，适当的按摩、穿弹力袜或使用气压治疗仪等物理方法预防下肢深静脉血栓形成。

(五)康复照护

康复措施的综合应用可以帮助老年脑卒中患者尽快恢复功能，提高生活质量，降低并发症的风险，同时也有助于提高患者的康复成功率和长期生存率。

（1）运动和物理治疗康复：根据患者病情和康复需求选择需要的、可行的、喜爱的训练方式，不能主动训练时可进行辅助或被动训练。训练时坚持适度原则，如感到劳累不适应立即休息。注意动作要点，以免动作不规范引发损伤、摔倒、骨折等不良事件的发生。

（2）言语康复：为患者创造良好的语言环境，可以根据患者的喜好选择图片和读物，从发音开始，按照字、词、句、段的顺序训练其说话，为其提供述说熟悉的人和事的机会。

（3）心理治疗康复：高龄脑卒中患者尤其应注意心理康复。首先纠正患者对疾病和康复治疗的错误认识，帮助患者适应老年生活，纠正不良生活方式和行为，必要时采用药物缓解症状。另外，可以通过聆听、欣赏、演唱等作为手段，对脑血管病患者的语言、认知、运动、社会情感等方面进行干预治疗，从而帮助他们进行功能性康复。

（4）中医传统治疗康复：脑卒中中医称为"中风"，分为中脏腑、中经络两类。目前中医治疗老年中风主要的方法为中药、针灸、推拿及食疗。

第六节　老年糖尿病患者的照护

糖尿病（diabetes mellitus，DM）是一种复杂的慢性代谢性疾病。由于体内胰岛素分泌不足或胰岛素作用障碍，导致各种组织，特别是眼、肾、心脏、血管、神经的慢性损害，功能障碍及衰竭。老年糖尿病患者具有并发症和（或）并发症多、症状不典型、低血糖风险高、患者自我管理能力差等特点。

一、相关因素

（一）遗传因素

遗传易感性在糖尿病发病中起重要作用，有糖尿病家族史者患病风险增加，存在特定的基因变异或遗传易感性，某些基因的突变或多态性与糖尿病的发生密切相关。

（二）环境因素

（1）不良生活方式：长期过度进食高糖、高脂肪、高能量食物，膳食纤维摄入不足导致营养失衡。

（2）体力活动不足：久坐少动的生活方式使身体对胰岛素的敏感性降低。

（3）肥胖：尤其是中心性肥胖（腹部脂肪堆积），可引起胰岛素抵抗，脂肪细胞分泌多种细胞因子影响糖代谢。

（4）应激：长期精神紧张、压力过大、焦虑等情绪应激；突发的重大创伤、手术、精神刺激等身体应激。

（三）年龄增长

随着年龄增加，胰岛β细胞功能逐渐减退，机体代谢能力下降，患病风险上升。

（四）感染因素

（1）某些病毒感染（如柯萨奇病毒、巨细胞病毒、腮腺炎病毒等）可能损伤胰岛β细胞，诱发糖尿病。

(2) 自身免疫因素：在 1 型糖尿病中，自身免疫反应可破坏胰岛 β 细胞。

（五）某些药物

如糖皮质激素、噻嗪类利尿剂、β-受体阻滞剂等可能引起血糖升高。

（六）妊娠因素

孕期胎盘会分泌多种激素，可能导致胰岛素抵抗，增加妊娠糖尿病发生风险；若原有糖尿病，孕期病情可能加重。

（七）睡眠障碍

如长期睡眠不足或睡眠质量差。

二、常见症状

（一）早期表现

(1) 短期内无明显诱因逐渐消瘦，特别是原来肥胖的患者在短期内出现体重明显下降，同时自觉疲乏无力、身体沉重、四肢麻木、腰酸背痛。
(2) 腹泻与便秘交替。
(3) 餐后数小时或餐前常有不明原因的心慌、乏力、多汗、手抖或明显饥饿感等症状。
(4) 视物模糊、双目干涩、视力下降。

（二）中晚期表现

(1) "三多一少"症状：多饮、多食、多尿、体重减轻。
(2) 皮肤瘙痒：皮肤干燥，感觉异常，女性患者可出现外阴瘙痒。
(3) 其他症状：有四肢酸痛、麻木、腰痛、便秘或顽固性腹泻、视力障碍等。

（三）并发症

(1) 急性并发症：糖尿病酮症酸中毒、糖尿病非酮症高渗性昏迷、低血糖、感染。
(2) 慢性并发症：糖尿病大血管病变、糖尿病微血管病变、糖尿病神经病变、糖尿病足等。

三、照护要点

（一）饮食照护

1. 蛋白质、脂肪、碳水化合物分配
蛋白质量一般占总热量的 12%～15%，脂肪约占 30%，碳水化合物一般占 50%～60%。
2. 三餐分配
按食物成分表将上述热量折算为食谱。三餐分配一般为 1/5，2/5，2/5 或 1/3，1/3，1/3。

三餐饮食内容要搭配均匀,每餐均有碳水化合物、脂肪和蛋白质,且要定时定量,这样有利于减缓葡萄糖的吸收,增加胰岛素的释放。按此谱食坚持用2～3周,血糖应当会下降,若效果不佳应做必要的调整。

3. 膳食组成合理搭配

(1) 主食提倡用粗制米、面和适量杂粮,忌食葡萄糖、蔗糖、蜜糖及其制品。

(2) 每日摄取的蛋白质中动物蛋白应占总量的1/3以保证必需氨基酸的供给。

(3) 食用含不饱和脂肪酸的植物油,忌食动物脂肪以减少饱和脂肪酸的摄入,其量应少于总热量的10%。

(4) 肥胖者予以低脂饮食(脂肪量<40 g/d)、少食胆固醇含量高的食品,如肝、脑、肾等动物内脏类及鱼子、虾卵、蚬肉、蛋黄等,每日胆固醇的摄入量应低于300 mg。

(5) 饮食中应增加纤维含量,每日饮食中纤维素含量不宜少于40 g,纤维素可促进肠蠕动,防止便秘,同时可延缓食物的消化吸收,降低餐后血糖高峰。

(6) 注意B族维生素和维生素C的补充。粗粮、干豆及绿叶蔬菜中含B族维生素较多,新鲜蔬菜中维生素C含量丰富。病情控制较好者,可指导适量进食水果。

4. 饮食疗法应根据病情随时调整、灵活掌握

消瘦患者可适当放宽,保证总热量;肥胖患者必须严格控制饮食,以低热量脂肪饮食为主,减轻体重。对于用胰岛素治疗者,应注意酌情在上午9～10点,下午3～4点或睡前加餐,防止发生低血糖,体力劳动或活动多时也应注意适当增加主食或加餐。

5. 特殊情况下的饮食调整

特殊场合如节日庆典、朋友聚会或旅途中,糖尿病患者应提前做好规划。建议选择新鲜蔬菜、精选瘦肉和全谷类食品,同时要减少高糖和高脂食物的摄入。也可自备一些健康食品以应对不规律的饮食时间。

(二) 皮肤照护

预防皮肤感染,保持皮肤清洁干燥,长期卧床的患者应勤翻身并进行局部按摩,尽量不穿羊毛、化纤内衣,以免刺激皮肤引起瘙痒,勤换衣服,勤洗澡,洗澡的水温不超过35℃,女性患者应每晚清洗会阴;平时应穿平整、柔软、舒适、透气的袜子,鞋要宽松软底、透气性好,不穿塑料、硬底、高跟、尖底皮鞋,不光脚走路,趾甲不要剪得太短,不自行刮鸡眼,防止糖尿病足的发生;用热水袋和电热器时不直接接触皮肤,以免烫伤。

(三) 用药照护

(1) 严格遵医嘱用药,观察药物不良反应。

(2) 协助患者正确注射胰岛素、监测血糖,做好患者空腹及三餐后血糖监测及记录。

(四) 运动

根据年龄、体力、病情及有无并发症,指导患者进行长期规律的运动,循序渐进,量力而行。以有氧运动为主,如散步、慢跑、做广播操、打太极拳等。强度以锻炼后能连贯说话,微微出汗为宜。运动时应达到的心率约为(170－年龄)次/min×80%。一般餐后1 h(从第一口饭算起)开始运动,每周至少运动3 d,每次30~40 min。运动后全面检查皮肤、足部及关节是否有损伤,运动前后各监测一次血糖。

(五)糖尿病足照护

经常检查自己足部,包括水泡、切割伤、抓伤、趾甲问题;经常检查鞋子,有无异物和粗糙的地方;保持足部清洁,鞋袜要宽松,不要赤足走路,不要热敷足部;不要过分剪除足部胼胝,或涂刺激性药物;剪趾甲时要小心;不吸烟。

(六)低血糖照护

低血糖症常见症状有出虚汗、乏力、饥饿感、头晕、心慌、心跳加快、双手发抖、手足和嘴唇麻木或刺痛、视力模糊、脸色苍白、昏睡、肢冷,严重者出现神志不清甚至昏迷。

(1)加强预防:勿擅自改变降糖药的药量,保证饮食定时定量、营养均衡、宜在餐后1 h开始运动。保证患者外出时随身携带高糖食物,如糖块、巧克力、饼干,一旦发生低血糖,及时自救。

(2)症状观察和血糖监测:观察患者有无低血糖的临床表现。

(3)急救照护:一旦出现低血糖,应让患者绝对卧床休息,迅速补充葡萄糖,立即给予任何含糖较高的物质。大多数低血糖患者通过进食含糖食物后15 min内可很快缓解,含糖食物可为2~4块糖果或方糖、5~6块饼干、一匙蜂蜜、半杯果汁或含糖饮料等。医疗护理员在待医师复测血糖后听从医师吩咐是否需要再进食。如病情重、神志不清者,医疗护理员要及时通知护士并遵医嘱补液,补液结束及时通知护士并关注患者神志。

第七节　老年消化道溃疡患者的照护

消化性溃疡包括胃溃疡和十二指肠溃疡,通常与胃液的胃酸和消化作用有关,可出现消化道出血、梗阻、穿孔、癌变等并发症,是一种以慢性过程周期发作、中上腹节律性疼痛为特点的多发病、常见病。老年人多好发胃溃疡,秋冬和冬夏之交是本病的好发季节,诱发因素常有忧思、恼怒、情绪不畅、饥饱无常或暴饮、暴食等。

一、相关因素

(一)胃酸分泌增多

胃蛋白酶活性作用是溃疡形成的直接原因。胃蛋白酶活性取决于胃液的pH值,当胃液pH>4时,胃蛋白酶便失去活性,因此胃酸在其中起决定性作用。

(二)幽门螺旋杆菌感染

幽门螺旋杆菌感染是消化性溃疡的重要病因,幽门螺旋杆菌进入消化道后,会对胃黏膜造成一定的损伤,进而可引起炎症,导致黏膜水肿、溃烂,从而引起消化性溃疡。

(三)药物

长期服用非甾体抗炎药、糖皮质激素、氯吡格雷、化疗药物、双膦酸盐、西罗莫司等药物的患者易引发消化性溃疡。

(四)胃黏膜的防御和修复功能

对维持黏膜的完整性、促进溃疡愈合非常重要。防御功能受损、修复能力下降,都对溃疡的发生和转归产生影响。

(五)遗传易感性

部分消化性溃疡的患者有明显的家族史,存在遗传易感性。

(六)其他因素

不良的饮食习惯,如进食无定时、暴饮暴食、饮食刺激性食物、饮料等;大量饮酒、长期吸烟、应激等是消化性溃疡的常见诱因。

二、常见症状

(一)节律性疼痛

(1)疼痛部位:胃溃疡疼痛部位在剑突下或偏左,十二指肠溃疡则偏右。有的老年患者上腹痛多无规律,疼痛部位模糊,难以定位。疼痛可向背部、剑突下、心前区放射,易与心绞痛混淆。

(2)发生时间:胃溃疡疼痛多发生于餐后 0.5~2 h,胃排空后缓解,直至下一餐后再出现,即饱餐痛。十二指肠溃疡疼痛常发生于餐前或空腹时,饭后 2~4 h 发作,饮食或服用止酸药后缓解,即饥饿痛。

(3)疼痛程度:有隐痛、灼痛、胀痛、饥饿痛或剧痛等,能用碱性的药物和食物暂时缓解。

(二)其他

消化性溃疡除上腹疼痛外,有的老年患者可有反酸、嗳气、恶心、呕吐、食欲缺乏等消化不良症状,也可有失眠、多汗、脉缓等自主神经功能失调表现,发现这些症状出现应到医院做进一步的检查和确诊。

通常老年人消化性溃疡的溃疡面积较大,临床表现多不典型,常无任何症状或症状不明显,疼痛多无规律,食欲缺乏、恶心、呕吐、消瘦、贫血等症状较突出,需与胃癌鉴别。

(三)并发症

(1)出血:是消化性溃疡最常见的并发症,出血引起的临床表现取决于出血的速度和量。轻者仅表现为黑便、呕血,重者可出现周围循环衰竭,甚至低血容量性休克,应做好日常观察与照护。饮酒史、幽门螺旋杆菌感染、使用非甾体抗炎药物与老年患者发生消化道出血密切相关。老年人群应避免大量饮酒,减少酒精对胃黏膜刺激,从而降低消化道出血发生率。

(2) 穿孔:溃疡病灶向深部发展穿透浆膜层则并发穿孔。1/3~1/2 的穿孔与服用非甾体抗炎药有关,多数老年患者穿孔前可以没有症状。若患者出现以下三种情况:刀割样疼痛、腹式呼吸减弱或消失、服用抑酸药物不能缓解,应及时通知医护人员。

(3) 幽门梗阻:幽门梗阻使胃排空延迟,患者可感上腹饱胀不适,疼痛于餐后加重,且有反复大量呕吐,呕吐物为酸腐味的宿食,大量呕吐后疼痛可暂缓解。严重频繁呕吐可致水、电解质平衡失调,常继发营养不良。

(4) 癌变:少数胃溃疡可发生癌变,十二指肠溃疡则极少见。

三、照护要点

(一) 饮食照护

(1) 应注意饮食卫生和饮食的规律性,消化性溃疡发生期间,以少食多餐为宜,每天进食 4~5 次,避免餐间零食和睡前进食,使胃酸分泌有规律。一旦症状得到控制后,尽快恢复正常的饮食规律。

(2) 选择营养丰富、易消化饮食,避免过度饥饿或暴饮暴食,避免进食刺激性食物(如生、冷、硬粗纤维多的蔬菜水果,浓肉汤、咖啡、浓茶、辣椒、酸醋等),或过热产气多的食物、饮料等。

(3) 症状较重者以面食为主,或以软米饭、米粥代替。叮嘱患者进食要细嚼慢咽,咀嚼可增加唾液分泌,能稀释和中和胃酸。也可在疼痛前进食中和胃酸的食物(如苏打饼干、牛奶、香蕉等)。

(4) 活动性出血期间禁食,病情平稳后给予温凉流食,进食后未再出血可一步一步过渡,不能饱餐、禁热饮、坚硬及刺激的食物。

(二) 用药照护

(1) 遵医嘱服药,常用药物如下:

1) 抑制胃酸药物:质子泵抑制剂抑酸作用持久,促进溃疡愈合速度快,溃疡愈合率高。如:奥美拉唑、雷贝拉唑、泮托拉唑等。

2) 保护胃黏膜药物:如铋剂、硫糖铝、铝碳酸镁等。

3) 促胃肠动力药物:如莫沙必利、多潘立酮、西沙必利等。

4) 根除幽门螺杆菌治疗:目前公认的三联疗法疗效好、疗程短、花费适中。三联疗法:质子泵抑制剂(奥美拉唑等 1~2 周)+第一抗生素(克拉霉素 1~2 周)+第二抗生素(阿莫西林或甲硝唑 1~2 周),成功率可达 85%~90%。

(2) 质子泵抑制剂采用标准剂量,即每日 1 次,早餐前 0.5 h 服药;铋剂及硫糖铝需要餐前服用,抗生素应餐后服用。

(3) 观察用药后的效果,是否疼痛减轻或缓解。观察有无食欲缺乏、恶心、软弱无力、严重便秘、腹泻、皮疹等不适反应。

(4) 务必按照医嘱正确服药,并在用药过程中保持与医师的沟通,以便及时发现并处理可能出现的问题。

(三) 异常情况照护

(1) 观察疼痛的部位、时间、性质及与饮食的关系等,准确向医护人员描述。如果出现剧痛或疼痛加重,应及时告知医护人员。

(2) 查看有无呕血或黑便,如有异常应及时告知医护人员。及时、正确地留取标本。

(3) 初步估计出血量,出血约 20 mL 时,便潜血试验可为阳性;出血达 50~70 mL 时,可表现为黑便;出血量为 100 mL 时,大便为鲜红色。同时还应注意老年患者有无头晕、心悸、出冷汗等表现,一旦出现及时通知医护人员给予对症处理。

(4) 如出现头晕、心悸、出冷汗等表现,应立即卧床,预防跌倒。

(5) 保持呼吸道通畅,呕血时,及时清理呼吸道,侧卧位或仰卧位头偏向一侧,预防误吸。

(6) 严密监测体温、心率、血压、呼吸、面色及神志变化,认真准确地记录 24 h 出入量。如有异常及时报告医护人员。

(四) 协助辅助检查

(1) 协助辅助检查,协助护士做好胃肠镜检查前的准备工作:

1) 遵医嘱需要提前 5~7 天停药,如,阿司匹林、氯吡格雷、华法林、藏红花、当归、三七等。

2) 检查前 3 天不吃火龙果、猕猴桃、芝麻、木耳、西瓜等。

3) 检查前 1 天三餐吃少渣饮食,不吃蔬菜、水果及肉类。

4) 检查前 1 天晚餐后 7 点钟口服清肠药物,按医嘱或说明书口服,睡前口服泻药。

5) 检查当日清晨 6 点钟,口服清肠药物,按医嘱或者说明书口服,活动时请尽量在室内,方便如厕,以排出淡黄色或清水样无渣水便为标准。

(2) 协助留取大便标本,采集具有特征性的不同部位粪便,正确留取,及时送检。

(五) 休息与活动

(1) 活动性出血期间,应卧床休息;出血停止后可循序渐进地活动,比如,先室内活动,再逐渐到室外活动。

(2) 活动时,注意观察和询问老年患者有无头晕和腿无力,如果有上述症状,应停止或减少活动,预防跌倒。

(六) 心理疏导

(1) 安抚老年患者及家属,多与老年患者沟通。理解患者的情感和需求,给予他们关心和尊重,可以帮助患者释放压力,减少孤独感,提升治疗配合度。

(2) 丰富老年患者的活动内容,例如下棋、玩牌、看电视、看书、听音乐、散步等,减轻其焦虑、忧郁情绪。

（七）居家照护

（1）季节更换时，要提醒老年患者注意饮食规律、戒烟、忌酒，合理活动和休息，避免诱因。

（2）老年患者生活要规律，劳逸结合，保持乐观情绪，避免过度的精神紧张，以防溃疡复发。

（3）按医嘱服药，切勿随便停药。

（4）定期复诊，若上腹疼痛节律发生变化并加剧或出现呕血、黑便时，应立即就医。

（5）老年患者存在烟龄长、吸烟量大、戒烟困难等特点，针对预防老年消化性溃疡复发，除了规范药物治疗，还需要协助老年患者建立良好生活习惯，降低溃疡复发概率。

第八节　老年骨质疏松患者的照护

骨质疏松症是一种以骨量低下、骨组织微结构损坏导致骨脆性增加、骨折风险增高的慢性代谢性骨病。骨质疏松症根据病因分为原发性和继发性，原发性骨质疏松症包括绝经后骨质疏松症（Ⅰ型）、老年性骨质疏松症（Ⅱ型）和特发性骨质疏松症（青少年型）。老年性骨质疏松症是原发性骨质疏松症的分类之一，一般指年龄≥65岁的女性和年龄≥70岁的男性发生的骨质疏松症。

一、发病机制

老年性骨质疏松症一方面由于增龄造成骨重建失衡，骨吸收/骨形成比值升高，导致进行性骨丢失；另一方面，增龄和雌激素缺乏使免疫系统持续低度活化，处于促炎症状态。

二、危险因素

1. 不可控因素

包括种族、增龄、女性绝经、脆性骨折家族史等。老年人性激素减少，刺激了破骨细胞的同时，抑制了成骨细胞，造成骨量减少。其次，衰老过程中，会出现营养吸收能力下降、器官功能衰退，导致维生素D缺乏，慢性的负钙平衡，也会导致骨量及骨质的下降。

2. 可控因素

（1）不健康生活方式：体力活动少、阳光照射不足、吸烟、过量饮酒、钙和（或）维生素D缺乏、过量饮用含咖啡因的饮料、营养失衡、蛋白质摄入过多或不足、高钠饮食、体重量过低等。

（2）影响骨代谢的疾病：包括性腺功能减退症、糖尿病、甲状腺功能亢进症等多种内分泌系统疾病、风湿免疫性疾病、胃肠道疾病、血液系统疾病、神经肌肉疾病、慢性肝肾及心肺疾病等。

（3）影响骨代谢的药物：包括糖皮质激素、质子泵抑制剂、抗癫痫药物、芳香化酶抑制剂、促性腺激素释放激素类似物、抗病毒药物、噻唑烷二酮类药物和过量甲状腺激素等。

三、常见症状

(一) 乏力

容易疲劳,劳累后加重,负重能力下降甚至无法负重。

(二) 骨痛

以腰背部疼痛多见,也可出现全身骨痛。疼痛多为弥散性,没有固定的痛点。疼痛通常在姿势改变时、长时间行走后、夜间或负重活动时加重,甚至出现活动受限。

(三) 脊柱变形

严重骨质疏松症患者,因椎体压缩性骨折,可出现身高变矮或脊柱后凸、侧弯、驼背、畸形等,导致脊髓神经受压,或心肺功能及腹部脏器功能异常,出现便秘、腹痛、腹胀、食欲减退等不适。

(四) 骨折

骨质疏松性骨折属于脆性骨折,通常指在日常生活中或受到轻微外力时发生的骨折。骨折好发于胸腰椎,发生的常见部位为椎体(胸、腰椎)、髋部(股骨近端)、前臂远端和肱骨近端等。

(五) 对心理状态及生活质量的影响

患者可出现焦虑、抑郁、恐惧、自信心丧失及自主生活能力下降等。

四、照护要点

(一) 日常照护

(1) 适当日晒:协助老年人经常户外活动,建议选择在上午的9~11点至下午的2~4点间,尽可能多地暴露皮肤于阳光下,坐在阳台(需要开窗)、院子晒太阳,或者外出活动,因为此时的太阳光比较柔和,对机体的危害较小。每次晒15~30 min,每周2次,以促进体内维生素D的合成和吸收。要注意避免强烈阳光直射,以防灼伤皮肤,避免眼部直视阳光,做好眼部照护。

(2) 饮食与营养:指导患者多吃含钙和维生素D的食物,含钙食物有牛奶及其制品(酸奶、奶粉、奶酪等)、海产品(鱼、虾、海带等)、豆制品(豆腐、豆干、豆皮等)、绿色蔬菜(荠菜、小油菜等)、坚果(榛子、花生等)、含维生素D多的食物有鱼类、蛋类等。建议烹饪时可选择先焯后炒,少吃腌制食物,不吃肥肉或动物内脏,戒烟限酒,避免饮用咖啡、碳酸饮料和浓茶,忌辛辣刺激性食品。

(3) 合适体位和姿势:指导患者保持良好的姿势,如卧位时用硬板床垫和较低的枕头,尽量使背部肌肉保持挺直,站立时肩膀向后伸展,挺直腰部并收腹;坐位时应双足触地,挺腰收颈,椅子的高度与膝齐平,避免持重物走路。

(4) 疼痛照护:注意保暖及避免寒冷刺激,天气变化时注意增减衣物,睡觉时盖好衣被,避免受凉。根据疼痛部位选择合适体位,如腰部疼痛可指导患者使用硬板床,疼痛时让患者取仰卧位或侧卧位,然后卧床休息数天或一周可缓解疼痛。长时间处于同一体位如仰卧位时,可在腰下垫薄枕或膝下垫软枕,将患膝置于膝关节屈曲位,减轻腰部压力。对于需要绝对卧床的患者,协助其更换体位,教会患者轴线翻身,轴线翻身就是头肩部和腰、腿保持在一条线上翻身,同时同向翻动,不能有扭动,避免腰部扭曲造成疼痛加重。

(5) 预防跌倒:建议调整病房及居家环境,从安全角度设计及布置房间。如将常用物品放置在固定位置,尽量降低床的高度,在浴室、马桶附近安装扶手,浴室内置防滑垫。地板保持干燥,通道、楼梯保持通畅,设置地灯照明,电源开关易触及。日常活动如洗浴、如厕、上下楼梯等姿势变化时应小心谨慎;选择合适的裤子并穿防滑鞋;睡觉时将床栏拉起。服用降压药、安眠药、利尿药或镇静药等药物的患者须格外注意防范跌倒。必要时使用助行器或轮椅。

(二)用药照护

(1) 补充钙剂:绝经后妇女和老年人每日钙摄入推荐量为 1000 mg。我国老年人每日从饮食中获得钙量约 400 mg,因此,每日应补钙 500～600 mg,服用钙剂最好在用餐时间外服用,晚饭后睡觉前 1 小时服用效果最好。服用钙剂后多喝水,以减少泌尿系统结石的发生。

(2) 补充维生素 D:我国营养学会提出成人每日维生素 D 摄入量为 600 IU($15\ \mu g/d$)。维生素 D 缺乏和作用不足在老年性骨质疏松症的发生中具有重要作用。老年人因缺乏日照和摄入及吸收障碍,常有维生素 D 缺乏,可遵医嘱补充,但不建议单次大剂量补充。

(3) 双膦酸盐类应空腹服用,同时喝水 200～300 mL,服药后 30 min 内保持坐位或站位,不能平卧及进食;同时,患者不能咀嚼或吮吸药片,以防发生口咽部溃疡。如果出现咽下困难、吞咽痛或胸骨后疼痛,应立即停止用药并就医。

(三)运动锻炼

规律的运动锻炼可增强活动能力,增强肌肉张力、强度和骨密度,提高机体协调性,改善平衡能力及减少跌倒的风险。

(1) 运动原则:根据老年人心血管功能,选择适宜的有氧运动方式,要有一定的运动强度,使心肺功能、骨骼得到锻炼。指导合并有高血压、心脏病、糖尿病等疾病的患者咨询医护人员选择合适的运动方式,并坚持规律运动,建议 3～5 次/周,30～40 min/次。对于失能或半失能的老年人要在环境、设施上进行改造,帮助其进行被动或辅助主动活动。对于严重骨质疏松的老年人,则进行个体化锻炼,循序渐进,预防活动中发生骨折。

(2) 运动强度:推荐老年骨质疏松症患者遵循个体化(运动方式、频率、时间及强度)、量力而行、循序渐进的原则,有规律地进行一些中、低强度的多元化运动(有氧运动、肌肉强化、平衡训练等),运动强度具体见表 10.8.1;运动时应达到的心率约为(170－年龄)次/min,锻炼后能连贯说话,微微出汗,稍微有点累,轻度肌肉酸痛但休息 10～20 min 可逐渐恢复正常。若运动后疲劳感不因休息而缓解,甚至睡眠后仍感不适,应减少运动量或改变运动项目。在身体条件允许的情况下,定期进行一些负重运动来增强肌肉强度和预防跌倒。老年骨质疏松症患者多合并下肢骨关节炎,不建议进行下蹲、登楼梯、爬山等运动,避免弯腰、扭腰、卧床起坐等过度运动或不恰当运动带来的损伤。

表 10.8.1　运动强度简表

强　度	举　例
高强度运动	球类运动、游泳
中等强度运动	快走、慢跑、爬楼梯
轻度运动	广播操、太极拳
非常轻度运动	购物、散步、做家务

(四)心理照护

(1)认真倾听患者的感受,了解患者的心理活动。当发现患者存在紧张、悲观或烦躁、焦虑、自信心下降等负面情绪时,要及时安慰陪伴,采用亲切的语言、关切的态度,根据具体情况进行心理疏导。鼓励其以适当的方式宣泄情绪,让其了解乐观稳定的情绪有助于康复。

(2)向患者讲解老年骨质疏松症的相关知识,包括预防、日常生活注意事项、用药注意事项等,提高其对该病的认识,树立战胜疾病的信心。告知家属经常关心患者,让其体会到家人对自己的关心、爱护和尊重。根据患者的教育背景、生活习惯、个人爱好和条件,培养兴趣爱好,激发其对生活的热爱,保持积极正面的情绪。

(3)鼓励患者参加社交活动,可通过正念冥想、深呼吸、唱歌、聊天、听舒缓的音乐、听相声、小品、广播剧等娱乐活动放松患者的情绪以减轻疼痛不适。

第九节　老年阿尔茨海默病患者的照护

阿尔茨海默病(Alzheimer's disease,AD),俗称老年痴呆症,是发生在老年期及老年前期的一种原发性退行性脑病,指的是一种持续性高级神经功能活动障碍,即在没有意识障碍的状态下,出现记忆、思维、分析判断、视空间辨认、情绪等方面的障碍。目前尚无特效治疗或逆转疾病进展的治疗药物。疾病的主要特征包括进行性的认知功能障碍和行为损害。AD 是痴呆症最常见的形式,可能占病例数的 60%～70%。

一、相关因素

AD 的病因复杂,其发生为基因、生活方式和环境因素等多种因素相互作用的结果,部分是由特定的基因变化引起的。

(一)遗传学因素

(1)家族史:AD 具有家族聚集性,约 20% 的患者有阳性家族史,其一级亲属有很大的患病危险性。

（2）基因多态性：基因的突变和多肽性改变与 AD 发病有关。迟发性家族性 AD 和散发性 AD 发生的危险性均与 Apo E4 等位基因的量有依赖关系。

（3）各类假说：神经递质学说、类淀粉蛋白质假说、微管相关蛋白质假说、其他假说。

（二）人口学因素

（1）高龄：年龄增长是 AD 已知的最大危险因素。AD 不是正常衰老的表现，但随着年龄的增长，AD 患病率逐年增加。

（2）性别：男性和女性的患病风险差异不明显，但总体而言，女性患者更多，可能与女性闭经后激素水平的变化有关。

（3）低教育水平和较少的社交：低教育水平（低于高中教育水平）也可能是 AD 的一个危险因素。积极参与社交活动可降低 AD 患病风险。

（4）丧偶独居：研究表明丧偶或独居的老年人 AD 患病风险会更高。

（三）慢性病

（1）高血压、高胆固醇、2 型糖尿病、肥胖等慢性病可能增加患病风险。

（2）肝肾功能不全、免疫系统疾病、甲状腺功能减退、维生素缺乏等。

（3）患有轻度认知障碍的人进展为痴呆的风险显著增加。

（四）其他因素

（1）精神心理疾病：抑郁、精神分裂症、偏执性精神病等。

（2）伴有意识障碍的头部外伤。

（3）酒精中毒、毒品滥用、铝中毒等。

（4）不良生活习惯：吸烟、酗酒、缺乏运动、饮食不当等。

二、常见症状

（一）痴呆前阶段

记忆力轻度受损：学习和保存新知识的能力下降；其他认知能力如注意力、执行能力、语言能力和视空间能力可出现轻度受损，但是不影响基本日常生活能力，达不到痴呆的程度。

（二）痴呆阶段

这一阶段是传统意义上的 AD，此阶段患者认知功能损害导致了日常生活能力下降，按认知损害的程度可以分为轻、中、重三期。

1．轻度痴呆

首先出现的是近事记忆减退，常将日常所做的事和常用的一些物品遗忘。随着病情的发展，可出现远期记忆减退，即对发生已久的事情和人物的遗忘。部分患者出现视空间障碍，外出后找不到回家的路，不能精确地临摹立体图。面对生疏和复杂的事物容易出现疲乏、焦虑和消极情绪。表现出人格方面的障碍,如不爱清洁、不修边幅、暴躁、易怒、自私多疑。

2. 中度痴呆

记忆障碍继续加重,工作、学习新知识和社会接触能力减退,特别是原已掌握的知识和技巧出现明显的衰退;出现逻辑思维、综合分析能力减退,言语重复、计算力下降,明显的视空间障碍,如在家中找不到自己的房间;可出现失语、失用、失认等;有些患者还可出现癫痫、强直—少动综合征;患者常有较明显的行为和精神异常,性格内向的患者变得易激惹、兴奋欣快、言语增多,而原来性格外向的患者则可变得沉默寡言,对任何事情提不起兴趣;出现明显的人格改变,甚至做出一些丧失羞耻感(如随地大小便)的行为。

3. 重度痴呆

上述各项症状逐渐加重,情感淡漠、哭笑无常、言语能力丧失,以致不能完成日常简单的生活事项,如穿衣、进食;终日无语而卧床,与外界(包括亲友)逐渐丧失接触能力;四肢出现强直或屈曲瘫痪,括约肌功能障碍;常可并发全身系统疾病的症状,如肺部及尿路感染、压疮以及全身性衰竭症状等,最终因并发症而死亡。

三、照护要点

目前世界上尚无特效药能治愈 AD 或者有效逆转疾病进程,联合使用药物治疗、非药物治疗和细心照护能够减轻症状和延缓病情发展。

(一) 病情观察

(1) 病情变化:及时发现异常生命体征、新发躯体和精神症状,若出现幻觉、妄想、激越行为等,需要及时通知医护人员。

(2) 认知功能:包括记忆力、定向力、计算力、注意力等。

(3) 日常生活活动能力:包括进食、洗澡、运动能力、如厕、管理财务等能力,重点关注老年人残余的自理能力。老年人外出活动时必须由专人陪同,防止老年人走失。对于能自行活动但行动迟缓的失智症老年人在起身及行走时,注意协助与扶行。

(4) 精神行为症状:包括焦虑、抑郁、谵妄、幻觉等。

(5) 服药情况:是否需要调整药物治疗方案。

(6) 评估照护需求:评估家庭和社会支持系统,确认主要照顾者,并对照顾者的生理和心理状况进行评估,评估是否需要制订临终护理计划。

(二) 日常生活照护

(1) 基础生活照护:重点关注老年痴呆患者残存功能,以维持自我独立。轻度认知功能障碍期及早期痴呆老年人的生活辅助以提示为主;而对重度痴呆的老年人而言,照护人员及照顾者需要关注老年人的基本生活需求,协助料理个人卫生,如排泄、饮食、活动等,照护过程中注意维护老年人的自信与自尊,保证老年人安全第一。

尽量维持 AD 老年人生活在一个熟悉的环境,在床头放置老年人熟悉的经常使用的物品。避免经常更换住所而导致症状的反复,老年人的日用品要固定在同一个位置,必要时做一些简单的标识来方便老年人识别物品的位置;房间中应设置明显的标识,比如,钟表、日历、墙上有具体的日期提醒标识。

(2) 饮食照护:健康饮食能够有效预防大脑退变,从而降低AD发生率,因此需要注意保持膳食平衡。应给予高蛋白、高热量、高维生素、低糖、低脂饮食,以清淡、易消化、营养丰富的食物为主。要适合患者口味,保证丰富的营养,品种多样化,以提高食欲,但应避免患者因健忘吃了再吃造成饮食过度或不主动进食的情况。老年人由于消化功能减退,容易出现腹胀,为预防腹胀发生,应减少食用豆类、马铃薯、胡萝卜、汽水等产气食物。食物烹饪以煮为宜,以利消化吸收,忌煎、炸、烧烤。痴呆者常伴有吞咽困难,进食时注意呛咳,不宜过快,防止食物误入气管,引起窒息。

(3) 运动锻炼:运动可改善认知障碍患者的整体认知功能。适度运动,维持腰部及脚的强壮。手的运动也很重要,常做一些复杂精巧的手工会促进脑的活力,做菜、写日记、吹奏乐器、画画、养小动物等都有预防痴呆的效果。根据老年人具体情况选择合适的运动方式,注意观察老年人现存的运动能力,在此基础上选择合适的运动形式,如太极拳、八段锦、手指操、五禽戏等。

(4) 安全照护:AD老年人可能共患多种躯体疾病,会同时服用多种治疗药物,要考虑这些药物间的相互影响,在增加任何一种药物前必须告知医师,指导正确服药,明确药物的剂量、时间、方法、种类,确保AD老年人药入口中,保证服药安全,防止漏服、错服。由于老年人精神症状、认知功能、日常活动能力等原因,进食、活动、外出需有专人陪伴,以保证老年人的安全。

(三) 认知康复

1. 日常生活能力训练

包括训练使用电话、做家务、出行、购物、独立管理药物等复杂的日常生活能力和吃饭、睡觉、洗澡、梳妆、大小便等基本的生活能力。

2. 认知训练

(1) 记忆力训练:陪患者一起看老照片、回忆往事、鼓励讲述自己的故事等方式,帮助患者维持远期记忆。引导患者将图片、词组或者实物进行归类和回忆,提高患者逻辑推理能力。采取记数字、询问日期、重述电话号码等方法以及出示之前用过的钢笔、眼镜、钥匙等物品,鼓励其说出它们的名称等,以提高患者瞬间记忆能力。通过出示数种日常用品,如钢笔、眼镜、钥匙等,5 min后让患者回忆之前所出示的物品名称,或引导患者记忆一段信息,按一定间隔复述信息,反复进行并逐渐延长间隔时间,训练其延迟记忆能力。同时还有多种实践方法可帮助提升记忆能力,例如:

1) 朗读法:反复朗诵需要记住的信息,在朗诵后,大脑回忆与朗诵相一致的图示印象。

2) 提示法:用活动信息的第一个字母或首个词句来提醒记忆。

3) 叙述法:将需要记住的信息融合到一个故事里,当患者在表达故事情节时,记忆信息被不断地叙述出来,增加记忆能力。

4) 印象法:在患者的大脑中产生一个影像帮助记忆。

5) 辅助法:让患者利用写日记、填写表格,记录活动安排。

(2)定向力训练:将定向力训练融入日常生活中,选择患者与之有感情的、感兴趣的时间、地点、人物的常识性记忆进行训练和强化,可以获得事半功倍的效果,如提问法、背诵法、分解联合法等。

(3)语言交流能力训练:提倡以患者能够接受的方式进行交谈和互动,帮助其维持口语和交流能力,在过程中注重鼓励与表扬,遵循从易到难原则。可利用图卡命名和看图说话、语言交流、发音练习等方式锻炼表达能力。通过抄写听写、看图写字、写日记等锻炼书写能力;朗读和歌唱激活患者大脑相应功能。

(4)视空间与执行能力训练:参考日常生活能力量表,结合生活技能相关的条目进行针对性训练,如穿衣、如厕、洗浴、识别钱币、接打电话、开关电视,也可以训练更复杂的项目,如使用洗衣机、银行取钱。如患者在训练中出现错误,用鼓励的方式正确示教,避免责备,不强迫患者选择和回忆。

(5)计算能力训练:根据患者病情选择难易程度,循序渐进,以简单算术运算为佳。

(6)注意力训练:选择使注意力集中的作业活动,做患者感兴趣的某些活动使其集中精力。对分散注意力障碍的患者,开始训练时,应在安静的或独立的环境中完成某项活动,逐步恢复到正常的环境中实践活动。

(7)计算机化训练形式:认知训练系统里,根据患者评估细则,针对缺陷项目进行系统、针对化的训练菜单,对不同认知域进行训练,可以通过互联网平台开展医院—家庭联合监控实施,门诊—居家相结合的一体化管理模式。结合患者的诊断和认知功能评定结果制定认知功能训练方案,结合信息化平台进行线上指导及追踪,实现门诊训练与居家训练的有效衔接。

参 考 文 献

[1] 国家卫生健康委员会.中国卫生健康统计年鉴2021[M].北京:中国协和医科大学出社,2021.

[2] 张新军.《中国老年高血压管理指南2019》解读[J].西部医学,2020,32(3):324-327.

[3] 中国老年医学会高血压分会,北京高血压防治协会,国家老年疾病临床医学研究中心.中国老年高血压管理指南2023[J].中华高血压杂志,2023,31(6):508-538.

[4] 中华医学会老年医学分会高龄老年冠心病诊治中国专家.高龄老年冠心病诊治中国专家共识[J].中华老年医学杂志,2016,35(7):683-691.

[5] 王畅,王飞,朱宁宁,等.老年冠心病患者经皮冠状动脉介入治疗后饮食管理的最佳证据总结[J].实用心脑肺血管病杂志,2024,32(3):77-83.

[6] 李苏宁,陈祚,王增武,等.我国老年高血压现状分析[J].中华高血压杂志,2019,27(2):140-150.

[7] 吴欣娟,杨莘,程云,等.老年专科护理[M].北京:人民卫生出版社,2019.

[8] 中国老年学和老年医学学会.老年COPD管理指南(2023版)[J].中西医结合研究,2023,15(3):154-164.

[9] 龙婷,曾小红.星蒌承气汤联合氨溴索治疗中风后卧床老年坠积性肺炎的临床疗效[J].内蒙古中医药,2022,41(1):35-36.

[10] 张紫薇,郭丝雨,赵天雪.长期卧床老年患者坠积性肺炎发生风险预测模型的构建[J].护理研究,2023,37(18):3242-3247.

[11] 张宜晨.老年坠积性肺炎患者多重耐药菌分析及中医组方用药规律研究[D].山东中医药大

学,2022.
［12］陈雪萍,胡斌春.医疗护理员培训教程.上册:基础知识[M].杭州:浙江大学出版社,2022.
［13］中国老年学和老年医学学会.老年缺血性脑卒中慢病管理指南[J].中西医结合研究,2022,14(6):382-392.
［14］黑龙江省康复医学会.改良太极功法临床实践指南:脑卒中运动障碍[J].康复学报,2022,32(3):189-196.
［15］中国老年保健医学研究会老龄健康服务与标准化分会,《中国老年保健医学》杂志编辑委员会,北京小汤山康复医院.中国高龄脑卒中患者康复治疗技术专家共识[J].中国老年保健医学.2019,17(1):3-16.
［16］杨莘,霍春暖,张琳琪,等.医疗护理员[M].北京:人民卫生出版社,2022.
［17］国家老年医学中心,中华医学会老年医学分会,中国老年保健协会糖尿病专业委员会.中国老年糖尿病诊疗指南(2024版)[J].中华糖尿病杂志,2024,16(2):147-189.
［18］史晓林,刘康.老年性骨质疏松症中西医结合诊疗指南[J].中国骨质疏松杂志,2024,30(7):937-946.
［19］中华人民共和国国家统计局.中国统计年鉴[M].北京:中国统计出版社,2022.
［20］袁玲丹,宋利格.《原发性骨质疏松症诊疗指南(2022版)》解读[J].同济大学学报(医学版),2023,44(6):777-784.
［21］中国医师协会神经内科医师分会,认知训练中国指南写作组.认知训练中国指南(2022年版)[J].中华医学杂志,2022,102(37):2918-2925.
［22］脑认知健康管理中国专家共识制定委员会,《中华健康管理学杂志》编辑委员会.脑认知健康管理中国专家共识(2023)[J].中华健康管理学杂志,2023,17(12):881-892.
［23］徐勇,王军,等.2023中国阿尔茨海默病数据与防控策略[J].阿尔茨海默病及相关病杂志,2023,6(3):175-192.

第十一章　老年人常见症状照护

老年人随着机体功能逐渐衰老,常出现噎食、消瘦无力、便秘、腹泻等常见症状。医疗护理员在老年人日常生活照护中应尽早识别这些常见症状,并掌握常见症状的照护方法和注意事项,为老年人实施恰当的症状照护。

【学习目标】

1．识记

(1) 准确复述老年常见症状照护的目的。

(2) 复述老年常见症状类型。

2．理解

(1) 了解老年人的生理心理变化。

(2) 描述老年常见症状照护的注意事项。

3．应用

(1) 正确给予老年人常见症状的照护指导和健康教育。

(2) 对老年人实施恰当的症状照护。

第一节　老年吞咽障碍患者的照护

吞咽障碍是指由于下颌、双唇、舌、软腭、咽喉、食管等器官结构和(或)功能受损,不能安全有效地把食物输送到胃内。吞咽障碍可影响摄食及营养吸收,还可导致食物误吸入气管引发吸入性肺炎,严重者可危及生命。随着老年人年龄的增长,其咽喉黏膜与肌肉会出现退行性改变,同时神经传导路径可能受阻,导致协调机制受损,进而引发吞咽功能减退及咳嗽反射的减弱,这些因素共同增加了老年人发生吞咽障碍的风险。

一、相关因素

老年人吞咽障碍的多数情况与神经系统的自然老化过程及其可能伴随的疾病状态密切相关。

(一) 神经系统疾病

老年人吞咽障碍常由脑卒中、帕金森病和老年痴呆症等神经系统疾病引起。脑卒中后吞咽障碍会明显增加老年人误吸及肺炎的风险,增加脑卒中老年人的病死率和不良预后的发生率。

(二) 类风湿性疾病

类风湿性疾病如硬皮病、干燥病、炎性肌病等可因内脏器官硬化及萎缩、唾液分泌减少而影响吞咽。

(三) 梗阻性病变

咽、喉、食管腔内的炎性肿胀、较大异物、灼伤致瘢痕性狭窄、口腔、咽喉、食管肿瘤等,以及口腔周围的肿块压迫都会影响吞咽功能。

(四) 其他

精神性疾病治疗用药,可引起椎体外系不良反应,出现肌张力障碍,影响口腔吞咽协调。抗组胺药、抗胆碱能药可能通过影响口腔唾液分泌而影响吞咽。侵入性治疗措施如气管切开、气管插管、头颈部手术、颈部化疗或放疗也可使老年人吞咽障碍的发生率增加;虚弱、过量饮酒、焦虑和抑郁等也可能影响老年人吞咽。

二、常见症状

表现为吞咽时咽下困难,常见症状有:
(1) 频繁的清嗓动作,说话声音沙哑、变湿。
(2) 进食费力、进食量减少、进食时间延长。
(3) 吞咽时流涎、低头明显、有疼痛症状,饮水呛咳。
(4) 吞咽时发生哽咽,有食物黏于咽喉内的感觉。
(5) 吞咽后口腔食物残留、咳嗽。
(6) 有口、鼻反流,进食后呕吐。
(7) 反复发热、肺部感染。
(8) 隐性误吸。

三、照护要点

(一) 饮食管理

1. 适合吞咽障碍患者的食物
(1) 容易吞咽的食物:密度均匀、黏性适当、不易松散、通过咽和食管时易变形且很少在黏膜上残留。
(2) 稠的食物比稀的安全,因为它能刺激触、压觉和刺激唾液分泌,使吞咽变得容易。
(3) 兼顾食物的色、香、味及温度等。
(4) 以偏凉食物为宜,冷刺激或热刺激均能有效强化吞咽反射。

2. 适时调整食物

(1) 摄入液体的调整:根据吞咽造影检查结果,针对单纯饮水呛咳的患者,可以加增稠剂将液体调稠,减少误吸和呛咳的机会。

(2) 食物质地的调整:根据评估来选择食物质地,如软食、切碎的食物、爽滑的浓流质、稀流质。

(3) 一口量的调整:调整每口进入口腔的食物,旨在利于口腔期食团形成、食团向咽腔推送以及顺利进入食管,推荐的进食一口量以 5~20 mL 为宜。

(二) 服药管理

对于吞咽障碍患者来说,亟须寻求适当、安全的给药方式。通常可以尝试改变给药途径,将药物碾碎服用(特殊药物如缓释片除外)。

(三) 预防和应急处理

(1) 使用喂食技巧:环境安静,光线充分,避免患者分心,少食多餐。喂食前提供 30 min 的休息时间。避免匆忙或强迫喂食。鼓励能够自己进食的患者自己进食。调整喂食频率和根据个人耐受性提供合适大小的食物,将食物放到口中不同位置,如果左面部无力,食物可以放在右侧,避免匆忙或强迫喂食。患者发生呛咳时宜暂停进餐,呼吸完全平稳时,再喂食物。若患者频繁呛咳且严重者应停止进食。必要时按照医嘱使用管饲。

(2) 吞咽障碍危险减低的预防技术:熟练应用吞咽障碍危险减低预防技术(见表 11.1.1),协助康复训练。

(3) 应急处理:当吞咽障碍影响老年人呼吸甚至窒息发生时,应立即现场急救。轻度老年人能自行咳嗽,勿拍背,以防干扰老年人清理呼吸道。若老年人噎食症状无缓解,立刻给予膈下腹部冲击施救,详见海姆立克急救技术(见表 11.1.2)。

(四) 吞咽障碍危险减低预防技术

通过加强对老年人吞咽障碍的了解,制定针对性的预防策略,提高老年人的吞咽功能和饮食安全。降低老年人吞咽障碍的发生率,改善健康状况和生活质量。

1. 目的

(1) 通过主动活动或刺激摄取食物和与吞咽相关的器官、神经、肌肉,维持或改善其功能。

(2) 维持老年人吞咽功能的有效性和安全性,保证老年人的营养供应。

(3) 促进疾病康复,减少并发症和后遗症。

2. 操作规程

表 11.1.1　吞咽障碍危险减低预防技术操作规程

项　　目	操　作　规　程
操作前准备	1. 医疗护理员准备：着装整齐，洗手，剪指甲，戴帽子、口罩 2. 患者准备：评估患者 　（1）一般情况：年龄、意识、自理程度、合作程度（有无陪护） 　（2）疾病情况：如脑血管病、痴呆、精神疾病等 　（3）口咽部运动（微笑、张口运动情况） 　（4）姿势：保持头部抬高的姿势，能维持坐位平衡，控制头部平衡 　（5）牙齿（有无佩戴义齿） 3. 用物准备：长柄小勺、10 mL 注射器/带刻度 30 mL 小杯子、半流质或软质的食物、50 mL 凉开水、纱布 2 块 4. 环境准备：安静，安全，光线适宜，清洁无尘
操作方法与程序	1. 核对患者，向患者讲解吞咽障碍训练的重要性及注意事项，取得患者积极配合参与 2. 告知患者开始基础训练： 　（1）口腔周围肌肉训练：包括口唇闭锁训练（张口，闭口，发音 wū yī）。下颌开合训练，空咀嚼，舌部运动（伸舌、舔上嘴唇、下嘴唇、左嘴角、右嘴角、卷舌） 　（2）颈部放松：包括前后左右放松颈部，颈部左右旋转，提肩沉肩 　（3）寒冷刺激法：用冰冻的棉棒，轻轻刺激软腭、腭弓、舌根及咽后壁 　（4）咳嗽训练：用鼻深吸一口气，然后完全屏住呼吸咳嗽 　（5）屏气吞咽：用鼻深吸一口气，然后完全屏住呼吸，空吞咽，吞咽后立即咳嗽。训练中观察患者面色，询问有无不适情况 3. 再次询问患者有无不适然后进行摄食训练，根据老年人吞咽功能情况，嘴张的大小和舌头的动作，选择老年人习惯使用的餐具及餐具的大小。选择食物的形态，遵循先易后难的原则。患者取坐位或躯干的 30°仰卧位，头部前屈，偏瘫侧肩膀用枕头垫起。将患者的一口量放入健侧舌后部或健侧颊部。调整合适的进食速度，前一口吞咽完成后再进下一口，遵循"健侧喂入，小口慢喂"的原则。结束后，清洁患者口唇 4. 再次询问患者有无不适，患者无不适进行代偿训练： 　（1）侧方吞咽：分别左、右侧转头，做侧方吞咽 　（2）空吞咽和交替吞咽：每次进食吞咽后，反复做 2 次空吞咽，使食团全部咽下，然后再进食，吞咽后饮极少量的水（1～2 mL）询问患者，有无不适 　（3）用力吞咽：将舌用力向后移动，帮助食物推进通过咽腔 　（4）点头样吞咽：颈部尽量前屈形状似点头，同时做空吞咽动作 　（5）低头吞咽：颈部尽量前屈姿势吞咽，训练结束后询问患者有无不适 5. 协助患者取舒适体位，整理衣物及床单元，保持患者口腔、颜面部清洁 6. 洗手，记录操作时间、关键步骤、操作中患者的情况，操作者签字
效果评价	1. 严格查对，注意呛咳情况 2. 操作熟练、动作敏捷、轻稳 3. 训练过程中注意观察患者的面色、呼吸，有异常时停止操作 4. 注意情感交流，注重沟通 5. 选择适当的时间，避开患者感觉疲劳、饥渴、刚进食后或烦躁时

3. 注意事项

(1) 应采用边缘钝厚匙柄较长,容量 5~10 mL 的匙勺为宜。

(2) 培养良好的进食习惯,定时、定量,尽量在餐桌进食。

(3) 老年人身体保持 90°坐位,进食后尽量保持进食体位 30 min,避免翻身、拍背、吸痰等操作。

(4) 避免食用有碎屑的糕饼类食物和缺少内聚力的食物,防止误吸。注意食物的温度,防止烫伤。

(5) 吞咽时或之后咳嗽、呼吸时有湿啰音或水泡音,提示误吸和咽部、喉部食物残留,要及时处理。

(6) 颈肩部放松无论主动还是被动运动,都要缓慢进行。

(五) 海姆立克急救技术

海姆立克急救法是一种常用的急救方法,主要用于处理因食物或其他异物引起的气道堵塞。其原理主要包括冲击腹部,产生气流,排出异物,恢复呼吸。

1. 目的

清除堵塞在咽喉部或气管内的食物,保持呼吸道通畅,缓解呼吸困难。

2. 操作规程

表 11.1.2 海姆立克急救技术操作规程

项目	操作规程
操作前准备	1. 医疗护理员准备:着装整齐,剪指甲,洗手,戴帽子、口罩 2. 患者准备:评估患者病情、心理状态,自理能力及合作程度 3. 物品准备:无菌弯盘、无菌纱布、手电筒一个、记录卡、笔、表、速干手消毒剂、医用垃圾桶、生活垃圾桶 4. 环境准备:安静,安全,光线适宜

操作方法与程序	1. 医疗护理员发现老年人噎食时,立即呼救,同时清理口腔剩余食物。判断患者意识,了解患者能否说话和咳嗽
	  (1) 观察有无海姆立克征象(气道异物的特殊表现"V"手法)
	  (2) 询问患者:"你被东西卡了吗?",患者点头表示"是的",即立刻施行"海姆立克"手法抢救
	  (3) 如无法回答反应,应观察以下征象:
	    1) 能否说话和呼吸或出现呼吸困难
	    2) 有无微弱、无力的咳嗽或完全没有咳嗽
	    3) 有无面色口唇青紫
	    4) 是否失去知觉(如果失去知觉要立即判断是否需要心肺复苏)
	2. 施行"海姆立克急救法":
	  (1) 立位腹部冲击法:

续表

项 目	操 作 规 程
操作方法与程序	1) 站于患者背后,脚呈弓步状,前脚置于患者双脚间,两手臂环绕患者的腰部,让患者上半身前倾,头略低,张口 2) 优势手握空心拳(大拇指和食指呈一水平面),拳眼顶住患者腹部正中线脐与剑突之间(脐上方两横指处) 3) 另一手紧握优势手,快速向内、向上挤压患者的腹部 4) 约每秒一次,直至异物被排出或患者失去反应 5) 检查口腔,如异物已被冲出,迅速用手指从口腔一侧钩出 6) 呼吸道异物取出后应及时检查呼吸心跳,如无,应立即行心肺复苏术 7) 若患者为即将临盆的孕妇或非常肥胖,施救者双手无法环抱腹部,则在胸骨下半段中央(CPR按压部位)垂直向内做胸部按压 (2) 仰卧位腹部冲击法: 1) 患者平卧,抢救者面对患者,骑跨在患者的髋部 2) 双手掌跟重叠,下面手掌跟置于腹部正中线脐上两横指处 3) 用身体重量,快速向下向前冲击患者的腹部 4) 约每秒一次,直至异物被排出或患者失去反应 5) 检查口腔,如异物已被冲出,迅速用手指从口腔一侧钩出 6) 呼吸道异物取出后应及时检查呼吸心跳,如无,应立即行心肺复苏术 (3) 自救腹部冲击法: 1) 一种方法:优势手握空心拳(大拇指和食指呈一水平面),拳眼顶住腹部正中线脐上方两横指处;另一手紧握优势手,快速向内、向上挤压腹部;约每秒一次,直至异物被排出 2) 第二种方法:弯下腰,靠在一固定物体上(如桌子边缘、椅背、扶手、栏杆等),以物体边缘挤压上腹部,快速向上冲击。约每秒一次,直至异物被排出 3. 整理物品,垃圾分类处理,洗手记录操作时间、关键步骤、操作中患者的情况,操作者签名
效果评价	1. 严格查对,有急救意识 2. 操作熟练、动作敏捷、轻稳 3. 操作过程中注意观察患者的面色、呼吸,有异常及时停止操作 4. 注意情感交流,关心爱护患者,体现救死扶伤精神

3. 注意事项

(1) 及时判断识别噎食症状:咽喉部噎食表现为突发的惊慌、张口、手抓喉部,不能说话,可能会很快丧失意识。

(2) 紧急现场施救,根据老年人意识,施救者能力选择恰当的体位。位置准确,救护时用力适当,防止损伤。

第二节 老年营养障碍患者的照护

营养不良是指由于摄入不足或利用障碍引起能量或营养素缺乏的一种状态,伴有或不伴有炎症(导致代谢需求增加),导致身体成分和身体细胞质量发生改变(特别是去脂体重的降低),从而对躯体和心理功能乃至临床结局产生不良影响。肥胖与消瘦均是营养不良的表现。老年人营养不良作为一种常见的老年综合征,患病率高,且易被忽视。营养不良会导致很多不良结局,如肌少症、衰弱、跌倒、骨折、失能和死亡等,造成沉重的社会和经济负担。

一、相关因素

低摄入、高需求以及能量和营养的生物利用率受损是营养不良的主要致病机制。内部和外部诸多因素都会影响老年人的营养不良。

(一)内部因素

在衰老过程中人体器官结构和功能的退化,功能储备减少。随着年龄增长,老年人的身体功能普遍经历了显著的衰退,这体现在多个方面,包括但不限于消化能力的减弱、咀嚼与吞咽功能的下降、味觉的敏感度降低、心理与认知状态的改变,以及内分泌、心脏、肺部和肾脏等关键器官功能的逐渐减退,致使能量摄入和消耗不平衡,最终导致营养不良。

(二)外部因素

外部因素包括环境、社会经济因素、多重用药、住院和不良生活方式等。其中,躯体功能减退、无法独立进食、食欲减退、健康状况差和住院是老年人营养不良的决定因素。

二、常见症状

(一)营养不足

(1)体重下降:老年人近3个月体重下降,当 BMI<18.5 kg/m^2 时为消瘦,是最常见的表现。

(2)水肿:由蛋白质严重缺乏引起全身水肿,眼睑和身体低垂部位水肿明显。

(3)伤口痊愈延迟:如蛋白质缺乏可减慢新生血管的形成,同时降低免疫力,导致伤口愈合时间延长。

(4)腹泻:由各种原因引起的排便次数>3次/d,含水量超过80%且不成形,为腹泻。

(5)低血压:收缩压低于90 mmHg,和/或舒张压低于60 mmHg 称作低血压。营养不良的老年人可能有偏食、厌食的习惯,身体所需的容量不足,会出现头晕、乏力、视野模糊等低血压的表现。

(6) 心动过缓:心率在 50~60 次/min 之间,心脏搏动次数低于 60 次/min 则称为心动过缓。心动过缓是一种常见的心律失常类型,营养不良会使老年人身体的代谢率降低,如果合并血钾异常,极易出现心动过缓甚至心脏停搏。

(二) 营养过剩

(1) 肥胖:男性腰围≥90 cm,女性腰围≥80 cm,提示可能存在肥胖/超重型营养不良或有营养不良风险。临床中 BMI>30 kg/m² 为肥胖,主要是长期营养过剩,机体蓄积脂肪导致的容易出现水肿、高血糖、高血脂、呼吸过度、心脏和肝脏并发症等表现。

(2) 慢性病:营养过剩可导致 2 型糖尿病、内分泌紊乱、心脑血管疾病等,还可引起高血压、呼吸障碍、睡眠呼吸暂停综合征等症状。

三、照护要点

(一) 营养教育

针对住院或入住疗养院的老年人,应常规进行营养筛查与评定,由专门的老年营养团队进行规范且个性化的营养膳食管理与宣教。在家庭/社区中,营养教育应以合并多种慢性病的老年人作为关注的重点。营养教育的开展形式可根据老年人的不同特点进行,包括开展不同形式营养宣教(例如,实地宣讲、实物演示、发放营养知识音像制品或宣传资料、编写歌曲等)、规律随访、营养师家访等。此外,也应根据老年人所罹患的不同疾病给出不同的营养教育及干预策略。例如,对老年糖尿病患者讲解糖尿病营养学知识并制定个性化饮食方案;对老年高血压患者宣传防治高血压饮食模式;建议骨质疏松老年人进行有效的锻炼配合口服补充维生素 D 等。

(二) 膳食指导及膳食优化

充足、合理膳食是维持老年人身心健康的基础。首先,丰富的食物种类、良好的口味、鼓励共同进餐、充足的进餐时间、良好的就餐环境、适当的用餐协助(如协助放置餐盘、切割食物)等均有助于保证老年人的膳食摄入。餐间增加零食、小吃、点心等对于增加能量和蛋白质的摄入、改善营养状况也有积极作用。对于存在咀嚼困难或吞咽障碍的营养风险或营养不良人群,食物性状、质地的调整可以弥补吞咽功能不足,维持充足的营养摄入。例如,将固体食物打碎形成糊状或泥状;通过增稠剂将汤食、饮品改造成为糊状;或者通过调整烹饪方式将食物调整为不同的性状,如鸡蛋的烹饪可以根据患者的需要制作成水煮蛋、荷包蛋、炒鸡蛋、蒸蛋羹等不同形式。

(三) 营养支持疗法

营养支持可通过多种方式增加患者的营养摄入及吸收,维持或改善患者的营养状态,其最终目的在于改善患者的临床结局,提高功能状态及生活质量。给予营养支持前,应充分评估患者功能及预后,根据年龄、基础营养状况、吞咽功能、误吸风险、食物摄入量、基础疾病等选择适宜制剂、合适营养支持途径和给予方法,拟定个体化营养支持方案。营养支持实现方式主要分为肠内营养(见表11.2.1)、肠外营养和肠内联合肠外营养支持等。肠内营养包括口服营养补充及管饲(见表11.2.2),肠外营养可分为补充性肠外营养及全肠外营养。

(四)运动康复训练

运动康复训练有助于维持或改善肌肉质量和功能。在开始运动训练前,首先需要评估患者的健康和身体状况,排除运动训练禁忌证,确定合适的训练类型、强度及起始水平,根据患者运动能力逐渐调整运动类型和运动强度。老年营养不良或营养风险人群运动处方可参考以下方面制定:

(1) 运动类型:运动训练类型包括平衡及柔韧性训练(八段锦、太极拳、瑜伽等)、抗阻运动(自重训练、哑铃、弹力带等)以及有氧运动(步行、慢跑、骑车)等。可结合患者老年综合评估结果选择针对性运动康复训练类型。

(2) 运动频率:建议2~3次/周。有氧耐力运动总时长建议大于150 min/周,平衡及柔韧性训练、抗阻运动可参照2~3次/周。

(3) 运动强度:推荐中等强度运动训练,主观感觉为轻松到有点吃力。

(4) 持续时间:每次总训练时长建议30~45 min。

(5) 中医中药:老年人群可适当采用中医疗法改善营养状况,包括中医中药、药膳、针灸等。研究显示,中医中药、药膳可能对老年患者的营养状态有一定的改善作用。

(五)协助经口进食

协助老年患者经口进食的关键在于掌握正确的喂饭技巧,确保食物的选择、搭配和喂食方式符合老年人的生理特点和营养需求。

1. 目的

(1) 帮助老年患者进食,增加老年患者营养摄入。

(2) 改善老年患者营养状况,提高机体的免疫力。

2. 操作规程

表11.2.1 协助经口进食操作规程

项目	操作规程
操作前准备	1. 医疗护理员准备:着装整洁、剪指甲,洗手,戴口罩 2. 患者准备:评估患者病情,心理状态,自理能力及合作程度 3. 用物准备:垫巾、口腔护理包、手电筒、压舌板、开口器、液状石蜡油 4. 环境准备:清洁、整齐、安静

续表

项 目	操 作 规 程
操作方法与程序	1. 核对患者床号、姓名 2. 协助可以离床的患者坐餐椅进餐（或卧床患者坐位或半坐位，拉起两侧床栏，背后垫软枕） 3. 协助患者洗手 4. 需用义齿者协助佩戴义齿 5. 将围裙系于患者胸前 6. 固定餐桌，测试饭菜温度 7. 每次喂食量约汤勺的1/3，完全吞咽后再喂食下一口，固体液体饭菜轮流喂食，无呛咳与哽咽 8. 进餐完毕撤去餐具 9. 协助患者漱口、洗手、擦拭嘴角，清洗义齿，取下围裙，保持坐位 30 min 10. 整理用物并处理，洗手，记录
效果评价	1. 动作轻巧，操作熟练 2. 尊重关心爱护患者

3. 注意事项

（1）进食时观察患者有无吞咽困难、呛咳、恶心、呕吐等，及时处理。

（2）喂食时，注意喂食量、速度、温度，对暂需禁食或延迟进食的患者做好交接班。

（3）需记录出入量患者，正确记录进食，进水时间，进食种类、质量等。

（4）对于需餐前、餐中用药的患者，应指导其按时服用，如有特殊饮食、治疗饮食，要做到心中有数。

（5）如果患者出现恶心、呕吐、呛咳等情况，应暂停进食，头偏向一侧，防止呕吐物吸入。

码 11.2.1　协助经口进食技术

（六）鼻饲

适用于不能经口进食的患者，包括昏迷患者、口腔疾患或口腔手术后患者、上消化道肿瘤引起的吞咽困难患者、不能张口的患者，例如，破伤风患者。

1. 目的

对不能经口进食的患者，提供营养支持，维持液体平衡，支持消化和肠道功能，减轻胃肠道负担，为治疗提供支持。

2. 操作规程

表 11.2.2　鼻饲操作规程

项　目	操　作　规　程
操作前准备	1. 医疗护理员准备：医疗护理员仪容、仪表整洁、大方，操作前清洗双手 2. 患者准备：评估患者病情，心理状态，自理能力及合作程度 3. 用物准备：灌注器、餐巾、鼻饲液、温开水、纱布、皮筋 4. 环境准备：清洁、整齐、安静
操作方法与程序	1. 医疗护理员携带用物到床边，核对患者床号、姓名 2. 向患者解释，清醒患者取得合作和配合 3. 协助患者取半卧位，将餐巾垫于鼻饲管末端下，用灌注器连接末端，回抽，如有胃液抽出，确认其在胃内 4. 用灌注器抽少量（20～30 mL）温开水，测水温（推注少量于掌侧腕部测试温度，以温热、不烫为宜），缓慢注入少量温开水，观察患者反应 5. 测试鼻饲液温度后缓慢注入 200 mL 左右，并观察患者反应，最后注入少量（20～30 mL）温开水冲洗鼻饲管 6. 鼻饲结束，塞好鼻饲管塞，用纱布和皮筋包好，别针固定，整理用物 7. 医疗护理员将患者安置于半卧位，记录鼻饲量和时间 8. 洗手
效果评价	1. 动作轻巧，操作熟练 2. 尊重关心爱护患者

3. 注意事项

（1）鼻饲前必须确认鼻饲管在胃内。

（2）先测温后灌注，防止食道、胃黏膜烫伤。

（3）每次 200 mL 左右，每 2～3 h 一次。

（4）避免快速灌入致反射性呕吐，引起患者不适。

（5）灌注器每次用后清洗，每日煮沸消毒。

（6）长期鼻饲者需定期更换鼻饲管。

码 11.2.2　鼻饲操作技术

（七）面部清洁

老年人皮肤相对敏感，其自身代谢的产物，如脱落的皮屑、油脂容易刺激皮肤，因此老年人皮肤的清洁尤为重要。

1. 目的

(1) 清洁面部污垢,保持清洁卫生。

(2) 提高患者舒适度和满意度。

2. 操作规程

表 11.2.3 面部清洁操作规程

项 目	操 作 规 程
操作前准备	1. 医疗护理员准备:医疗护理员仪容、仪表整洁、大方,操作前清洗双手 2. 患者准备:评估患者病情、心理状态、自理能力及合作程度 3. 用物准备:脸盆、毛巾、热水、洗面乳及润肤霜 4. 环境准备:清洁、整齐、安静
操作方法与程序	1. 医疗护理员携带用物到床边,核对患者床号、姓名 2. 向患者解释,关闭门窗,防止受凉 3. 摇高床头,协助患者取半卧位,将大毛巾围于患者颔下,将脸盆放在床旁椅上,倒入温水并试水温 4. 将小毛巾放入脸盆浸湿,把毛巾挤干对折四层。由内眦(眼角,上下眼睑的接合处)向外眦擦洗眼睑 5. 将毛巾清洗后用包手法擦洗额部、鼻翼、脸颊、耳郭、耳后至颔下。必要时用洗面乳清洁,清水洗净。包手法:围绕于手心和四个手指折叠,包紧后用大拇指压住,以四个手指为中心,远端毛巾反折于手心 6. 将毛巾铺于患者手下,分别用毛巾擦洗双手,洗净后撤去毛巾 7. 帮助患者涂上面霜,安置患者于舒适体位,整理用物 8. 洗手
效果评价	1. 动作轻巧,操作熟练 2. 尊重、关心、爱护患者 3. 患者面部皮肤清洁,保湿良好

3. 注意事项

(1) 尽量协助、鼓励患者自行洗脸,避免功能退化。

(2) 毛巾不互用,洗脸、洗脚毛巾分开使用,定期消毒,预防交叉感染。

(3) 清洁眼部时,避免压迫眼球。

(4) 洗后协助女性患者化淡妆。

(八)口腔清洁

口腔清洁是维护口腔健康的关键,通过日常的口腔清洁可以有效预防口腔疾病的发生。刷牙时应采用正确的刷牙方法,确保牙齿和牙龈都得到充分清洁。同时,要注意不要过度刷牙或使用过硬的牙刷,以免损伤牙龈。

1. 目的

(1) 保持口腔清洁、湿润、舒适,预防口腔感染并发症。

(2) 防止口臭、口垢,增进食欲,保持口腔正常功能。

(3) 观察口腔黏膜、舌苔变化及有无特殊口腔气味,协助诊断。

2. 操作规程

表 11.2.4　口腔清洁操作规程

项　目	操　作　规　程
操作前准备	1. 医疗护理员准备：仪容、仪表整洁、大方，操作前清洗双手 2. 患者准备：评估患者病情，心理状态，口腔情况，自理能力及合作程度 3. 用物准备：口腔护理棒、漱口水(冬天用温水)、压舌板、手电筒、纱布、弯盘、污水杯、吸管、干毛巾以及润唇膏、牙刷、牙膏、漱口杯、接水盆 4. 环境准备：清洁、整齐、安静
操作方法与程序	1. 对于不能自己清洁口腔的患者： 　(1) 医疗护理员携带用物到床边，核对老年患者床号、姓名 　(2) 先向患者解释，然后协助患者头偏向医疗护理员一侧 　(3) 取干毛巾围于患者颌下和胸前，将弯盘置于口角旁 　(4) 用口腔护理棒蘸水湿润口唇，嘱咐患者张口，取手电筒，借助压舌板观察口腔，如有活动性假牙，应先取下，清洗后放冷水中浸泡 　(5) 协助患者进行漱口，将口腔护理棒蘸水擦洗口腔。擦洗顺序为牙齿外面、内面及牙龈、咬合面、颊部、上颚、舌面，最后是舌下 　(6) 患者漱口后，再次检查口腔。然后取出弯盘，用毛巾擦干口唇及周围水迹 　(7) 涂上润唇膏，最后安置患者于舒适体位 　(8) 洗手 2. 对于可以自行刷牙的患者： 　(1) 医疗护理员携带用物到床边，核对患者床号、姓名 　(2) 先向患者解释，再协助患者半坐位或坐位，将干毛巾围于颌下和胸前 　(3) 协助患者漱口，医疗护理员将脸盆用手托住，以方便患者将漱口水吐至盆内，如有活动性假牙，应先取下清洗后放冷水中浸泡 　(4) 将牙刷蘸湿，涂上适量的牙膏，递给患者自行刷牙。牙齿内外面从牙龈往牙冠方向刷，咬合面用旋转和来回反复推动的方法刷，最后用清水彻底漱净口腔 　(5) 用毛巾擦干口唇及周围水迹，涂上润唇膏 　(6) 整理用物，洗手
效果评价	1. 动作轻巧，操作熟练 2. 尊重关心爱护患者 3. 患者口腔清洁，卫生良好

3. 注意事项

(1) 早晚刷牙，餐后漱口，保持口腔清洁。

(2) 清洁口腔前取下活动性假牙，假牙不可热水浸泡。

(3) 擦洗口腔动作稳妥，防止口腔黏膜损伤。

(4) 棉棒或棉球清洁时，蘸水不可过湿，棉球不得遗留于口腔中，预防误吸，避免发生意外。

(5) 牙刷、棉棒不可互用。

码 11.2.3 口腔清洁技术

第三节 老年排泄障碍患者的照护

排泄是机体将新陈代谢的产物排出体外的生理过程,是维持健康和生命的重要条件。排便和排尿是人体排泄活动的主要方式。随着年龄的增长,老年人机体调节功能逐渐减弱,自理能力下降,或者因为疾病影响常常致使老年人容易发生排泄功能障碍。老年人常见的排泄功能障碍包括便秘、尿失禁和尿潴留。

一、老年人便秘

便秘是指排便次数减少,在不用通便剂的情况下,一般每周排便少于3次,粪便干硬、排出困难或排便不尽感。便秘在老年人中具有较高的发病率,女性患病多于男性,且随着年龄的增长呈现升高的趋势。

(一)相关因素

(1) 饮食因素:饮食过于精细、食物缺少纤维素、饮水量较少及饮用浓茶。

(2) 生理因素:老年人胃酸缺乏、消化酶分泌减少、小肠吸收功能差,使食物经过胃肠时间过长,粪便干燥。

(3) 心理因素:情绪紧张、焦虑抑郁导致神经调节功能紊乱,排便反射受抑制。

(4) 疾病因素:肺心病、心力衰竭、心肌梗死、肛裂、痔疮及糖尿病神经病变等。

(5) 缺乏锻炼:老年人由于行动不便或因疾病限制,活动量相对较少,肠蠕动减弱,肠道水分减少。

(6) 药物副作用:老年人用药种类较多,如阿片类镇痛药、缓泻剂、抗胆碱药及抗抑郁药均可导致结肠平滑肌功能失调。

(7) 其他不良的排便习惯,有意克制排便。

(二)常见症状

(1) 排便次数减少,每周排便少于3次;粪便干硬、排便费力、排便不尽感、排便时肛门堵塞感、排出困难甚至需手法辅助排便等。

(2) 排便时间延长或每天排便多次但排出困难,粪便干硬如羊粪且每次排出的量很少。

(3) 可出现腹痛、腹部不适感,排便后可缓解。

(三)照护要点

1. 合理膳食

增加膳食纤维,可分为水溶性纤维和不溶性纤维。水溶性纤维主要来源是水果、蔬菜、大豆和燕麦中的果胶、豆胶等;不溶性纤维包括纤维素、半纤维素和木质素,主要来自各类谷物和豆子的外皮,以及植物的茎和叶。成年人每天摄入25~30 g膳食纤维为宜,肥胖者需在此基础上增加5~8 g。膳食纤维可以加快粪便在结肠中的过渡时间,增加粪便体积,帮助形成松软的粪便,利于排便或缓解便秘。因此,对有便秘危险或已有便秘的老年人,应逐渐增加膳食纤维,尤其是水溶性纤维的摄入量。

2. 保持充足水分摄入

充足的水分是维持肠蠕动的关键因素,在没有限制的情况下,应鼓励老年人增加液体的摄入,每日摄入量应保持在1500~2000 mL。晨起饮一杯淡盐水或温开水,能刺激肠蠕动增加,软化粪便。

3. 调整食物种类

摄食种类也能影响患者的排便,对于老年便秘患者应该鼓励其做到以下几点:

(1) 适当食用具有润肠通便作用的食物,如蜂蜜、芝麻、核桃、牛奶、奶油等,这些食物能直接润滑肠道,还可以分解出脂肪酸,刺激肠道蠕动。

(2) 适当增加植物油摄入量,如豆油、菜油、麻油、花生油等,以润滑肠道。

(3) 适当进食含B族维生素的食物,如豆类、粗粮、甘薯、马铃薯等,以促进肠道蠕动。

(4) 忌食烈酒、浓茶、咖啡、韭菜、蒜、辣椒等刺激性食物,少吃荤腥食物。

4. 肠道微生态调整

便秘的老年人可以饮用含有益生菌的乳制品或者口服益生菌补充剂来缓解便秘。

5. 行为干预

养成规律的排便习惯,大部分人都有定时排便的习惯,一般认为早餐后30 min左右是较为理想的排便时间,饭后食物的刺激可引发胃结肠反射,进而出现结肠的集团蠕动,易于启动排便。不管老年人是否有便意,应鼓励其每日早餐后做排便尝试,反复多次训练可以养成定时的排便习惯。

有便意时及时排便,随着老年人生理功能的衰退,便意形成困难,而且便意在几分钟之内就会消失。因此建议老年人不要忽视便意,一旦感觉到便意,应尽快如厕。老年人排便时切勿过度用力,尤其是患有冠心病、高血压、糖尿病的老年人,易引发脑血管意外。另外,排便时注意力要集中,不听音乐、看报纸、杂志或思考问题等。

采取舒适的排便姿势,一般来说蹲位是最佳排便姿势,但老年人采取蹲姿容易疲劳,尤其是患有高血压、心脏病的患者,蹲姿时间过长容易导致血压的改变或加重心脏负担而发生意外。因此,建议老年人尽量采用坐姿排便,并保持身体向前倾斜,以增加腹压,促进排便。

适当加强体育锻炼,老年人应改变久坐的生活方式,根据自身状况适当进行身体活动。对于没有活动限制的老年人,可坚持每日走路15~20 min,或每周3~5次走路,每次30~60 min。对于活动受限的老年人,每天鼓励活动2次,每次走动15~20 m。对于无法行走或卧床的老年人,鼓励进行骨盆倾斜、躯干旋转和单腿抬高等活动。

6. 物理疗法

（1）腹部按摩，嘱患者自然放松，用手的大小鱼际在脐周沿顺时针方向按摩，每次 10～15 min，每天早晚各一次；也可便前 20 min 或餐后 2 h 进行，以刺激结肠蠕动，促进大便排出。

（2）热水坐浴，便秘的患者可每天采用 50 ℃的热水坐浴 20～30 min，通过温热作用于肛门，改善肛门和直肠周围的血液循环，刺激直肠壁从而加快蠕动；同时干硬的粪便在热水的直接作用下，可变得松软容易排出。另外，热疗有解痉止痛的作用，可以使痉挛的肛门括约肌放松，有助于排便。老年便秘患者可在每天早饭后同一时间热水坐浴，刺激便意的产生，以协助养成规律的排便习惯。

7. 使用缓泻药物

每晚睡前服用缓泻药物，次日晨起排便。

8. 心理调适

应保持良好的心理状态，配合治疗，避免产生焦虑、抑郁情绪。

码 11.3.1　人工协助排便技术

二、老年人大便失禁

大便失禁是指粪便及气体不能随意控制，不自主地流出肛门外，为排便功能紊乱的一种。

（一）相关因素

（1）解剖学异常：瘘、直肠脱垂及肛门直肠先天性异常；损伤、分娩时损伤肛门、直肠创伤。

（2）神经肌肉疾病：中枢神经系统受累：痴呆、镇静状态、精神发育迟缓、脑卒中、脑肿瘤、脊柱损伤等；外周神经系统受累：马尾损害、多发性神经炎、糖尿病等；骨骼肌疾病：重症肌无力、肌营养不良；平滑肌功能异常及直肠顺应性异常：炎症性肠病、放射性直肠炎、直肠缺血、粪便嵌顿；肛门内括约肌功能不全。

（3）其他：严重腹泻、肛门直肠感染、肠易激综合征、特发性甲状腺功能减退、肥大细胞性病、急性心肌梗死、脾大等。

（二）常见症状

（1）临床表现：不能自主控制排泄粪便和气体，导致会阴部经常潮湿，粪便染污衣裤。完全失禁时，粪便可以随时自行流出；咳嗽、走路、下蹲及睡眠时，常有粪便、黏液从肛门外流。不完全失禁时，虽能控制干便，但对稀便不能控制，集中精力控制肛门时，方可使粪便不流出。

(2) 并发症：会阴部、骶尾部皮炎及压疮；老年人心理困窘甚至恐惧。

(三) 照护要点

(1) 饮食管理：选择低脂、清淡、温热饮食，注意饮食质量，以刺激胃结肠反射并且使大便质地正常化。增加膳食中食物纤维含量，平均每日供应 6.8 g，增加粪便的体积，刺激肠蠕动，有助于恢复肠道功能，加强排便的规律性，有效改善大便失禁状况。配合饮食，建立规律排便时间，餐后 30 min 排便。大便失禁的老年人每日饮水量应该在 2000～2500 mL，以免引起脱水。

(2) 皮肤管理：注意及时观察肛周皮肤有无皮疹、红肿、破损。及时清洁肛门周围皮肤，减少粪便对皮肤的刺激，也要避免频繁擦洗，必要时肛周皮肤涂擦鞣酸软膏、黄连粉、贝复剂、屁屁乐等保护。长期卧床的大便失禁患者常有会阴部或臀部皮肤损伤，应该定时更换体位，减少局部皮肤受压。选择适当的护理用具，保持会阴部及臀部的清洁干燥。对于营养不良老年人应注重加强营养等方面，而不仅是单纯地对失禁的照护。

(3) 辅助用具的选择：嘱老年人穿弹性紧身裤，以增加大便控制能力，清醒老年人指导使用便盆。每次更换纸尿裤时，用温水清洗肛周及会阴部，对于有皮肤损伤者，应蘸干局部而不是擦拭。根据老年人大便失禁的粪便情况，酌情使用灭菌纱球团或棉条塞肛。

(4) 心理调适：操作中注意保护老年人隐私，尊重老年人，鼓励回归社会，给予心灵上的关怀和理解，鼓励家属参与，给予家庭支持，及时心理疏导不良情绪。积极帮助老年人处理大便失禁，帮助消除尴尬和困窘，提高生活质量和舒适度。

三、老年人尿失禁

尿失禁是指由于尿道括约肌损伤或神经功能障碍而丧失排尿自控能力，排尿失去意识控制或不受意识控制、尿液不自主地流出，它包括由各种原因引起的间断或持续性不自主漏尿现象。尿失禁是老年人常见病症，不仅影响老年人的身体健康，如引起尿路感染、接触性皮炎、压疮等并发症，同时也会引发老年人心理产生困窘、恐惧、丧失自尊等不良心理反应，严重影响其生活质量。

(一) 相关因素

1. 生理改变

(1) 老年人感知觉功能减退：老年人生理功能老化带来的记忆力减退，视力、听力下降，行动缓慢、活动能力下降、活动范围局限等，明显影响老年人排尿活动，如视力减退可能影响老年人活动和选择适合的排尿场所；运动能力下降导致老年人不能及时到达厕所，容易发生尿失禁。

(2) 雌激素水平降低：老年女性雌激素水平的下降加快了阴道、尿道黏膜的萎缩，减少尿道黏液的产生，使尿道的密闭性下降，同时激素水平的下降也会加速盆底组织的老化，引起盆底肌肉松弛，导致尿失禁的发生。

(3) 阴道分娩经历：老年女性多有一次或以上的分娩经历，阴道分娩过程中产钳接生、会阴切开术等会造成盆底阴道肌肉、阴道神经、外阴损伤,导致盆底肌肉松弛,影响阴道神经对盆底肌的调控而引发尿失禁的发生。

2. 疾病因素

(1) 神经系统疾病:脑卒中、帕金森病、多发性硬化、痴呆、心血管疾病、糖尿病、大脑创伤或脊髓损伤的老年人尿失禁患病率较高。如老年痴呆患者,因记忆受损,可能忘记厕所的位置;脑卒中、帕金森病能影响老年人的活动能力,使其在尿急时不能及时如厕等。另外,脑卒中患者神经排尿通路损坏,排尿反射弧失去皮层排尿中枢的抑制,导致膀胱逼尿肌张力增高,容量减少,易导致急迫性尿失禁。

(2) 内科疾病:COPD(慢性阻塞性肺疾病)患者长期咳嗽,腹压长期处于高压状态可引起压力性、混合型尿失禁;糖尿病患者周围神经病变,使感觉传入神经受损引起膀胱充盈感觉减弱及逼尿肌反射活动障碍,可引起充溢性尿失禁和急迫性尿失禁;便秘与尿失禁的发生独立相关,两者之间的关系或是双向的,或是与便秘引起盆腔脏器脱垂有关。

(3) 泌尿生殖系统疾病:泌尿系统感染引起逼尿肌反射亢进,容易出现尿急、尿频,严重者出现急迫性尿失禁;男性前列腺增生、下尿路结石、尿道狭窄、直肠粪便嵌塞均可引起下尿路梗阻导致尿液潴留于膀胱,引起充溢性尿失禁。

3. 药物影响

药物是老年人发生尿失禁的重要原因之一。如镇静催眠药可使老年人的感觉减退,不能及时识别尿意;具有抗胆碱能活性的药物和阿片类药物可降低膀胱逼尿肌的收缩力,导致充溢性尿失禁。

(二) 临床表现

(1) 尿液不受主观控制而自尿道口溢出或流出。

(2) 伴发其他症状:尿急、尿频,日间排尿超过 7 次;夜尿(夜间排尿>1 次);突然出现的排尿急迫感。

(三) 照护要点

1. 行为干预

(1) 生活方式调整:尿失禁患者应有合理的饮水计划,如果没有特殊要求大量饮水,控制饮水量在正常需要量(1500～2000 mL),一方面可减少过量饮水导致尿量增多引起的尿失禁,另一方面可以避免饮水过少导致尿液浓度增高,刺激膀胱,增加排尿时的急迫感。同时注意饮水时间不要过于集中,避免膀胱突发性充盈而出现尿失禁。避免对膀胱有刺激性的饮料,如浓茶、咖啡、酒精等。另外,肥胖、便秘会加重尿失禁,通过适当控制体重、增加运动、增加膳食中纤维和水分含量,保持大便通畅,可以缓解尿失禁症状。

(2) 定时排尿:指让患者按照固定的排尿间隔(通常为 2 h、3 h、4 h)定时排尿。对于因认知功能障碍或躯体活动受限需要依赖他人帮助如厕的尿失禁老年人,每隔一定时间提醒并协助其排尿,可有效减少尿失禁的发生。记录 24 h 液体摄入量和排尿日记。

(3) 功能锻炼:① 盆底肌锻炼在尿失禁的预防和治疗中起着重要的作用,可以明显减轻压力性尿失禁、急迫性尿失禁以及混合性尿失禁的症状,是治疗老年人尿失禁的首选措施。

具体方法为:开始时收缩与放松盆底肌群各持续2s,重复15次,每天练习3次。之后每周增加1秒收缩与放松盆底肌群的时间,直到能够收缩与放松盆底肌群各10s。以后维持收缩与放松盆底肌群各10s,重复10次,每天练习1次。② 膀胱功能锻炼:指让患者按规定时间排尿,并逐渐延长排尿间隔时间,直到达到清醒状态3~4h的排尿间隔,以逐步增加膀胱容量,重建大脑皮质对膀胱功能的控制。若在非排尿时间感到尿意,可有意识地收缩盆底肌群抑制逼尿肌收缩、减少排尿的紧迫性,同时结合放松、分散注意力等措施抑制尿意,直到尿意减弱或消失。

2. 皮肤照护

及时清洗皮肤,动作要轻柔。清洁皮肤宜用软毛巾;不可用擦拭法,尽量采用冲洗或轻拍式清洁;水温不可过高。皮肤清洗液最好无香味、无刺激性,并且接近皮肤的pH,禁用肥皂。润肤,清洁会阴部皮肤,干燥后,用保湿剂如甘油外擦,可锁住皮肤角质层水分,达到润肤效果;也可使用皮肤保护剂,如氧化锌、赛肤润、油类(橄榄油、山茶油)尿素类的鞣酸软膏等外涂保护会阴部皮肤,避免大小便的刺激。

3. 照护用具选择

对于神志清楚会阴部皮肤无损伤者,可选用便盆或失禁护垫(纸尿裤)或接尿器;有局部难治性压力性损伤者,可留置导尿管;男性无烦躁者可选用保鲜式尿袋。

4. 心理疏导

解除老年人的自卑心理,解释尿失禁的相关知识,做好耐心、细心的心理疏导和解释工作,操作中注意保护老年人隐私,尊重老年人,缓解不良情绪和精神紧张。

(四)会阴清洁操作

会阴部是人体敏感区域之一,容易受到污染和感染。适当的清洁护理有助于维护会阴部健康,减少不适和疾病风险。会阴清洁适用于所有需要维护会阴部卫生的人群,特别是女性、老年人、行动不便者及患有相关疾病者。

1. 目的

(1) 保持会阴部清洁、舒适,预防和减少伤害。

(2) 为导尿术、留取尿标本和会阴部手术做准备。

(3) 保持有伤口的会阴部清洁,促进伤口愈合。

2. 操作规程

表11.3.1　会阴清洁操作规程

项 目	操 作 规 程
操作前准备	1. 医疗护理员准备:仪容、仪表整洁、大方,操作前清洗双手 2. 患者准备:评估患者病情,心理状态,会阴皮肤情况,自理能力及合作程度 3. 用物准备:一次性垫布、盆具、热水、毛巾、清洁内裤、便盆和一次性手套 4. 环境准备:安静、安全,光线适宜,清洁无尘

续表

项　目	操　作　规　程
操作方法与程序	1. 医疗护理员携带用物到床边,核对患者床号、姓名 2. 进行会阴清洁前,先向患者解释,并关好门窗,拉上窗帘,注意遮挡患者,调节室温 3. 在患者臀下垫一次性垫布,脱下对侧裤管盖于近侧腿上,倒好热水,测试水温 4. 棉被盖于对侧腿上,协助屈膝仰卧位,暴露会阴部 5. (1) 擦拭法:医疗护理员戴一次性手套,将毛巾浸湿,拧至半干,对折四层,从会阴上部向下至肛门擦洗干净,每层清洁面只能擦洗一次。如患者能自行擦洗,将毛巾拧半干后交患者自行擦洗。 　(2) 冲洗法:医疗护理员一手托臀,另一手将便盆放于患者臀下。一手持水壶将温水从上到下,注意先倒少许,询问水温。另一手戴手套,拿毛巾从上到下擦洗会阴至清洁、擦干 6. 撤去便盆、橡胶单、中单,更换内裤,整理衣被和床单。将患者安置于舒适体位 7. 整理用物,洗手,记录操作时间、关键步骤、操作中患者的情况,操作者签名
效果评价	1. 操作熟练、动作敏捷、轻稳 2. 清洁过程中注意观察患者的面色、呼吸,有异常及时停止操作 3. 注意情感交流 4. 选择适当的时间,避开患者感觉疲劳、饥渴、刚进食后或烦躁时

3. 注意事项

(1) 注意保护患者隐私。

(2) 注意保暖,防止受凉。

(3) 擦洗由上到下,由前向后,避免往后擦拭,预防尿路感染。

(4) 清洁会阴毛巾专用,预防交叉感染。

码 11.3.2　会阴清洁技术

(五) 尿壶使用技术

尿壶是一种专门用于收集尿液的器具,主要是供行动不便、卧床休息的患者使用。正确地使用尿壶能够有效预防尿液污染环境和感染疾病的风险,对身体的健康非常重要。

1. 目的

协助卧床患者使用尿壶排出尿液,满足患者排泄需要,保持衣被清洁、干燥,增进舒适,预防并发症。

2. 操作规程

表 11.3.2 尿壶使用技术操作规程

项 目	操 作 规 程
操作前准备	1. 医疗护理员准备:仪容、仪表整洁、大方,操作前清洗双手 2. 患者准备:了解患者病情,心理状态,自理能力及合作程度 3. 用物准备:卫生纸、男性尿壶或女性尿壶 4. 环境准备:环境整洁宽敞,关闭门窗,调节室温至22~24 ℃,拉隔帘
操作方法与程序	1. 医疗护理员携带用物到床边,核对患者床号、姓名 2. 向患者解释,清醒患者取得合作和配合 3. 协助患者松裤带,裤子褪至膝下 4. 放入尿壶: 　(1) 男性患者侧卧位,下侧腿伸直,上侧腿略曲前倾,壶身置于下侧腿与腹部之间,底部靠床,下垫卫生纸,尿壶接口接阴茎,嘱排尿。仰卧位时则抬高床头,壶身置于阴部 　(2) 女性患者平卧位,双下肢屈曲稍外展伸直自然分开,以能放下尿壶为宜,臀下垫卫生纸,根据女性尿壶接口的不同结构调整放置部位,接住尿道口,稍用力按压使之紧贴会阴部皮肤,嘱排尿 5. 尿毕,用卫生纸吸干局部尿液,或用毛巾洗净局部 6. 整理衣裤和床单位,安置患者于舒适的卧位 7. 倒出尿液,冲洗尿壶,整理用物,洗手
效果评价	1. 注重保护患者隐私 2. 操作熟练、动作轻巧 3. 操作过程中注意观察患者的面色、呼吸,有异常及时停止操作 4. 注意情感交流,关心爱护患者 5. 选择适当的时间,避开患者感觉疲劳、饥渴、刚进食后或烦躁时

3. 注意事项

(1) 注意遮挡患者,防止受凉,保护隐私。

(2) 嘱患者自行扶住尿壶口(不能自理的由医疗护理员操作),避免尿液溢出。

(3) 尿壶专人专用,及时倒出尿液,保持清洁,定期消毒。

(4) 尿壶使用时,注意压力适当,特别是使用女性尿壶时,过轻易致尿液外溢,过重易致局部受压损伤,均应注意避免。

码 11.3.3　尿壶使用技术

(六) 接尿器使用技术

接尿器主要为重型颅脑损伤、偏瘫瘫痪、重度脑外伤恢复期、尿失禁、骨折的重症患者日常和卧床时使用,主要作用是能够预防尿路感染。

1. 目的

协助卧床患者使用接尿器排出尿液,满足患者排泄需要,保持衣被清洁、干燥,增进舒适,预防并发症。

2. 操作规程

表 11.3.3　接尿器使用技术操作规程

项　目	操　作　规　程
操作前准备	1. 医疗护理员准备:仪容、仪表整洁、大方,操作前清洗双手 2. 用物准备:接尿器、干净的纸巾或毛巾、肥皂 3. 患者准备:了解患者病情,心理状态,自理能力及合作程度 4. 环境准备:环境整洁宽敞,关闭门窗,调节室温至22~24℃,拉隔帘
操作方法与程序	1. 医疗护理员携带用物到床边,核对患者床号、姓名 2. 向患者解释,清醒患者取得合作和配合 3. 根据患者的情况选择合适的体位,一般采用仰卧位或侧卧位。确保患者舒适,并便于操作 4. 床上臀部位置铺一层护理垫,保持床单位的清洁干燥 5. 将接尿器腰带系在腰部,三角布上的两条长带向下,从腿根部中间左右分开,往后向上与三角布连接,贴合身体,确保不漏尿。确保接尿器与患者的皮肤紧密接触,将尿袋挂在床边处。尿袋位置低于膀胱 6. 使用完毕后帮助患者进行会阴清洁,整理衣裤和床单位,安置患者于舒适的卧位 7. 倒除尿液,冲洗接尿器,整理用物,洗手
效果评价	1. 注重保护患者隐私 2. 操作熟练、动作轻巧 3. 操作过程中注意观察患者的面色、呼吸,有异常及时停止操作 4. 注意情感交流,关心爱护患者

3. 注意事项

(1) 注意遮挡患者,防止受凉,保护隐私。

(2) 使用接尿器时,需要进行准备工作,确保接尿器的完整性和洁净程度。

(3) 在使用过程中,需要注意正确的使用方法,选择合适的体位,安置接尿器,并正确收集尿液。

(4) 避免接尿器管道打折、扭曲,集尿袋应低于膀胱区,尿袋3/4满时应及时倾倒。

(5) 接尿器应勤用温水(低于30℃)清洗。勿使用酒精,高浓度清洁剂等,以防加速材质老化,温水冲洗干净后置于阴凉干燥处,切勿暴晒。

(6) 使用后,进行清洗和消毒,定期更换接尿器,以保障患者的卫生和健康。

码 11.3.4　连续接尿器使用技术

(七)卧床老年人便器使用技术

便器的使用方法是卧床老年人日常生活中一个重点关注的问题,卧床老年人的体质较为脆弱,宜选择自己适合的便器,尤其是膝盖、腰部有不适症状的老人。

1. 目的

协助卧床患者排便,满足患者排泄需要,增进舒适。

2. 操作规程

表 11.3.4 卧床老年人便盆使用技术操作规程

项 目	操 作 规 程
操作前准备	1. 医疗护理员准备:医疗护理员仪容、仪表整洁、大方,操作前清洗双手并温暖双手 2. 患者准备:评估患者病情,心理状态,自理能力及合作程度 3. 用物准备:便盆、污物桶、尿布 2 块、纸巾、手套、一次性中单、温水、冲洗杯、记录单 4. 环境准备:环境整洁宽敞,关闭门窗,调节室温至 22~24 ℃,拉隔帘
操作方法与程序	1. 医疗护理员携带用物到床边,核对患者床号、姓名 2. 向患者解释,清醒患者取得合作和配合 3. 协助患者平卧,两腿屈膝 4. 脱下裤子把一次性中单和尿垫铺于双腿下 5. 一手抬起患者的骶尾部,另一手顺势将一次性中单、尿垫、便盆放于患者的臀下,便盆位置合适 6. 在患者外阴上部遮盖一尿布,以免尿湿被单 7. 下身盖好被褥,防止着凉保护隐私 8. 必要时,给予患者手臂与下肢支托,保持患者身体稳定 9. 患者便后掀开被子、取出尿布 10. 戴手套,先试水温,再用温水冲洗干净会阴、肛门、并擦干 11. 撤去便盆、尿布、一次性中单。摘手套。协助患者穿好裤子,取舒适卧位 12. 整理好床单位,处理便盆及清洗消毒、洗手、开窗通风、记录操作时间、关键步骤、操作中患者的情况,操作者签名
效果评价	1. 注重保护患者隐私 2. 操作熟练、动作轻巧 3. 操作过程中注意观察患者的面色、呼吸,有异常及时停止操作 4. 注意情感交流,关心爱护患者 5. 选择适当的时间,避开患者感觉疲劳、饥渴、刚进食后或烦躁时

3. 注意事项

(1) 注意遮盖患者,保护隐私,防止受凉。

(2) 防止损伤骶尾部皮肤。

(3) 冬天可先用热水温暖便盆,以免引起不适。

(4) 尽量协助患者自行如厕。

码 11.3.5　便盆使用技术

（八）更换纸尿裤技术

老年人使用纸尿裤一定要根据身形挑选，避免过松或过紧。要及时更换纸尿裤，防止长时间使用造成褥疮、尿路感染。每次更换时，医疗护理员要注意观察患者会阴部及臀部皮肤情况。

1. 目的

为卧床老年患者更换纸尿裤，保持清洁。

2. 操作规程

表 11.3.5　更换纸尿裤技术操作规程

项　目	操　作　规　程
操作前准备	1. 医疗护理员准备：着装整洁、剪指甲、洗手、戴口罩 2. 患者准备：评估患者病情，心理状态，自理能力及合作程度 3. 用物准备：一次性纸尿裤、卫生纸、湿巾或温水毛巾、一次性手套、污物桶 4. 环境准备：清洁、整齐、安静
操作方法与程序	1. 核对患者床号、姓名 2. 向患者解释，取得患者理解和配合，关闭门窗，拉好窗帘 3. 放下近侧床栏，取出新的纸尿裤，将纸尿裤对折，形成立体凹槽，放于床尾 4. 掀开被子一侧完全暴露出纸尿裤，撕开纸尿裤两侧的粘贴纸，患者屈膝，两腿分开，医疗护理员戴好一次性手套，将纸尿裤前端掀开盖住排泄物，清洁会阴（用湿巾或温水毛巾洗净） 5. 取干净纸尿裤从前放入，协助患者背对医疗护理员侧卧，将污纸尿裤和污纸巾扔进污物桶中，取下一次性手套。将干净的纸尿裤前后放置适中，展开平铺，协助患者平卧，前面拉开展平。将纸尿裤两边粘贴面上下黏合 6. 将患者安置于舒适卧位，开窗通风 7. 洗手
效果评价	1. 动作轻巧，操作熟练 2. 尊重关心爱护患者

3. 注意事项

（1）注意纸尿裤放的位置（男性患者大头在前，女性患者大头放在后面）。

（2）粘贴面不直接粘贴患者皮肤。

（3）选择合适型号的纸尿裤，松紧合适。

（4）定期观察，及时清洗，保持清洁。

码 11.3.6　纸尿裤更换技术

第四节　老年睡眠障碍患者的照护

睡眠障碍是指脑内网状激活系统及其他区域的神经失控或与睡眠有关的神经递质改变而导致的睡眠功能减退或睡眠影响呼吸功能。老年人并非睡眠需要减少,而是睡眠能力减退。睡眠障碍能引起生活质量下降甚至致命性损害,因此,医疗护理员应加强对老年睡眠障碍患者的照护。

一、相关因素

（一）生理因素

（1）生物钟的变化：随着年龄增长,体内的生长激素分泌减少,褪黑素分泌水平下降,导致睡眠模式发生变化,许多老年人的生物钟会提前,可能在晚上较早感到困倦并在凌晨醒来。

（2）能量消耗减少：由于退休和体力活动的减少,老年人的能量消耗较少,导致不易感到疲劳和困倦。

（二）心理因素

老年人可能会经历更多的心理压力,如对健康的担忧、对未来的不确定感,这些都可能导致焦虑和抑郁,进一步影响睡眠。

（三）社会环境因素

（1）环境噪声和光线：嘈杂的环境和过亮的灯光会干扰老年人的睡眠。

（2）社交活动和家庭责任：老年人需要承担照顾家庭成员的责任,或者参与社交活动,这些额外的责任和活动会影响他们的睡眠。

（四）疾病和药物因素

（1）慢性病：如心脑血管疾病、糖尿病、关节炎等,以及疼痛和不适,都能影响睡眠。

（2）药物副作用：某些药物如糖皮质激素、甲状腺激素、利尿剂和某些抗精神病药物,可能会影响睡眠。

（五）睡眠习惯因素

不良睡眠习惯,如睡前饮食不当、缺乏规律的运动、睡前使用电子设备等,都能导致睡眠障碍。

（六）其他因素

夜尿增多，由于前列腺问题或泌尿系统功能下降，老年人可能会有夜间多次排尿的需求，这会打断睡眠。

二、常见症状

（一）入睡困难

长时间躺在床上无法入睡，或者需要很长时间才能进入睡眠状态。

（二）夜间频繁醒来

经常在夜间醒来，难以再次入睡，导致睡眠片段化。

（三）早醒

比预期时间早很多醒来，且无法再次入睡。

（四）日间困倦

由于夜间睡眠不足，患者在白天可能会嗜睡，容易打盹。

（五）睡眠质量差

即使能够入睡，患者也可能感觉睡眠不深，早晨醒来后仍感到疲劳。

（六）情绪波动

睡眠障碍可能伴随焦虑、抑郁、烦躁等情绪问题。

三、照护要点

睡眠障碍在老年人群中较为常见，给老年人的身心健康带来了诸多挑战。为了改善老年人的睡眠质量，日常照护中需要注意以下几个方面：

（一）营造良好的睡眠环境

确保卧室安静、舒适、温度适宜，光线柔和，减少噪声和光线干扰，房间室温最好在22～24 ℃，湿度在60%～70%，氧气充足，为老年人创造一个有利于入睡的环境。

（二）选择合适的床和枕头

床要软硬适中，不能太硬或者太软，这样有利于维持脊柱正常的生理弯曲，使肌肉不易产生疲劳，床的面积不可过小，便于睡眠时自由翻身，利于舒展筋骨。枕头的高度一般以10～15 cm为宜，较胖的人群可以选择略高的枕头，较瘦人群可以选择略低的枕头。枕头枕在颈部弓形弯曲部，以保持颈部正常的生理曲度，放松颈后部的肌肉、韧带，缓解疲劳。

(三)睡觉体位

在尊重患者生活习惯的基础上,建议主要以右侧卧位为主,不压迫心脏,有利于胃排空。

(四)建立规律的作息时间

鼓励老年人保持规律的作息时间,每天同一时间上床睡觉和起床,避免日间午休时间过长。午休时间一般以半小时时长为宜,帮助他们建立稳定的生物钟。

(五)避免刺激性物质

限制老年人在傍晚时分摄入咖啡因、酒精、尼古丁等刺激性物质,以免影响入睡和睡眠质量。

(六)合理安排饮食

确保摄入足够的蛋白质、复合碳水化合物、健康脂肪以及丰富的蔬菜和水果。这些营养素对于维持正常的生理功能和神经系统平衡至关重要。避免老年人在睡前过量进食,尤其是油腻、辛辣的食物,以免加重胃肠道负担。晚餐不宜过饱,避免消化不良影响睡眠。同时,选择易消化的食物,如燕麦粥、全麦面包、苹果等。注意控制液体摄入,减少夜间起床排尿的次数。

(七)鼓励适度的日间活动和光照

适当的日间活动可以帮助老年人消耗多余能量,减轻疲劳,提高晚上的睡眠质量。光照通过视网膜感知,影响褪黑素分泌,从而调节睡眠—觉醒周期。老年人一般以每周活动3~4次,每次30~40 min为宜。应避免在临近睡前1~2 h进行剧烈或兴奋性的活动。

(八)睡觉前温水泡脚和放松训练

睡觉前温水泡脚有助于放松腿部和脚部,缓解疲劳促进血液循环,让人容易入睡。全身放松,鼻子深吸气,嘴巴缓慢呼气,做全身放松训练。

(九)避免使用电子设备

减少老年人在睡前1 h使用手机、电视、收音机等电子设备的时间,避免蓝光对睡眠的负面影响,不要在床上看书、看电视或听收音机等。

(十)评估潜在疾病

关注老年人是否存在可能影响睡眠的潜在疾病,如慢性疼痛、呼吸问题、脑血管疾病等,指导其及时就医。

(十一)提供适当的心理支持

倾听老年人的心声,了解他们的焦虑和担忧,给予他们情感上的支持和鼓励。必要时,可寻求专业心理咨询师的帮助。

(十二)定期评估睡眠质量

定期评估老年人的睡眠质量,记录老年人睡眠日记,以便及时发现问题并调整照护措施。

(十三)与家属沟通协作

医疗护理员应与家属保持密切沟通,共同关注老年人的睡眠状况,提供必要的指导和支持。

(十四)协助服用睡前药物

遵医嘱服用睡眠障碍药物,患者服用药物后减少走动,卧床休息,避免跌倒坠床,做好睡眠药物管理,避免药物漏服、误服、多服等。

(十五)温水泡脚

人的双脚上存在着与各脏腑器官相对应的反射区和经络分布,当用温水泡脚时,可以刺激这些反射区,促进人体血液循环,调理内分泌系统,增强人体器官机能,取得防病治病的保健效果。

1. 目的

(1) 促进脚部血液循环,降低局部张力,消除疲劳,改善睡眠。

(2) 满足身心需要,使老年人舒适。

2. 操作规程

表 11.4.1 温水泡脚操作

项 目	操 作 规 程
操作前准备	1. 医疗护理员准备:着装整洁,剪指甲,洗手,戴口罩 2. 患者准备:评估患者病情,心理状态,自理能力及合作程度 3. 用物准备:毛巾、脚盆,水温计,热水桶(水温在 40~50 ℃),乳液,必要时备垫巾、香皂 4. 环境准备:调节室温至 22~24 ℃,酌情关闭门窗
操作方法与程序	1. 体位:跟患者沟通,协助患者取坐位或者半坐位,尊重患者习惯 2. 控制水温:将水倒入洗脚盆中,水温在 40~50 ℃,可以用手腕内侧皮肤测试水温,确保不会感到过烫 3. 浸泡双脚:将裤子卷至小腿,将双脚缓慢放入温水中,让热水充分接触脚部的各个部位,包括脚掌、脚趾、脚踝等 4. 轻柔按摩:在浸泡过程中,可以使用双手轻轻按摩脚部。从脚掌开始,沿着脚底向上至脚踝,用指腹轻轻揉搓,时间在 15~20 min 5. 清洁双脚:用小毛巾擦洗脚背、脚心及脚趾,酌情使用香皂 6. 擦干双脚:使用柔软的毛巾,将双脚擦干,特别是脚趾间和脚跟部位以避免湿疹或其他皮肤问题的发生 7. 涂抹护脚霜:在擦干双脚后涂抹适量的护脚霜或润肤露,以滋润皮肤。穿上袜子,注意保暖
效果评价	1. 动作轻巧,操作熟练 2. 尊重爱护老年人

3. 注意事项

(1) 在泡脚之前,询问患者,确保没有糖尿病或周围动脉疾病等可能导致脚部感觉减退的疾病。如果有,请在泡脚之前咨询医师。

(2) 避免在饭后立即泡脚,以免影响消化。

(3) 如果在泡脚过程中出现任何不适,如头晕、恶心或皮肤过敏等症状,应立即停止。

(4) 对于有特殊脚部疾病(如严重的足部感染、开放性伤口等)和下肢严重血栓的人,泡脚可能不适合,应避免进行此操作,并遵循医师的建议。

第五节　老年意识障碍患者的照护

意识是指机体对自身和周围环境的刺激做出应答反应的能力。老年意识障碍是指老年人对外界环境刺激缺乏反应的一种精神状态。任何病因引起的大脑皮质、皮质下结构、脑干上行网状激活系统等部位的损害或功能抑制,均可导致意识障碍。

一、相关因素

(一) 外源性原因

1. 脑部损伤

(1) 外伤性脑损伤:如交通事故、跌倒、运动损伤等导致的颅脑撞击,可能引起脑震荡、脑挫裂伤或颅内出血。

(2) 非外伤性脑损伤:如脑炎(由病毒、细菌、真菌引起)、脑膜炎等,这些病变直接影响大脑的功能。

2. 代谢和内分泌紊乱

(1) 电解质紊乱:如低钠血症、高钙血症,可能影响大脑细胞的正常功能。

(2) 肝功能衰竭:肝病晚期可能导致肝性脑病,影响大脑的意识水平。

(3) 肾功能衰竭:肾功能不全可能引起尿毒症性脑病,影响大脑功能。

(4) 甲状腺功能亢进或减退:严重的甲状腺功能异常可能导致意识障碍。

(5) 低血糖或高血糖:尤其是在糖尿病患者中,血糖水平的剧烈波动会导致意识障碍。

3. 感染

中枢神经系统感染,如脑膜炎、脑炎、脑脓肿等,病原体的直接侵犯或免疫反应能损伤大脑组织。

4. 中毒

(1) 药物和毒品过量:如镇静剂、抗精神病药物、酒精和其他毒品的滥用或误用可能导致意识障碍。

(2) 一氧化碳和其他有毒气体中毒:如大量吸入汽车尾气中的一氧化碳,可能导致脑缺氧。

5. 缺氧

(1) 心脏骤停后的缺氧性脑损伤:心脏停跳后的大脑供血中断可能导致不可逆的脑

损伤。

(2) 呼吸停止或严重呼吸障碍:如溺水、窒息、哮喘发作、慢性阻塞性肺病(COPD)急性加重等,会导致大脑缺氧。

6. 营养不良

维生素 B_1(硫胺素)缺乏:可能导致 Wernicke-Korsakoff 综合征,这是一种严重的神经精神疾病,包括意识障碍和记忆力丧失。

(二)内源性原因

1. 神经退行性疾病

(1) 阿尔茨海默病:这是一种进行性的神经退行性疾病,导致记忆丧失、认知功能下降和行为改变。

(2) 路易体痴呆、帕金森病痴呆、廷顿病等其他类型的神经退行性疾病也可能引起意识障碍。

2. 脑血管疾病

(1) 慢性脑血管病:长期的血管病变可能导致脑组织损伤,进而引发意识障碍,尤其是在有多次中风史的患者中。

(2) 短暂性脑缺血发作:通常表现为短暂的症状,在某些情况下,它也可能是一个更严重事件的预警,包括导致意识障碍的大规模中风。

3. 癫痫

癫痫性意识障碍(也称为癫痫状态)是一种严重的医疗紧急情况,由持续的癫痫发作引起,患者可能完全失去意识。

4. 自身免疫性和炎症性脑病

自身免疫性脑炎是一种罕见的疾病,身体的免疫系统错误地攻击大脑组织,导致炎症和功能障碍。

5. 脑水肿

由于各种原因引起的脑水肿(如脑肿瘤颅内压增高、脑出血、脑梗塞等)可能导致意识障碍,因为它增加了大脑组织的内部压力,影响了正常的神经功能。

6. 脑肿瘤

原发性和转移性脑肿瘤。大脑内部的肿瘤可能直接压迫周围的神经组织,或者通过引起脑水肿和增加颅内压来干扰大脑的功能。

7. 水、电解质和酸碱平衡紊乱

(1) 低钠血症:当血液中的钠含量低于正常水平时,导致细胞肿胀,包括大脑细胞,从而可能引起意识障碍。

(2) 高钾血症:血液中的钾含量异常升高影响心脏功能和神经传导,可能导致意识障碍。

(3) 代谢性酸中毒或碱中毒:代谢性酸中毒或碱中毒这些紊乱会影响大脑的电解质平衡和功能。

二、常见症状

意识障碍可表现为觉醒度下降和意识内容变化，临床表现因其原因和严重程度而有所不同，但通常包括以下几个方面：

（1）反应迟钝：患者对外界刺激的反应减弱，包括对声音、光线、疼痛或其他触觉刺激的反应减弱或消失。

（2）认知功能障碍：包括记忆力减退、注意力不集中、判断力下降、定向障碍（如时间、地点、人物定向困难）和执行功能障碍。

（3）言语障碍：可能出现言语不清、语速改变、语言理解或表达困难，在严重情况下，患者可能完全无法交流。

（4）行为改变：患者可能表现出烦躁不安、易激动、幻觉、妄想或精神错乱的症状。在某些情况下，患者可能出现昏迷状态，对外界刺激毫无反应。

（5）自主神经系统功能障碍：可能出现心率、血压、呼吸和体温调节的异常。例如，患者可能出现心动过速、低血压、呼吸困难或体温调节障碍。

（6）肌肉张力和运动功能障碍：可能出现肌肉僵硬或松弛、震颤、抽搐或瘫痪等症状。

（7）感觉障碍：患者可能对疼痛、温度、触觉等感觉减退或消失。

（8）睡眠—觉醒周期改变：患者的睡眠模式可能发生改变，如失眠、多睡或日夜颠倒。

（9）排泄功能障碍：在严重的意识障碍中，患者可能出现失禁或无法控制的排尿和排便。

（10）营养不良和脱水：由于吞咽困难或意识水平低下，患者可能面临营养不良和脱水的风险。

三、照护要点

1. 环境

居住环境干净、整洁、安全、舒适，定时开窗通风。室温保持在 22～24 ℃，湿度以 50%～60% 为宜。

2. 体位

平卧位头侧向一边或侧卧位，保持呼吸道通畅，取下活动性义齿，及时清除口鼻分泌物，防止舌根后坠、误吸和肺部感染、窒息。

3. 饮食照护

给予高维生素、高蛋白、高热量饮食，补充足够的水分，根据老年人自理能力及病情，采取适宜的进食体位，保障进食安全。

（1）进食体位：根据病情，能够坐位进食的老年人应采取坐位进食，鼻饲和完全不能自理的老年人进餐前采取半卧位，抬高床头 30°～45°，一般宜右侧卧位，面向医疗护理员，切忌给予平卧位，防止食物反流引起误吸、窒息发生。

（2）进食量：进食应采用边缘钝厚匙柄较长，容量 5～10 mL 的匙勺为宜，一口量为最适于老年人吞咽的每次喂食量。一般从小剂量(1~4 mL)开始喂食,逐步增加并掌握合适的一口量。量过多,食物易从口中漏出或引起咽部滞留,增加误咽的危险;量过少,则难以触发吞咽反射。对于鼻饲老年人,应在每次鼻饲前回抽胃液,准确判断鼻饲导管在胃内方可鼻饲。每次鼻饲液的量不超过 200 mL,间隔时间大于 2 h。

(3) 进食速度:老年人进食速度宜慢,有利于食物的消化和吸收,应咽下后再吃第二口,防止呛咳或噎食。

(4) 进食技巧:避免匆忙或强迫喂食;根据老年人进食的耐受性提供食物的种类。老年人有脑血管性疾病常常会伴有面瘫,需要将食物放到口中不同的位置,左面部无力,食物可以放在口腔右侧;对于频繁发生呛咳的老年人,避免食用有碎屑的糕饼类食物和缺少内聚力的食物,防止误吸,可将少量食物送入舌根处;进食过程中发生呛咳暂停进食;能够自行进食者鼓励自行进食,不能自行进食者,根据老年人的情况给予鼻饲喂食。食物温度适宜,避免烫伤,饭后保持半卧位 30 min 以上。

(5) 观察异常情况发生:患者进食中如果发生误吸和窒息,会发生下列情况:突然痉挛性咳嗽、呛咳、不能发音、喘鸣、呼吸急促;面色发红或面色苍白、口唇发紫;严重者出现意识丧失,甚至呼吸心跳暂停。应采取海姆立克急救法,立即上报医护人员。

4. 皮肤照护

意识障碍老年人每 2 h 变换一次体位,可以预防压伤,翻身后予拍背可以预防坠积性肺炎的发生。

(1) 更换体位:每 2 h 变换一次体位,宜给予 30°侧卧位,后背垫软枕。平卧位时背部、膝下、踝部垫薄软枕,足底部给予硬物支撑保持功能位,在硬物与足底之间垫软枕保护,两小腿之间放软枕。俯卧位时胸部、膝部垫于软枕上。坐位时医疗护理员要每隔 1 h 协助更换体位或转换受压的支撑点。半坐位不要超过 90°,持续时间不超过半小时,翻身后予叩背预防肺部感染。

(2) 减压床垫:长期卧床应使用减压床垫,特别是在易发生压力性损伤的骨隆突处,也可使用保护膜用于受压部位。

(3) 保持干燥:保持衣服、被褥、床单等清洁、干燥、平整、无渣屑。对大小便失禁者,及时清洗皮肤,动作要轻柔。清洁皮肤宜用软毛巾,不可用擦拭法;尽量采用冲洗或轻拍式清洁;水温不可过高,皮肤清洗液最好无香味、无刺激性,并且接近皮肤的 pH,禁用肥皂。干燥后,用保湿剂如甘油外擦,可锁住皮肤角质层水分,达到润肤效果;也可使用皮肤保护剂,如氧化锌、鞣酸软膏、维生素 E 等外涂保护会阴部皮肤,避免大小便的刺激。选择合适的照护用具,正确使用,及时更换。

(4) 放置便器时,避免托、推、拉等动作。

(5) 加强营养:在病情允许的情况下给予高热量、高蛋白、高维生素饮食,少食多餐,保证充足的营养和适量的水分供给。

5. 双下肢深静脉血栓的照护

观察患者下肢是否有突然肿胀和局部疼痛,严重者可表现为下肢极度水肿、剧痛,皮肤发亮呈青紫色,皮温低伴有水疱,足背动脉搏动消失,体温升高。

(1) 预防：① 病情允许时多饮水，每日摄入液体量约 1500 mL，避免因脱水而导致血液黏稠度增加。② 饮食宜清淡易消化、低脂，富含纤维素。多食新鲜蔬菜、水果，保持排便通畅。不吃油炸、油煎食物，炒菜宜用植物油，少食动物内脏、蟹黄、虾子、鱼子等含胆固醇高的食物。③ 对于无法下床活动者，应协助进行主动或被动上肢、下肢和足趾活动，并适量增加活动量。④ 对有吸烟、饮酒习惯的老年人，协助其戒烟、戒酒。⑤ 协助医护人员采用个体化的物理方法，如穿医用弹力袜、间歇充气加压治疗。

(2) 生活照护：① 急性期应绝对卧床休息 1～2 周，抬高患肢高于心脏水平 20～30 cm，禁止捏揉患肢，避免用力排便。床上活动时动作幅度不可过大，以免造成血栓脱落；应协助老年人定时翻身及健侧肢体功能锻炼。② 严禁按摩，冷、热敷。冷敷可减少组织代谢，引起血管收缩，不利于解除痉挛和建立静脉的侧支循环；而热敷会促进组织代谢，增加耗氧量，且栓塞后肢体感觉迟钝，容易造成损伤。③ 观察患者肢体皮温、色泽、水肿及足背动脉搏动情况。④ 观察患者皮肤颜色，如果出现发紫、脚凉、疼痛加重，则应及时告知医护人员。⑤ 若患者突发胸痛、咯血、呼吸困难等，立即报告医护人员。

6. 安全照护

意识障碍老年人床栏要拉起，谵妄躁动老年人给予适当约束，松紧适宜每 15～30 min 观察约束的皮肤颜色、血运，防止局部缺血坏死；防止患者坠床、自伤或伤人；使用热水袋时注意温度，及时更换部位，防止烫伤；有管道的患者，注意妥善固定，保持管道通畅，预防拔管和管道意外滑脱。

四、翻身叩背操作

翻身叩背旨在帮助长期卧床的患者预防压伤、促进痰液排出，并维护正常的血液循环和肌肉功能。

（一）目的

(1) 促进血液循环，预防压伤。
(2) 通过振动，使痰液松动，促进痰液排出。
(3) 有助于保持肺组织通气和血液循环，预防肺部并发症。

（二）操作规程

表 11.5.1　翻身叩背操作

项　目	操　作　规　程
操作前准备	1. 医疗护理员准备：着装整洁、剪指甲，洗手、戴口罩 2. 患者准备：评估患者病情，心理状态，自理能力及合作程度 3. 用物准备：枕头 3 个 4. 环境准备：整洁、安静，温度适宜(22～24 ℃)，必要时进行遮挡

续表

项 目	操 作 规 程

操作方法与程序	1. 安置:跟患者沟通,将各种管道及输液装置安置妥当,防止翻身时引起导管连接处脱落或扭曲受压
	2. 协助卧位:协助患者仰卧,两手放于腹部,两腿屈曲
	3. 翻身:
	(1) 单人协助——
	  1) 先将患者的双下肢移向靠近医疗护理员侧床沿,再将患者的肩、腰、臀部向医疗护理员侧移动不可拖拉,以免擦破皮肤,注意应用节力原则
	  2) 一手托肩,一手托膝部,轻轻将患者推向对侧,使其背向医疗护理员,拉起床栏,防止坠床
	(2) 双人协助——
	  1) 两名医疗护理员站在床的同一侧,一人托住患者颈肩、腰部,另一人托住臀部和腘窝部,同时将患者抬起移向近侧,同时患者头部应予以托持,两人动作应协调平稳
	  2) 两人分别托扶患者肩、腰部和臀、膝部,轻轻将患者转向对侧
	4. 舒适安全:按侧卧位要求,在患者胸前及两膝间放置软枕,使其安全舒适,拉起床栏
	5. 叩背:
	(1) 医疗护理员面向患者站立,五指并拢,手掌呈空心状,即手背隆起,手掌中空,手指弯曲,拇指靠示指,放松腕、肘、肩部
	(2) 自背部第 10 肋间隙开始向上,叩击至肩部,避开脊柱和肾区
	(3) 用手腕关节力量以 100 次/min 有节奏地叩击
	(4) 叩击顺序:按照自下而上,由外向内叩击
	(5) 叩击时间:每一肺叶叩击 1～3 min,每次 10～15 min
	6. 检查安置:患者背部放置软枕,检查并安置肢体各关节处于功能位置,各种管道保持通畅

效果评价	1. 动作轻巧,操作熟练 2. 尊重关心爱护患者

(三) 注意事项

(1) 医疗护理员注意节力原则,移动患者时动作应轻稳,协调一致,不可拖拉,以免擦伤皮肤。

(2) 翻身时应注意为患者保暖并防止坠床,翻身后,需用软枕垫好肢体,以维持舒适安全体位。

(3) 若患者身上有各种管道时,应先将管道安置妥当,翻身后仔细检查管道是否有脱落、移位、扭曲、受压,以保持管道通畅。

(4) 叩背时在医护人员的指导下确认患者无禁忌证才可完成操作。禁忌证有多发肋骨骨折、肺癌、肺大泡、肺栓塞、活动性出血、脊髓损伤等。

(5) 避免叩击脊柱、胸骨、切口上、肝区、肾区;避免直接叩击在裸露的皮肤上,翻身拍背宜在饭后 1 h 进行。

(6) 叩击方法、顺序、时间正确,在叩击中注意观察患者的面色、呼吸、咳嗽、咳痰情况,患者如有不适则应立即停止。

码 11.5.1　翻身叩背技术

第六节　老年视听障碍患者的照护

视觉障碍是由于先天或后天原因,导致视觉器官(眼球视觉神经、大脑视觉中心)的构造或功能发生部分或全部的障碍,经治疗仍对外界事物无法作出视觉辨识,包括视力下降、视物模糊、眼前黑影飘动、视物变形、视野缩小、复视等,也可伴有眼痛。听觉障碍又称听觉受损,是指感知或理解声音的能力完全或部分降低。随着年龄的增长,人体的许多组织和器官都在缓慢老化,当老化累及听觉系统时便会出现听力减退,言语分辨率下降,这便是老年性聋。

一、相关因素

(1) 社会人口学特征:视力和听力损害的患病率随着年龄的增长而增高;视力损害的患病率女性高于男性。

(2) 遗传因素:视力障碍有一定的遗传倾向。老年性聋具有家族发病和遗传倾向。

(3) 疾病因素:视觉和听觉器官的疾病,例如,颅脑外伤、脑震荡、脑肿瘤等造成的器质性病变,心脑血管疾病、糖尿病、高血脂、动脉硬化引起的供血不足,其他免疫系统和内分泌系统疾病引起循环障碍、免疫异常等。

(4) 其他:短期或长期的情绪压力,不良的嗜好或习惯,长期生活在噪声环境之下、吸烟、酗酒,使用耳毒性药物和化学试剂等。

二、常见症状

(一) 视力障碍

(1) 老年白内障:多为双眼先后发病,主要表现为进行性、无痛性视力减退和视物模糊,并出现逐渐加重的视力下降问题;阅读或看电视时眼睛很容易会出现疲劳,而且视野中的物体出现变形或扭曲的情况;有眩光感或视物呈双影,这种情况尤其是在白天更明显,视力逐渐降低,甚至失明。

(2) 老视:主要症状是近视力减退,远视力不受影响。初期感到阅读小字困难,不自主地将目标放远。看近时眼疲劳、胀感、头痛、视物模糊。这是因为看近目标时,需增加调节而使睫状肌过度收缩及过度集合所致,随年龄增长,近点远移。

(3) 老年黄斑变性:早期多数无明显视力改变;中期出现视力下降、视物变形、中央黑点等症状;晚期视网膜出血、视网膜新生血管形成、视网膜渗出等,视力急剧下降。

(4) 糖尿病视网膜病变:有视物模糊、视力下降、失明等。

(5) 青光眼:随临床不同类型和分期表现复杂,可无症状,随疾病进展出现不同程度的眼痛、视力减退、视野缺损、眼球充血、头疼、头晕、恶心、呕吐等。

(二) 听力障碍

(1) 听力下降:不明原因的双侧对称性听力缓慢下降,起病隐匿,缓慢进行性加重。

(2) 言语分辨率降低:能听到说话的声音,分辨不清言语,理解能力下降,听人说话,喜慢怕快,喜安静怕嘈杂。

(3) 重振现象:低音听不见,大声觉得太吵,语言辨别力低下。

(4) 头昏、耳鸣:常为高调性如蝉鸣、哨声、汽笛声等,开始为间歇性,在夜深人静时出现,以后逐渐发展成持续性,以至终日持续,使老年人的睡眠受到严重影响。

三、照护要点

(一) 视力障碍的照护

(1) 适宜的生活环境:老年人的居住环境光线充足,避免用单个强光灯泡和阳光直射老年人眼睛;地面、平整、干燥无障碍物;台阶平整无破损,高度适合,台阶之间色彩差异明显;家具放置相对位置,有序放置,通道无阻碍物,避免跌倒。

(2) 注意精神调节:要保持情绪愉悦,多与他人交谈,分散对不愉快事情的注意力,保证充足睡眠。

(3) 加强用眼卫生,平时不用手揉眼,不用不洁手帕、毛巾擦眼和洗眼。不要在昏暗环境中阅读,看书、看报、看电视时间不要过长,避免眼睛疲劳,并注意正确的用眼姿势、距离以及光源是否充足等。在灯光下看书,灯光要照在书上,光线应从左前方射来,以免手的阴影妨碍屈光不正老年人的视线。为老年人提供印刷清晰、字体较大阅读材料,最好用淡黄色纸张。要避免在强烈的阳光、灯光或其他辐射线照射下视物。

(4) 每用眼 1 h 左右,让眼放松一下,如闭眼养神、望远处或做眼保健操等,使眼得到休息。做眼保健操进行眼部穴位按摩但不可重压,如按摩睛明、攒竹、瞳子骨、太阳、翳风等穴位。通过按摩,可加速眼部血液循环,增加房水中的免疫因子。

(5) 维生素对老年人视力保健起着非常重要作用,可多进食富含维生素 A、维生素 B、具有明目功效食物、水果等,如鱼类、牛奶、花生、豌豆等食品。烹调油选用麦胚油、玉米胚油。每日饮水量(包含食物中所含水量)应达 2500 mL,有助于稀释血液和眼部血液供应,青光眼老年人一次不宜大量饮水,每日饮水量最好在 1500 mL 以内。患有慢性病的老年人应严格执行相关疾病的饮食要求。

(6) 活动指导:外出活动安排在白天进行,例如,散步、练太极、骑自行车等;在户外活动时,应戴有色眼镜,以防辐射线直射眼睛。从暗处到明处或从明处到暗处要停留片刻,适应后再行走;千万不要做碰撞剧烈的运动;应尽早戒烟。

(二) 听力障碍的照护

(1) 创造有助于交流的环境和方式：人际交流环境应安静、舒适，尽可能除去背景噪声，说话前获得老年人的注意，确保老年人能看到说话者嘴唇。交谈时语速语调适当、口齿清晰，勿喊叫，尽量使用短句，帮助老年人把需要解释和说明的事记录下来，必要时采用书面、手势、触摸等非语言交流技巧，使因听力下降引起的交流障碍影响减至最小。指导老年人与最亲密朋友多交谈，让老年人的情绪得到宣泄。

(2) 建立健康的生活方式：饮食宜清淡，注意减少动物性脂肪的摄入，多吃新鲜蔬果。一些中药和食物，如葛根、黄精、核桃仁、山药、芝麻、黑豆等，对于延缓耳聋的发生也有一定作用。避免吸烟、饮酒、耳塞听音乐、挖耳垢、过度劳累等损害听力不良行为。适当运动，可以根据自己的情况来选择合适的体育项目，如散步、慢跑、打太极拳和八段锦等。运动能够促进全身血液循环，使内耳的血液供应得到改善。

(3) 避免噪声刺激：日常生活和外出时应尽量避开噪声大的环境和场所。

(4) 助听器使用：选择佩戴合适的助听器，帮助并指导老年人及其家属正确使用助听器。

(5) 心理照护：耳聋容易产生焦虑、孤独、抑郁、社交障碍等一系列心理问题。要帮助老年人认识到衰老是正常的生理现象，消除其精神心理障碍。让家庭和社会给予老年人关怀和帮助，尊重和关爱老年人，使老年人树立乐观生活态度。

四、跌倒危险减低预防操作

跌倒危险减低预防操作主要是对老年人及环境因素进行综合评估，分析跌倒危险因素，尽早提出预防措施，预防跌倒。

(一) 目的

对于有跌倒风险的老年人，预防跌倒发生。

(二) 操作规程

表 11.6.1 跌倒危险减低预防操作

项　目	操　作　规　程
操作前准备	1. 医疗护理员准备：着装整洁、剪指甲、洗手、戴口罩 2. 患者准备：评估患者病情、心理状态、自理能力及合作程度 3. 用物准备：防滑鞋、合适衣裤 4. 环境准备：整洁、安静、光线明亮

续表

项 目	操 作 规 程
操作方法与程序	1. 与患者沟通：解释跌倒可能带来的后果 2. 穿衣指导：鞋子大小合适，防滑，若鞋底磨损，应提醒不能使用；裤子不能太长，不能拖地 3. 更换体位指导：提醒患者醒后卧床1 min，再坐起1 min，再站立1 min，之后再行走（拿着手表督促患者确实做到每个1 min）。注意看患者自己估计的1 min时间有多长，再有针对性地进行指导 4. 如厕指导：输液过程中如厕，教会使用移动输液架，指导患者勿倚靠输液架。对于半自理患者需陪伴或使用助行器如厕 5. 用药指导：患者口服降压药、降糖药、镇静药、利尿药，防止药物不良反应导致跌倒 6. 设施设备使用指导 　（1）患者生活用品摆放位置相对固定、有序放置，使用物品简单、减少障碍 　（2）床：固定好床脚刹，调整床的高度，收好床尾摇把，床栏要拉起，固定床头桌、椅子的位置 　（3）辅助用具：将呼叫器、便器等常用物品放在患者易取处；使用拐杖、助行器给予使用指导；搬运时，将平车、轮椅固定，防止滑动 7. 环境风险检查及指导 　（1）地面平整无障碍，无水迹，浴室有防滑垫 　（2）光线明亮，不刺眼，无反光
效果评价	1. 指导方法正确，操作熟练 2. 关爱老年人，交流通畅

（三）注意事项

（1）将病床调至合适位置，并固定好床脚刹车，必要时加床栏。
（2）患者下床前先放下床栏，切勿翻越。
（3）老年人穿平底、防滑鞋，裤腿不拖地。
（4）创造良好的病房安全环境，光线明亮，保持地面干净无水迹，走廊畅通、无障碍物。
（5）呼叫器、便器、抽纸等常用物品放在患者易取处。

码 11.6.1　跌倒危险减低预防技术

第七节　老年疼痛患者照护

疼痛是第五生命体征，是多种疾病的共有症状。是由感觉刺激而产生的一种生理、心理反应及情感上的不愉快经历，包含痛觉和痛反应。急性疼痛是指疼痛时间短于3个月，与程度无关。慢性疼痛是指持续或复发的时间超过3～6个月的疼痛。

一、相关因素

(一) 慢性病

(1) 关节炎:骨关节炎和类风湿性关节炎是老年人常见的疼痛原因,关节炎症导致关节疼痛和僵硬。
(2) 慢性腰背痛:椎间盘退化、脊柱狭窄问题可导致持续的腰背部疼痛。
(3) 癌症:癌症及其治疗(如化疗和放疗)可能引起疼痛,癌症转移到骨头或软组织时疼痛尤为剧烈。

(二) 神经性疼痛

(1) 神经病变:如糖尿病引起的周围神经病变,可导致疼痛、麻木和刺痛感。
(2) 神经压迫:如腰椎间盘突出压迫神经根,可能导致放射性疼痛。

(三) 肌肉骨骼系统的退化

(1) 肌筋膜疼痛综合征:肌肉紧张和疼痛,可能与姿势不良、过度使用或受伤有关。
(2) 骨折:由于骨质疏松,老年人更容易发生骨折,骨折愈合过程中可伴有疼痛。

(四) 皮肤病变

(1) 皮肤感染:如带状疱疹,会导致剧烈的神经性疼痛。
(2) 皮肤癌:如黑色素瘤,可能引起局部疼痛和不适。

(五) 药物副作用

某些药物,如降压药和抗抑郁药,可能作为副作用引起肌肉骨骼疼痛。

(六) 营养缺乏

(1) 维生素D缺乏:可能导致骨痛和骨折风险增加。
(2) 其他维生素和矿物质缺乏:如维生素B_{12}和钙,也可能与疼痛有关。
(3) 抑郁和焦虑:心理状态不佳导致或加剧身体疼痛。
(4) 孤独和社会隔离:缺乏社交支持增加疼痛的感受。

(七) 睡眠障碍

睡眠质量差,长期睡眠问题可能导致身体疼痛和疲劳。

(八) 慢性疲劳综合征

持续疲劳,伴有全身性疼痛,可能与免疫系统功能异常有关。

(九) 其他原因

(1) 感染:如尿路感染,可引起下腹部疼痛。

(2)内分泌疾病:如甲状腺功能异常,可能引起肌肉疼痛和关节疼痛。

二、常见症状

疼痛的病因不同,其临床表现不同,与所患疾病的种类,病情的严重程度有关。

(1)钝痛:一种持续的、压迫感强烈的疼痛,常见于慢性关节炎、肌肉疼痛和某些类型的神经痛。

(2)锐痛:突然发作的、尖锐且强烈的疼痛,通常与急性损伤、炎症或神经压迫有关,如割伤、挫伤或神经病变。

(3)痉挛性痛:肌肉不自主地收缩导致的疼痛,可能与肌肉拉伤、神经压迫或电解质紊乱有关。

(4)放射性痛:疼痛从原发部位沿着神经通路向远处放射,如心脏绞痛可能向左肩和臂放射,或腰椎间盘突出可能引起下肢放射痛。

(5)烧灼感:类似于被火焰灼烧的感觉,常见于神经病变、带状疱疹后神经痛或某些类型的炎症。

(6)压迫感:感觉有重物压迫身体某部位,可能与肿瘤生长、内脏器官疾病或脊柱问题有关。

(7)隐痛:轻微但持续的痛感,可能在活动或体位改变时加剧,常见于慢性疼痛综合征、早期癌症或内脏器官疾病。

(8)周期性痛:疼痛发作有一定规律,如月经痛、偏头痛或某些消化系统疾病的周期性发作。

(9)阵发性痛:疼痛突然发作,然后迅速消失,可能反复出现,如心脏绞痛、肾结石或胆石症。

(10)深部痛:源自身体内部深部结构的疼痛,可能与内脏器官疾病、骨髓炎或骨折相关。

三、照护要点

(一)非药物镇痛的照护

(1)环境调整:创造安静、舒适的环境,减少外部刺激,帮助患者放松。

(2)体位管理:选择舒适的体位,避免疼痛部位受压,使用适当的床铺和枕头,以支持身体并减少压力点。

(3)运动锻炼:适当的体育活动,如散步、游泳、打球,可以增强肌肉力量,减少疼痛。

(4)认知行为疗法:包括放松疗法、分散注意力、暗示等。如深呼吸、渐进性肌肉松弛,可帮助减轻疼痛和焦虑。与他人交谈、听患者喜欢的音乐、游戏、诱导老年人想象以往愉快的事情和场面等帮助患者识别和改变与疼痛相关的消极思维模式。

(5)物理治疗:如热敷、冷敷、超声波治疗,可缓解肌肉疼痛和关节炎症,注意预防冻烫伤或皮肤损伤。

(6)心理支持:提供情感支持,帮助患者应对疼痛带来的情绪困扰,鼓励参加社交活动,减少孤独感和抑郁风险。

(二)药物治疗的照护

(1) 协助用药:遵医嘱使用止痛药,不擅自增减止痛药或使用药物,使用镇痛泵的老年人避免管道折叠,保持通畅。

(2) 观察疼痛情况:观察老年人疼痛持续时间、疼痛性质、程度以及面色和表情,及时告知医护人员。

(3) 观察药物不良反应:非阿片类镇痛药容易有消化道和神经系统的不良反应,如恶心、呕吐、睡眠障碍、感觉异常等。阿片类药物不良反应常见有便秘、恶心、头晕幻觉、嗜睡、尿潴留等,发现异常,告知医护人员,及时处理。

四、疼痛照护操作

疼痛照护是对疼痛患者的评估、管理和缓解,提高患者生活质量、促进康复,改善心理状态。

(一)目的

(1) 增加老年人身体舒适度。
(2) 维持老年人正常睡眠形态。
(3) 缓解老年人疼痛。

(二)操作规程

表 11.7.1 疼痛照护操作

项 目	操 作 规 程
操作前准备	1. 医疗护理员准备:着装整洁、剪指甲、洗手、戴口罩 2. 患者准备:评估老年人疼痛部位、持续的时间、加重或缓解的因素等 3. 用物准备:纸、笔 4. 环境准备:整洁、安静、温度适宜(24~26℃),光线柔和
操作方法及程序	1. 与老年人沟通:了解老年人疼痛情况 2. 舒适的体位:避免疼痛部位受压,变换舒适体位,缓解疼痛 3. 分散老年人注意力:阅读、看电视、听舒缓音乐、与他人交谈等老年人感兴趣方式 4. 心理调适:医疗护理员让老年人想象以往经历过的令人愉悦的事情和场面,通过积极言语调整老年人情绪 5. 指导老年人放松技巧:深呼吸、打哈欠、腹式呼吸 6. 饮食指导:清淡、高蛋白、低脂、无刺激易消化食物,少量多餐,保持大便通畅 7. 运动锻炼:慢性疼痛进行健步走、骑自行车、打太极锻炼 8. 用药指导:遵医嘱协助给药,观察有无便秘、尿潴留、恶心、呕吐等药物不良反应
效果评价	1. 指导方法正确,操作熟练 2. 关爱患者,交流通畅

（三）注意事项

(1) 锻炼应以老年人能耐受为原则，联合放松训练或者转移注意力等辅助措施。
(2) 遵医嘱规范服药，监测效果并预防不良反应，预防跌倒、坠床。
(3) 指导老年人主动告知疼痛和药物不良反应，不可擅自停药。
(4) 对于老年人疼痛，应尽早给予专业照护。

第八节　老年抑郁患者的照护

老年抑郁症是老年期（≥60岁）最常见的精神障碍，主要以抑郁心境、思维内容障碍、情绪低落为主，多数老年人还存在躯体症状，常伴有睡眠障碍、焦虑。

一、相关因素

（一）生物因素

(1) 遗传倾向：家族中有抑郁病史的个体更容易发展出抑郁症状。
(2) 脑化学物质失衡：大脑中神经递质（如血清素、去甲肾上腺素）的水平变化与抑郁有关。
(3) 疾病问题：慢性病如心脏病、糖尿病、关节炎等，以及疼痛和功能障碍，均可能增加抑郁风险。
(4) 荷尔蒙变化：如甲状腺功能异常或更年期荷尔蒙波动，可能影响情绪状态。

（二）心理社会因素

(1) 生活事件：退休、亲人丧失、经济困难、孤独感或社会隔离等事件可能触发抑郁。
(2) 人际关系问题：家庭冲突、亲密关系问题、社交网络的减少都可能导致心理压力增加。
(3) 个人历史：早年创伤、虐待或忽视经历可能增加成年后抑郁的风险。
(4) 人格特质：例如，悲观主义、自卑感或完美主义倾向可能与抑郁症状相关。

（三）行为因素

(1) 生活方式：缺乏运动、不良饮食习惯、过度饮酒或药物使用均可能与抑郁症状有关。
(2) 睡眠障碍：长期睡眠问题，如失眠或睡眠呼吸暂停，可能与抑郁症状相互加重。

（四）药物因素

某些药物的副作用，尤其是那些影响神经递质系统的药物，可能诱发抑郁症状。

二、常见症状

(1) 情绪变化：持续的悲伤、焦虑或"空虚"感，显著的兴趣或愉悦感丧失，对以前享受的活动失去兴趣(称为"无乐趣感")。

(2) 认知功能下降：记忆力减退、注意力不集中、决策困难,思维缓慢,言语表达减少。

(3) 睡眠障碍：失眠,难以入睡或维持睡眠,早醒,比平时提前醒来且无法再次入睡；过度睡眠,经常感到疲倦或昏昏欲睡。

(4) 能量和活力下降：持续的疲劳感,缺乏活力和动力,容易激动发脾气,身体活动减少,容易感到疲累。

(5) 食欲和体重变化：食欲减退或增加,体重明显减轻或增加。

(6) 身体症状：不明原因的疼痛,如头痛、胃痛、肌肉痛。消化问题,如便秘或腹泻。

(7) 自我评价降低：感到无价值或内疚,即使没有明显的原因；敏感、易激惹对自己过于苛刻,有过度的自责感。

(8) 思维消极：对未来持有悲观态度,预期最坏的结果；经常思考死亡或自杀。

(9) 社交隔离：避免与家人、朋友和社会接触,倾向于孤立自己。

(10) 功能障碍：日常生活活动,如个人卫生、饮食和家务,变得困难。

三、照护要点

老年抑郁症的照护是一个综合性的过程,需要针对老年人的特殊需求提供个性化的支持和干预,以下是一些关键的照护措施：

(一) 环境调整

创造一个安静、舒适、安全的居住环境,温湿度适宜,减少噪声和干扰。房间明亮色彩为主,使用适合老年人的家具和辅助设备,如抓杆、防滑垫,以提高安全性。

(二) 营养

荤素搭配,饮食清淡,注意营养成分摄入,进食高蛋白、富含维生素的食物,如鸡蛋、牛奶、豆制品、瘦肉、蔬菜、水果等,少吃糖类食物。

(三) 生活方式调整

(1) 鼓励患者保持适度的身体活动,如散步、瑜伽,以提高心情舒悦程度和体能。培养自己兴趣爱好,如跳舞、唱歌、钓鱼、书法、种花等。

(2) 休息：生活有规律,确保患者充足睡眠,白天睡眠时间不可过长,晚上入睡前洗热水澡或者泡脚,水温40℃左右,避免喝浓茶、咖啡,看过于兴奋的娱乐节目或聊天会客。

(四) 建立信任关系

(1) 通过倾听、同理和耐心,与患者建立信任和尊重的关系。

(2) 提供情感支持,让患者感受到被理解和接纳。

(五) 心理支持

(1) 提供认知行为疗法、陪伴患者、倾听患者诉说等心理治疗,帮助患者识别和改变消极思维模式。

(2) 鼓励老年人表达自己的想法,引导老年人注意外界。

(3) 鼓励患者参与社交活动,鼓励家人多给予关怀、关心,减少孤独感和社会隔离。

(六) 评估和监测

(1) 观察老年人有无主诉"我就要解脱了""活着给别人添麻烦""生不如死了"或者清理物品、交代后事等反常行为。

(2) 定期进行情绪评估,是否以情绪低落为特征,对什么都提不起兴趣、闷闷不乐、悲痛欲绝。

(3) 评估老年人睡眠是否正常,重点观察老年人夜间是否装睡,避免当医疗护理员离开后出现自伤行为。

(七) 药物管理

(1) 协助患者正确遵医嘱服用抗抑郁药物,不可随意增减药物,包括提醒用药时间和监测药物反应。

(2) 观察药物可能导致的副作用,如恶心、呕吐、便秘、跌倒风险增加、认知功能下降等确保药物治疗的安全性和有效性。

(八) 严防自杀行为

(1) 识别老年患者自杀倾向:要与老年患者建立良好的人际关系,注意识别老年患者的自杀企图。一般来说,如果患者在性格和行为方面与平时相比表现出有很大差异、情绪波动剧烈、喜怒无常,或者沉默不语,把自己的物品扔掉或送人、立遗嘱、写绝笔信、向亲朋好友告别、近期常在危险处徘徊或自我伤害行为未遂等异常情况,那么需要特别引起注意和足够的重视,避免悲剧发生。

(2) 危险物品管理:妥善保管好药物,避免老年患者吞药自杀。房间内的危险物品,如绳子、玻璃制品、剪刀等利器要妥善放置,防止患者私藏,将危险降到最低。避免窗户开放过大,老年人如有跳楼、撞墙、自缢、割腕等危险行为,立即制止,并报告医护人员。

(3) 专人看护:专人24 h看护老年患者,避免独处,不离开视线,做好交接,尤其在节假日、中午、夜间、凌晨等人少的情况下。

参 考 文 献

[1] 中国康复医学会吞咽障碍康复专业委员会.中国吞咽障碍康复管理指南(2023版)[J].中华物理医学和康复杂志,2023,45(12):1057-1072.

[2] 陈雪萍.医疗护理员培训教程[M].浙江大学出版社,2022.

[3] 马丽娜,吉彤,李海龙,等.老年人营养不良多学科决策模式中国专家共识(2023)[J].中国临床保健杂志,2023,26(4):433-445.

[4] 毛拥军,吴剑卿,刘龚翔,等.老年人营养不良防控干预中国专家共识(2022)[J].中华老年医学志,2022,41(7):749-759.

［5］ 中华医学会肠外肠内营养学分会.中国成人患者肠外肠内营养临床应用指南(2023版)[J].中华医学杂志,2023,103(13):946-974.

［6］ 中华医学会外科学分会结直肠外科学组.中国成人慢性便秘评估与外科处理临床实践指南(2022版)[J].中华胃肠外科杂志,2022,25(1):1-9.

［7］ 蒋璐,苏琼,郑洪伶,等."成年膀胱和肠道管理的积极方法"临床实践指南(第4版)尿失禁部分解读[J].军事护理,2024,41(3):74-78.

［8］ 胡秀英,肖惠敏.老年护理学[M].5版.北京:人民卫生出版社,2022.

第三篇

以孕产妇和新生儿为主要服务对象

第十二章 孕产妇身心特点

孕妇妊娠期各器官系统将发生一系列改变,产褥期母体的生理和心理将发生较大的变化,由于新生儿的出生,产妇将经历生理和心理社会的适应过程。通过了解孕产妇在妊娠期和产褥期的生理和心理变化,可以提供相适应的照护。

【学习目标】

1. 识记
(1) 准确描述产褥期的定义。
(2) 识别孕产妇常见的心理问题。

2. 理解
(1) 了解孕期和产褥期的孕产妇的生理变化。
(2) 了解孕产妇的心理特点。

3. 应用
(1) 正确给予产妇关于孕产期生理变化相关的健康指导。
(2) 对孕产妇实施恰当的心理照护。

第一节 妊娠期生理特点

为满足胎儿生长发育需要,孕妇妊娠期各器官及各系统将发生一系列改变,并调节其功能以满足胎儿生长发育、分娩和产后哺乳的需要。

一、生殖系统的变化

(一) 子宫

子宫在妊娠期逐渐地增大变软,妊娠早期子宫呈球形且不对称,子宫颈管内腺体肥大,宫颈黏液分泌增多,形成黏稠的黏液栓,保护子宫腔不受感染。妊娠12周时,子宫增大均匀并超出盆腔,子宫可出现不规律无痛性收缩。

(二) 阴道

妊娠期阴道黏膜着色、增厚、组织变松软,延展性增加,阴道分泌物增多呈糊状。阴道的

pH值降低,有利于防止感染。

(三)外阴

妊娠时,大小阴唇有色素沉着,局部充血、皮肤增厚;组织松软,伸展性增加,利于胎儿娩出。

二、乳房的变化

妊娠早期乳房开始增大,孕妇自觉乳房发胀;乳头增大、着色、易勃起;乳晕颜色加深,乳晕外周散在的结节状隆起,称为蒙氏结节。在妊娠后期,挤压乳房时可见有少量乳汁溢出。分娩后乳汁分泌,哺喂婴儿。

三、循环及血液系统

(一)心脏

妊娠期增大的子宫将膈肌上抬,心脏向左、向上、向前移位。

(二)循环血容量

妊娠6周起血容量开始增加,至妊娠32~34周达高峰,平均约增加1500 mL,维持此水平直至分娩;血浆的增加多于红细胞的增加,致血液稀释,出现生理性贫血。

(三)静脉压

孕妇若长时间处于仰卧位姿势,可引起回心血量减少,心排出量降低,血压下降,称仰卧位低血压综合征。

(四)血液成分

妊娠期血液处于高凝状态,对预防产后出血有利,但是同时也易形成血栓,产后要注意预防血栓的形成。

四、呼吸系统

孕妇的胸廓发生改变,耗氧量增加,膈肌上升,呼吸深大。妊娠后期子宫增大,孕妇以胸式呼吸为主。受雌激素影响,上呼吸道黏膜充血水肿,易发生上呼吸道感染。

五、消化系统

受雌激素影响,孕妇牙龈肥厚,容易充血、水肿、出血。受孕激素影响,胃内容物易逆流到食管下部,易产生胃烧灼感。胆囊排空时间延长,易发生胆囊炎和胆石症。肠蠕动减弱,易出现便秘和痔疮。由于增大的子宫使腹内胃肠异位,导致这些部位病变时,体征会随之改变。

六、内分泌系统

妊娠 7 周,催乳素分泌开始增多,足月分娩前达高峰。催乳素促进乳腺发育,为产后泌乳做准备。妊娠期间促甲状腺激素分泌增加,甲状腺水平于孕 8 周开始增加,妊娠 18 周达高峰。

七、泌尿系统

妊娠早期可出现尿频;妊娠晚期,特别是胎头入盆后,部分孕妇可出现尿频及尿失禁。妊娠期间夜尿量多于日尿量,夜间排尿次数增多。由于孕妇及胎儿代谢产物增多,肾脏负担过重,约 15% 的孕妇可发现尿糖阳性,应注意和妊娠糖尿病相鉴别。妊娠中期,因右侧输尿管受压,可出现肾盂积水,易患肾盂肾炎,以右侧居多。

八、其他

(一)体重

妊娠早期体重增加不明显。妊娠足月时体重平均增加 12.5 kg,根据基础体重,一般基础体重越大,孕期体重增加的控制将更加严格。

(二)皮肤

妊娠期孕妇面颊、乳头、乳晕、腹白线、外阴等处出现色素沉着。随妊娠孕周增加,孕妇腹壁皮肤弹力纤维过度伸展而断裂,使腹壁皮肤出现紫色或淡红色不规则平行的裂纹,称妊娠纹。产后变为银白色,持久不退。

(三)新陈代谢

妊娠期蛋白质的需要量明显增加,蛋白质储备不足,孕妇易出现水肿,所以孕期应摄入多量的高质量蛋白。妊娠期胎儿的生长发育需要大量的钙,妊娠期应注意加强饮食中钙的摄入,必要时补充钙剂。妊娠期多数孕妇铁的储备量不能满足需要,需要在妊娠中晚期开始补充铁剂,以满足胎儿和孕妇的需求。

第二节 产褥期生理特点

从胎盘娩出至产妇全身各器官(除乳腺外)恢复或接近至正常没有怀孕时的状态所需的一段时期,称为产褥期,一般为 6 周时间(指从胎盘娩出至产后 42 天这段时间)。

一、生殖系统的变化

(一)子宫

产褥期子宫变化最大,在胎盘娩出后子宫逐渐恢复至未孕状态的全过程,称为子宫复旧,一般为6周(产后42天)。其主要变化为宫体肌纤维缩复和子宫内膜的再生,同时还有子宫血管的变化、子宫下段和宫颈的复原等。

胎盘胎膜娩出后,子宫蜕膜表层发生变性、坏死脱落,含有血液、坏死蜕膜组织经阴道排出,称为恶露。恶露有血腥味,但无臭味,持续4～6周。因其颜色、内容物及时间不同,恶露分为:

(1) 血性恶露,色鲜红,量多,有时有小血块,持续3～4天。
(2) 浆液恶露,色淡红,持续10天左右。
(3) 白色恶露,色泽较白,质黏稠,持续约3周。

若子宫复旧不全或宫腔内残留胎盘,多量胎膜或合并感染时,恶露增多,血性恶露持续时间延长并有臭味。

(二) 阴道

分娩后阴道腔扩大,阴道黏膜皱襞因过度伸展而减少甚至消失,致使阴道壁松弛及肌张力低,阴道壁肌张力于产褥期逐渐恢复,阴道腔逐渐缩小,但阴道紧张度于产褥期结束时不能完全恢复到未孕时。

(三) 外阴

分娩后外阴轻度水肿,于产后2～3天内逐渐消退。会阴部血液循环丰富,若有轻度撕裂或会阴后侧切开缝合,均能在产后3～4天后愈合(表面皮肤愈合,全部组织愈合需要1个月左右的时间),处女膜在分娩时撕裂,形成残缺的处女膜痕。

(四) 盆底组织

在分娩过程中,由于胎儿先露部长时间的压迫,使盆底肌肉和筋膜过度伸展至弹性降低,且常伴有盆底肌纤维的部分撕裂,产褥期应避免过早进行较强的重体力劳动。若能于产褥期坚持做产后康复锻炼,盆底肌可能在产褥期内即恢复至接近未孕状态。若盆底肌或筋膜发生严重撕裂造成盆底松弛,加之产褥期过早参加重体力劳动,或者分娩次数过多,且分娩间隔时间短,盆底组织难以完全恢复正常,易导致阴道壁和盆腔器官脱垂。

妊娠、分娩产生的负荷超出筋膜和肌肉的承受范围,产后不能及时修复,盆底结构、功能将进入失代偿状态,造成不可逆损伤,表现为不同程度的盆底功能障碍症状,从而发生产后压力性尿失禁。

二、乳房的变化

产后乳房的变化主要是泌乳和射乳,婴儿的有效吸吮及不断排空乳房是保持乳腺不断泌乳的重要条件。母乳是新生儿最理想的天然食物。婴儿每次吸吮乳头时,来自乳头的感觉信号传入产妇的大脑,促使产妇分泌催乳素,促进乳汁分泌。吸吮乳头还能释放缩宫素,促使输乳管喷出乳汁,称为喷乳反射(从乳房向外喷奶的现象,俗称奶阵)。射乳会受到产妇所看见、听见的新生儿各方面刺激的影响,如看见或想到新生儿的可爱、听见新生儿啼哭声,这些刺激可促进分泌乳汁和射乳。由于乳汁分泌量与产妇营养、睡眠、情绪和健康状况密切相关,因此,医疗护理员应保证产妇有充足的睡眠,摄入营养丰富的饮食,并避免其遭受精神刺激。

三、循环系统及血液的变化

(一)循环系统

胎盘剥离后的72 h内(产后3天),由于大量的子宫内血液和妊娠期间潴留的组织间液回流入产妇体循环,产妇循环血量增加15%~25%,应注意预防心力衰竭的发生,特别是高血压、肥胖、先天性心脏病的高危人群。循环血量于产后2~3周恢复至未孕状态。

(二)血液系统

产褥早期产妇的血液仍处于高凝状态,此状态利于减少产后出血的发生,同时也易形成血栓,所以医疗护理员要鼓励产妇多活动,防止深静脉血栓的形成。血红蛋白水平于产后1周左右回升,产时出血多的孕妇产后要注意补铁。

四、消化系统的变化

胃肠蠕动能力和肌张力在产后1~2周恢复,产后由于液体流失,产妇常感口渴,喜进流食或半流食(如粥、汤、面条等)。产褥期活动减少,肠蠕动减弱,加之盆底肌和腹肌松弛,容易便秘。产褥期适当喝水、运动,吃纤维素含量多的食物,减少便秘,进而减少子宫及阴道脱垂的风险。

五、泌尿系统的变化

妊娠期体内潴留的多余水分主要经肾和皮肤排出,故产后1周内尿量增多,排汗增多(俗称褥汗)。在产褥期,尤其在产后24 h内,由于膀胱肌张力降低,对膀胱内压力的敏感性降低,加之外阴撕裂伤、侧切口疼痛,产程中会阴部压迫、器械助产、麻醉,均可能增加尿潴留的发生,所以产后要尽早排尿,一般建议产后4~6 h自主排尿。

六、内分泌系统的变化

产后1周雌激素、孕激素降至未孕水平,催乳素水平受产妇是否哺乳影响而有所差异,产后有所下降,但高于未孕水平。婴儿吸吮乳房时催乳素明显增高,不哺乳产妇的催乳素于产后2周降至非怀孕时水平。

月经复潮及排卵时间受哺乳影响,不哺乳产妇通常在产后6~10周月经复潮,在产后10周左右恢复排卵。哺乳产妇平均在产后4~6个月恢复排卵;有的产妇在哺乳期间一直不来月经,首次月经来潮前多有排卵,故哺乳产妇月经虽未复潮,但也有受孕可能,所以产后一定要注意避孕,一般选择工具避孕。

七、腹壁的变化

妊娠期出现的下腹正中线色素沉着(腹部正中有一条黑线),在产褥期逐渐消退。初产妇妊娠期腹壁皮肤形成紫红色的妊娠纹,产褥期逐渐变成银白的陈旧性妊娠纹。腹壁皮肤受扩大的妊娠子宫影响,部分弹力纤维断裂,腹直肌出现不同程度分离,可开展产后康复锻炼进行腹直肌分离的治疗。产后腹壁明显松弛,腹壁紧张度需在产后 6~8 周恢复。

第三节　孕产妇的心理特点及常见的心理问题

孕产妇常见的心理问题主要包括焦虑、抑郁和分娩恐惧,这些负面情绪在分娩期可明显影响产力,进而影响产程和母婴结局。焦虑、抑郁、分娩恐惧等负性情绪受多种因素影响,医疗护理员应针对孕产妇不同时期的心理特点给予其相适应的心理支持。

一、孕产妇的心理特点

(一)妊娠期妇女的心理变化

在妊娠期间,孕妇普遍会经历心理应激反应,若这些反应未能得到妥善应对,将会对孕妇的身心健康造成显著的不良影响。由于对胎儿安全、营养状况以及孕期可能遭遇的未知风险和分娩时可能经历的疼痛的担忧,孕妇在整个妊娠旅程中可能会体验到不同程度的负面情绪,包括但不限于焦虑、抑郁以及分娩前的恐惧心理。

(二)产褥期妇女的心理变化

分娩后产妇体内激素水平急剧变化,会导致其情绪不稳定。另外,产妇分娩的疲劳和疼痛、对婴儿的担心、母亲角色适应的一系列问题,会使产妇心理处于脆弱和不稳定状态,容易感到情绪低落,出现情绪不稳定、易哭、失眠和烦躁等不良情绪。

因此,医疗护理员对孕产妇妊娠期和产褥期心理调适的指导和支持十分重要。

二、孕产妇常见的心理问题

(一)抑郁

围产期抑郁症(perinatal depression,PND)是指女性在妊娠期至产后 1 年内发生抑郁症,主要表现为情绪低落、活力减退,甚至出现自杀或杀婴倾向。PND 严重影响妇幼保健工作的开展,危害母婴健康,给个人、家庭以及社会带来沉重负担。孕产妇被国家卫生健康委员会列为抑郁症防治的重点人群。孕产期抑郁与孕产妇生活质量呈负相关,会造成睡眠、饮食障碍。持续的孕期抑郁还容易引起多种妊娠并发症,影响分娩结局如产后出血、产程延长、难产、剖宫产率和新生儿监护率增加等。

(二)焦虑

妊娠期发生率最高的心理问题是焦虑症。妊娠期焦虑不仅导致产妇容易出现厌食、失眠、消瘦等影响,与胎儿低出生体重、早产和胎儿神经发育异常也存在相关,对家庭关系也会造成一定的负面影响。焦虑症状的发生与多种因素有关,如家庭主妇、失业、初产妇、压力大的孕产妇更易出现焦虑症状,而运动和积极应对方式可缓解焦虑情绪。

(三)分娩恐惧

分娩恐惧是孕产妇分娩过程中对分娩应激、分娩不良事件未知的恐惧,是孕产期女性常见的心理问题。分娩恐惧严重损害孕产妇身心健康,增加妊娠期并发症、产后创伤性应激障碍的发生,降低其生活质量。分娩恐惧对分娩及子代也产生一定程度的影响,如第二产程延长、剖宫产率上升、胎儿宫内缺氧、产后出血等。

三、孕产妇的心理照护

(一)妊娠期

良好的信任关系是心理护理顺利实施的前提。因此,孕产妇住院后,医疗护理员应主动接触她们,待其亲切、热情、同情、关心,耐心解答她们所提出的问题;应用保护性、礼貌性及安慰性语言,并创造一个安静、安全、舒适的环境,使她们得到安全感,保持情绪稳定。医疗护理员应以亲切的态度、周到的服务和精良的技术,赢得孕产妇的信任。心理照护中,应根据孕产妇的不同心理问题,采取不同的方法,找准心理问题原因,才能帮助缓解孕产妇心理问题,保证产程顺利和母婴的安全与健康。

分娩是整个孕产期的关键阶段,也是孕产妇心理问题最突出、最集中的时候。医疗护理员做好这段时间对孕产妇的心理照护,对于顺利分娩、维护母婴身心健康有着重要意义。产妇临产与亲人分离进入待产室或产房后,更容易感觉孤立无援。医疗护理员应该主动热情,帮助和指导产妇积极调整情绪。医疗护理员还需认识皮肤的触觉与心理亦有密切关系。当产妇感到困扰的时候,医疗护理员可以用手去抚慰一下,帮助产妇缓解恐惧、焦虑。

(二)产褥期

医疗护理员应为产妇创造一种安全、信任、温暖的氛围,鼓励产妇叙述自己的问题,但不做批评和赞许,只帮助其澄清思路,让产妇自己发现问题、解决问题,使其保持心情愉快、精神放松。

医疗护理员也应告知家属,产妇在这一特殊时期容易出现的问题,如失眠、乏力、注意力不集中、情感脆弱等,这是分娩后的性激素水平、社会角色改变、疲劳等因素共同作用的结果。良好的家庭氛围、社会支持及人际关系可以有效预防和改善这一不良情绪,更是预防产后抑郁的有效手段。同时应告知家属,当产妇出现焦虑、抑郁情绪时,家属应给予鼓励和支持,使其感到温暖,同时对其母亲的角色予以肯定、支持、表扬,提高产妇的自信心,使产妇在安全的氛围下,抑郁情绪得以改善、社会功能有所恢复。

参 考 文 献

[1] 杨莘.医疗护理员[M].北京:人民卫生出版社,2022.
[2] 王爱平,孙永新.医疗护理员培训教程[M].北京:人民卫生出版社,2021.

［3］ 李玲,孙晖.医疗护理员岗前培训手册[M].北京:人民卫生出版社,2022.
［4］ 陈静,邢薇.医疗护理员职业培训教程[M].北京:人民卫生出版社,2022.
［5］ 中华护理学会.母婴居家护养[M].北京:人民卫生出版社,2020.
［6］ US Preventive Services Task Force,Curry S J,Krist A H,et al. Interventions to prevent perinataldepression:Us preventive services task force recommendation statement[J]. JAMA,2019,321(6):580-587.
［7］ 雷倍美,肖美丽,黄瑞瑞,等.围产期抑郁干预方法的研究进展[J].中国护理管理,2019,19(5):784-789.
［8］ Nisar A,Yin J,Waqas A,et al. Prevalence of perinatal depression and its determinants in Mainland China:A systematic re-view and meta-analysis[J]. J Affect Disord,2020,277:1022-1037.
［9］ 国家卫生健康委员会.国家卫生健康委办公厅关于探索开展抑郁症、老年痴呆防治特色服务工作的通知[EB/OL].(2020-09-11)[2024-08-01]. https://www.gov.cn/zhengce/zhengceku/2020-09/11/content_5542555.htm.
［10］ 杨业环,黄星,孙梦云,等.中国孕产妇不同时点抑郁状态转归及持续抑郁状态影响因素分析[J].中华流行病学杂志,2022,43(1):58-64.
［11］ 邓春燕,杜兴梅,冉凌云,等.非专业团体心理辅导对中国孕产妇抑郁症状影响的系统评价[J].中华护理教育,2023,20(6):707-715.
［12］ 黄丽萍,唐惠艳.孕妇分娩恐惧的相关研究[J].中国计划生育学杂志,2023,31(11):2773-2778.
［13］ Sanjari S,Chaman R,Salehin S,et al. Update on the global prevalence of severe fear of childbirth in Low-Risk pregnant women:A systematic review and meta-Analysis[J]. IJWHR,2022,10(1):3-10.
［14］ Zhou XL,Liu H,Li XH,et al. Mediating effects of social support between antenatal depression and fear of childbirth among nulliparous woman[J]. Ann Palliat Med,2021,10(6):6399-6409.
［15］ Dencker A,Nilsson C,Begley C,et al. Causes and outcomes in studies of fear of childbirth:A systematic review[J]. Women Birth,2019,32(2):99-111.
［16］ 王兰兰,韩布新,钟雪梅,等.产后抑郁的心理护理研究进展[J].护士进修杂志,2020,35(13):1189-1192.

第十三章 孕产妇日常照护

围生期通常是指妊娠第 28 周到产后 7 天这一分娩前后的时期。产褥期是指从胎盘娩出至全身各器官除乳腺外恢复至正常未孕状态所需的时间,通常为 6~8 周,是产妇身体与心理恢复的关键时期,即俗称的"坐月子"。在这段时间内,产妇应该以休息为主,调养好身体,促进全身器官各系统的尽早恢复。

【学习目标】

1. 识记
(1) 了解围生期及产褥期的常见症状。
(2) 了解孕期营养的重要性。
(3) 熟记母乳喂养的概念及好处。

2. 理解
(1) 熟悉围生期和产褥期妇女的照护要点。
(2) 熟悉产褥期疾病的预防和护理要点。
(3) 熟悉产褥期妇女日常个人卫生指导方法。
(4) 掌握乳母合理饮食要点。
(5) 掌握母乳喂养常见的问题和处理。

3. 应用
(1) 及时发现孕产妇出现的不适症状,并提供适当的帮助。
(2) 熟悉协助孕产妇擦身、产妇坐浴、会阴清洁、预防跌倒的方法。
(3) 掌握母乳喂养的方法和技巧。
(4) 掌握手挤奶操作技术。
(5) 掌握哺乳姿势和含接姿势操作技术。

第一节 围生期和产褥期的生活照护

围生期和产褥期的生活照护涵盖了产前、产时和产后三个阶段的细致护理,目的是提高母婴的健康水平和生活质量。医疗护理员应掌握孕产妇各时期的常见症状,并做好生活照护。

一、围生期常见症状

（一）尿频、尿急、夜尿增多

常发生在妊娠后 3 个月，多因增大的子宫压迫膀胱引起。至 12 周后，增大的子宫进入腹腔，尿频现象自然消失。

（二）便秘

肠蠕动减弱，粪便在大肠停留时间延长出现便秘。

（三）痔疮

通常发生在妊娠 28～36 周，是由于妊娠期间盆腔组织松弛，增大的子宫压迫下腔静脉，使直肠肛门之间血流不畅，易发生痔疮或者原有痔疮加重。

（四）水肿

孕妇在妊娠后期易发生下肢水肿，经休息后可消退，属正常现象。下肢及外阴静脉曲张是由于妊娠期下肢静脉压升高，血液回流受阻引起。

（五）下肢肌肉痉挛

胎儿生长发育需要大量的钙，其中 80% 在妊娠最后 3 个月内积累，钙的缺失会引起下肢肌肉痉挛，多发生在孕中、晚两期，夜间多见。

（六）贫血

血容量于妊娠 6～8 周开始增加，至妊娠 32～34 周达高峰，增加 40%～45%，平均增加约 1450 mL，维持此水平直至分娩。其中血浆平均增加 1000 mL，红细胞平均增加 450 mL，血浆量增加多于红细胞增加，出现生理性贫血。

（七）腰背痛

与胎盘分泌的松弛素使骨盆韧带及椎骨间的关节、韧带松弛有关，妊娠晚期，孕妇身体重心前移，为保持身体平衡，孕妇腰部向前挺出，头部、肩部向后仰，形成孕妇特有的姿势。

（八）仰卧位低血压综合征

孕妇体位影响血压，妊娠晚期仰卧位时增大的子宫压迫下腔静脉，回心血量减少、心血排出量减少使血压下降，形成仰卧位低血压综合征。

（九）白带增多

多在妊娠初期及末期白带明显增多，需排除外阴阴道念珠菌病、滴虫性阴道炎、细菌性阴道炎。

(十) 失眠

夜间难以入睡或易醒,睡眠质量不佳。

二、围生期照护措施

(一) 尿频、尿急、夜尿增多

(1) 若无任何感染征象不必处理,孕妇无须减少液体摄入来缓解症状。
(2) 有尿意时应及时排空膀胱。
(3) 若影响睡眠,可合理调整晚餐后的饮水量和饮水时间。
(4) 若出现尿痛、排尿困难、血尿等表现,需通知医护人员处理。

(二) 便秘

(1) 嘱孕妇养成每日定时排便的习惯,多吃易消化、纤维素含量高的蔬菜和水果。
(2) 每日增加饮水量,注意适当的活动。
(3) 未经医师允许,不可随意使用药物。

(三) 痔疮

(1) 多吃富含纤维素的蔬菜,多喝水,忌辛辣食物。
(2) 适当运动,避免便秘和增加腹压。
(3) 可温水坐浴,促进血液循环,缓解局部肿胀。

(四) 水肿

(1) 若下肢明显凹陷性水肿或经休息后不消退者,应及时诊治,警惕妊娠期高血压疾病的发生。
(2) 嘱孕妇左侧卧位,解除右旋增大的子宫对下腔静脉的压迫,下肢稍垫高,避免长时间地站或坐,以免加重水肿的发生。
(3) 长时间站立的孕妇,两侧下肢应轮流休息,促进下肢肌肉收缩,以利血液回流。
(4) 适当限制孕妇对盐的摄入,但不必限制水分。

(五) 下肢肌肉痉挛

(1) 指导孕妇避免腿部着凉、劳累。
(2) 妊娠 5 个月开始遵医嘱补充钙和维生素 D,多参加户外活动。
(3) 下肢痉挛发作时应背伸脚掌,拉伸抽搐肌肉,也可配合局部热敷和按摩缓解痉挛。

(六) 贫血

(1) 孕妇应适当增加含铁食物的摄入,如动物肝脏、瘦肉、蛋黄、豆类等。
(2) 若病情需要补充铁剂时,可用温水或水果汁送服,以促进铁的吸收,且应在餐后 20

min 服用,以减轻对胃肠道的刺激。

(3) 向孕妇解释,服用铁剂后大便可能会变黑,或可能导致便秘或轻度腹泻,不必担心。

(七) 腰背痛

(1) 指导孕妇穿低跟、软底、舒适的鞋子,站立、下蹲、托举物品、上下楼梯时保持上身直立,膝部弯曲,避免弯腰。

(2) 适当活动锻炼腰背肌肉,孕晚期可佩戴腰带,减轻腹部重量。

(3) 疼痛严重者必须卧床休息,睡硬板床,也可以局部热敷来减轻症状。

(八) 仰卧位低血压综合征

指导孕妇左侧卧位,避免长时间平卧或端坐。

(九) 白带增多

(1) 指导孕妇每日清洗外阴,减少分泌物刺激,但严禁冲洗阴道。

(2) 选择透气性好的棉质内裤并经常更换。

(3) 分泌物过多的孕妇,可用卫生巾并经常更换,增加舒适感。

(十) 失眠

每日坚持户外活动,如散步。睡前用梳子梳头、温水泡脚、喝热牛奶等方式均有助于入眠。

三、产褥期常见症状

(一) 尿潴留

产后 6 h 不能自主排尿,小腹胀满,称尿潴留。多见于初产妇或产程较长的产妇。

(二) 尿失禁

产妇产后盆底组织松弛,耻骨尾骨肌群张力降低,咳嗽或用力时由于腹内压升高、压迫膀胱引起尿失禁。

(三) 褥汗

产后最初几天,产妇总是出汗较多,特别是在睡眠时和初睡时,常见产妇衣服、被子都被汗水浸湿,医学上将此种生理现象称为褥汗。产后多汗并非病态,也不是身体虚弱的表现,一般数日内自行好转,不需特殊处理。

(四) 会阴损伤、水肿、疼痛

阴道分娩后出现的会阴水肿一般在产后 2~3 日自行消退。观察会阴伤口愈合情况,若会阴部伤口疼痛加重,局部出现红肿、硬结且有分泌物,应考虑会阴伤口感染。每日应观察恶露的量、颜色及气味。若子宫复旧不全、胎盘或胎膜残留或感染，可致恶露时间延长，并有臭味，提示有宫腔感染的可能。

四、产褥期照护措施

（一）尿潴留

（1）鼓励产妇尽早自行排尿，在产后 4~6 h 内，无论有无尿意，都应让产妇主动排尿。可在产后短时间内让产妇多吃些带汤饮食，使膀胱迅速充盈，以此强化尿意。

（2）不习惯卧位排尿的产妇，可以坐起来或下床小便。

（3）可用温开水清洗外阴部或用热水熏外阴部，以解除尿道括约肌痉挛，诱导排尿反射。

（4）也可用迟缓的流水声诱导排尿。

（5）也可用热水袋外敷耻骨联合上方的膀胱部位，以改善膀胱的血液循环，消除水肿。如果使用以上方法产妇仍不排尿，则要汇报医护人员来处理。

（二）尿失禁

（1）产后在身体尚未复原之前，不宜过早地剧烈运动、过度用力、提重物等。

（2）进行缩肛锻炼，先慢慢收紧盆底肌肉，再缓缓放松，每次 10 下左右，连续 10 次，每日进行数次，以不觉疲乏为宜。

（3）做憋尿动作，每天有意憋尿 2 次，每次 10 min。

（三）褥汗

（1）出汗后避免吹凉风。

（2）内衣要经常换洗。

（3）更衣前用毛巾擦干身上的汗液，保持皮肤清洁卫生。

（四）会阴损伤、水肿、疼痛

（1）用 50% 硫酸镁热敷或用红外线灯泡光照，2 次/天，每次 20~30 min，有利于消肿，减轻疼痛。

（2）会阴部有缝线者，应每日检查切口有无红肿、硬结及分泌物。

（3）如果会阴伤口疼痛且局部红肿、触痛、皮肤温度升高，属于伤口感染征象，需汇报医护人员。

五、产褥期疾病的预防与处理

（一）产褥感染

产褥感染是指分娩及产褥期生殖道受病原体感染，引起局部或全身感染。健康女性生殖道对细菌的侵入有一定的防御功能，但产妇分娩后，机体免疫力、抵抗力降低，正常菌群失调,阴道防御及自净能力降低,均有可能引起感染。

1. 预防措施

(1) 指导产妇注意卫生,做到每天早晚刷牙,餐后用温开水漱口;勤用热水擦身或淋浴;保持外阴清洁;衣着适度,勤换衣物。

(2) 为产妇营造温、湿度适宜、安静舒适的休养环境。冬季室温保持在 18~22 ℃、夏季 25~28 ℃ 为宜,湿度保持在 50%~60% 为宜,每日至少开窗通风 30 min,保证空气新鲜、流通。

(3) 提醒产妇注意休息,适当增加营养,以增强产妇的抵抗力。

(4) 指导产妇尽早下床活动,可有效避免下肢深静脉血栓的形成,同时有利于促进子宫收缩和恢复,利于恶露的排出。

(5) 告知产妇在产褥期应禁止性生活,应于产后 42 天到医院进行妇科检查后确认生殖道完全恢复才可恢复性生活。

2. 护理方法

(1) 如果发生产褥热,应进食高热量、高蛋白、高维生素饮食,保证足够的液体摄入。

(2) 不得随意使用退热剂,发热时应报告医护人员,配合温水擦浴降温。

(3) 定时挤奶维持泌乳,并做好会阴护理。

(二) 急性乳腺炎

乳腺的急性化脓性感染,是引起产后发热的原因之一,最常见于哺乳妇女,尤其是初产妇。哺乳期的任何时间均可发生,而哺乳初期最为常见。

1. 预防措施

(1) 要保证产妇充足的休息,保持心情舒畅,忌恼怒、忧郁。过度劳累或有不良精神刺激均可诱发或加重急性乳腺炎。

(2) 饮食宜清淡,富于营养,如鲜藕、丝瓜、牛奶、鲫鱼汤、瘦肉汤等;忌辛辣、刺激、油腻食物。油腻的食物会使乳汁变得浓稠,造成乳腺导管的堵塞进而诱发急性乳腺炎。

(3) 注意保暖,防止感冒。因为外感风寒或过凉都会引起乳汁分泌不畅而造成堵塞,进而诱发乳腺炎症。产妇如有感冒症状,应多饮水。产妇出现发热、疼痛时,可在医师指导下用药。

(4) 定时哺乳,并且要保持泌乳通畅。每次哺乳需吸尽乳汁,若有积乳,即用毛巾热敷,然后尽量将乳汁排空。如果不能消除淤乳,应及时到乳腺专科门诊治疗,以免形成急性化脓性乳腺炎。

(5) 乳头有破损或皲裂时,可遵医嘱用药外擦患处。身体其他部位有化脓性炎症时,应及时治疗,以免炎症累及乳房。

(6) 保持新生儿口腔卫生,若发生口腔炎症须及时治疗,不可让新生儿含着乳头入睡。

2. 护理方法

(1) 对乳房交替进行冷热敷,冷敷缓解疼痛,热敷促进血液循环,调动发炎部位的抗感染物质发挥作用。

(2) 让乳汁淤积的一侧乳房频繁喂奶,如果喂奶时引起疼痛,先喂健侧,在感到泌乳反射出现时,迅速换到患侧乳房。

(3) 不要因为乳腺炎而停止母乳喂养。因为停止哺乳不仅影响新生儿喂养,还会增加乳汁淤积的机会。

(三) 产后便秘

产妇产后饮食如常,但数日不排大便或排便时干燥疼痛、难以解出者,称为产后便秘,是最常见的产后疾病之一。与产妇卧床时间长、活动少,肠蠕动减弱,过量摄入少渣高蛋白食物,水果、蔬菜摄入不足,会阴伤口疼痛从而不敢用力排便有关。

1. 预防措施

(1) 产妇在分娩后应适当地活动,不能长时间卧床。一般顺产后 6~8 h 产妇可坐起,在床上翻身,产后 24 h 可下床活动。

(2) 平时应保持精神愉快、心情舒畅,避免不良的精神刺激,因为不良情绪可使胃酸分泌量下降,减慢肠胃蠕动。

2. 护理方法

(1) 叮嘱产妇多饮水,促进肠蠕动,有利于大便排泄。

(2) 多吃纤维多的食品,如红薯、芹菜、韭菜等。

(3) 多吃水分多的食品。

(4) 多吃能够促进肠蠕动的食品,如蜂蜜、香蕉、苹果等。

(5) 多吃富含有机酸的食品,如酸奶有帮助消化与通便的功能,可适量饮用。

(6) 多吃含脂肪酸的食品,如花生米、松仁、黑芝麻、瓜子仁等。

(7) 若便秘严重,产妇通过自我调节无法缓解时,可在肛门塞入开塞露或甘油,润滑通便。

六、多胎妊娠孕妇的照护

一次妊娠宫腔内同时有两个或两个以上胎儿时称为多胎妊娠,以双胎妊娠多见。近年来,由于辅助生殖技术广泛开展,多胎妊娠发生率明显增高。多胎妊娠易引起妊娠期高血压疾病、妊娠期肝内胆汁淤积症、贫血、胎膜早破及早产、产后出血、胎儿发育异常等并发症。

(一) 临床表现

(1) 妊娠期早孕反应较重,持续时间相对较长。

(2) 妊娠中期后体重增加迅速,子宫增大明显。

(3) 妊娠晚期由于增大的子宫使膈肌上抬,孕妇常有呼吸困难。

(4) 胃部受压、胀满,食欲下降,摄入量减少。

(5) 孕妇感到极度疲劳和腰背部疼痛。

(6) 孕晚期,由于过度增大的子宫逐渐压迫下腔静脉及盆腔,使下肢及腹壁水肿、下肢及外阴部出现静脉曲张的压迫症状。

(二)照护措施

1. 营养指导

(1) 指导孕妇摄入足够营养,保证母婴需要,鼓励孕妇少量多餐,孕早期宜清淡饮食、易于消化、进食富含碳水化合物及铁、钙、叶酸的食物。

(2) 孕中晚期增加鱼、蛋、瘦肉等优质蛋白的摄入。

(3) 增加富含钙质、铁的食物,以满足机体的需求。

(4) 增加蔬菜、水果的摄入,防止便秘的发生。

(5) 注意体重管理,建议在合理饮食的基础上,孕期增重 16~18 kg 为宜。

2. 休息与活动

(1) 保证充足的睡眠。

(2) 28 周后应避免体力活动,根据工作性质适当减轻工作量。

(3) 休息时可抬高下肢,卧床时以左侧卧位为宜,有利于子宫及胎盘的供血,促进胎儿的生长发育。

(4) 减少公共场所的活动,防止跌倒意外事件的发生。

3. 自我检测

(1) 多胎妊娠孕妇需按时做好产检工作,密切关注血压及尿蛋白变化,观察血胆酸及肝功能变化,一旦出现妊娠期高血压疾病或妊娠肝内胆汁淤积症的症状应及早治疗。

(2) 妊娠 28 周后,关注胎动计数,若为双胎每个胎儿需要分开计数,5 min 之内的胎动合并计为 1 次,1 h 合并胎动次数不少于 3~5 次,若胎动有异常,应及时通知医护人员。

4. 临产前的护理

(1) 应保证产妇足够的摄入量及睡眠,保持良好体力。

(2) 多胎妊娠阴道分娩的概率小,帮助孕妇做好手术的精神和身体准备,准备好产妇用品和新生儿用品,包括洗漱用品、卫生纸、卫生巾、内衣裤、新生儿包被、尿不湿、衣服、奶瓶、奶粉等。

(3) 严密观察宫缩及产程进展,如出现规律宫缩、阴道血性分泌物、阴道流液等情况,应及时通知医护人员。如阴道突然有液体流出,应立即嘱孕妇平卧并通知医护人员。

5. 分娩后的护理

(1) 多胎妊娠会导致子宫过度膨胀,分娩后子宫收缩乏力,应当协助医护人员密切观察产妇子宫收缩情况和阴道出血情况,有异常须及时告知医护人员。

(2) 临床上对于多胎妊娠多采取剖宫产方式结束妊娠,对于可以进行母乳喂养的新生儿,应当在术后耐心协助产妇取舒适的体位进行哺乳,教会产妇多胎哺乳的技巧。

(3) 多胎妊娠分娩,常因不同原因导致母婴分离,应当协助产妇进行产后手挤奶或吸奶器吸奶,维持泌乳。

七、静脉血栓栓塞症的预防

静脉血栓栓塞症(venous thromboembolism,简称 VTE)是一种由于静脉内血栓形成而引起静脉阻塞性回流障碍及其一系列相关病理改变的潜在致死性疾病,包括肺血栓栓塞症和深静脉血栓形成。妊娠期静脉血液瘀滞、血管壁损伤均导致妊娠期血液处于高凝的状态，使妊娠期女性发生血管栓塞性疾病的风险较非孕妇女增加5～6倍。

对此，可采取以下预防措施：

（一）活动

孕期适当增加体育锻炼，如散步、游泳、孕妇瑜伽等，可以促进血液循环，降低VTE的风险。指导产妇进行下肢的主动和被动运动，包括踝泵运动和股四头肌功能锻炼。

1. 踝泵运动

（1）踝关节屈伸运动：在无痛感或微微疼痛的范围内，最大限度地向上勾脚尖，让脚尖朝向自己，保持3～5 s，再最大限度向下绷脚尖，保持3～5 s，以上动作为一组。双腿可交替或同时进行。

（2）踝关节环绕运动：以踝关节为中心做踝关节360°环绕。

（3）频次：踝关节屈伸运动和环绕运动每天各3～4次，每次20～30组，运动频次可根据患者的活动耐受能力适当调整。

2. 股四头肌功能锻炼

（1）绷腿锻炼：仰卧，绷直双腿，膝关节尽量伸直，大腿前方的股四头肌收缩，踝关节尽量背伸，保持10 s，再放松休息10 s，以上动作为一组。双腿可交替或同时进行。

（2）抬腿锻炼：仰卧，伸直腿，抬高下肢至20 cm左右高度，维持5 s，缓慢直腿放下，以上动作为一组。双腿可交替或同时进行。

（3）频次：绷腿锻炼和抬腿锻炼每天各3～4次，每次20～30组。运动频次可根据患者的活动耐受能力适当调整。

（二）睡姿

孕妇应避免长时间保持同一姿势，尤其是仰卧位，可以使用枕头支撑腿部，保持下肢静脉回流畅通。

（三）穿着

孕妇应选择宽松、舒适的衣服和鞋子，避免穿紧身裤、高跟鞋等限制下肢血液循环的服装。

（四）饮食

孕妇应保持均衡的饮食，避免过度肥胖或营养不良，同时增加膳食纤维的摄入，有助于预防便秘和增加肠道蠕动。

（五）药物预防

对于高危人群，如高龄产妇、多胎妊娠、肥胖、静脉曲张等，根据个体情况使用抗凝剂进行预防。

(六) 定期检查

孕妇应定期进行产前检查,及时发现和处理潜在的 VTE 风险因素。

八、产妇床上擦浴技术

产妇床上擦浴一般适用于平产分娩、剖宫产、生活自理受限等下床不便的患者。

(一) 目的

保持孕产妇皮肤的清洁干燥,促进孕产妇身心舒适。

(二) 操作规程

表 13.1.1　产妇床上擦浴技术操作规程

项　目	操　作　规　程
操作前准备	1. 医疗护理员准备:着装整洁,洗手,戴口罩 2. 产妇准备:评估产妇状况、合作程度 3. 物品准备:洗脸毛巾1条、擦身毛巾1条、脸盆1个、热水等;准备换洗衣物:内衣1套、床单1件、被套1件等 4. 环境准备:室内环境清洁,温度适宜(室温26℃左右)
操作方法与程序	1. 携用物至床旁,解释取得产妇合作 2. 清退无关人员,保护患者隐私 3. 关好门窗,拉好隔离带 4. 将温水(45℃左右)倒入盆中,以1/2~1/3满为宜 5. 按眼、鼻、耳、颈部、胸部、乳房、腹部、手臂、腋下、背部、臀部、腿部、脚部和会阴的顺序分别用不同的毛巾对产妇相应身体部位进行擦浴 6. 产妇身体各部位擦洗结束后,帮其换好干净内衣裤,并更换床单被套 7. 整理换洗衣物及清洗用品
效果评价	1. 操作熟练、动作敏捷、轻稳 2. 关心体贴产妇,注意保护隐私 3. 产妇清洁、舒适、安全 4. 用物、污物处置正确

(三) 注意事项

(1) 擦浴时,注意保持室温和水温的适宜。
(2) 时间不宜过长,一般 5~10 min 即可。
(3) 擦浴时拉隔帘,注意保护产妇的隐私。
(4) 擦浴时暴露局部,不要暴露全身。

九、产后排尿跌倒预防技术

产后排尿跌倒预防技术适用于产后生活自理能力受限的患者,预防产妇产后第一次下床排尿晕厥造成的跌倒,避免产妇发生伤害。

(一)目的

协助产妇下床排尿,预防产妇产后第一次下床排尿晕厥造成的跌倒。

(二)操作规程

表 13.1.2　产后排尿跌倒预防技术操作规程

项　　目	操　作　规　程
操作前准备	1. 医疗护理员准备:着装整洁,洗手,戴口罩 2. 产妇准备:评估产妇状况、合作程度、膀胱充盈情况 3. 物品准备:纸巾、防滑鞋子 4. 环境准备:房间光线明亮,地面清洁干燥,无障碍物
操作方法与程序	1. 携用物至床旁,解释取得产妇合作 2. 将鞋子放置在合适位置 3. 确保卫生间无人使用 4. 清退无关人员,保护患者隐私 5. 取合适的体位,先取半卧位 1 min,无头晕不适再更换体位,坐床沿 1 min,无不适表现,再做下一步 6. 着防滑鞋子,站立 1 min,再由医疗护理员扶助如厕,如有头晕不适,立即停止活动,全程由医疗护理员进行搀扶,直至坐在便器上 7. 如厕过程中,医疗护理员注意产妇的面色、呼吸、表情等情况,如有不适,立即停止活动 8. 排尿过程中,不要催促产妇,要给其充分的空间和信心,如有需要,可以采取一些帮助排尿的措施,如听水声、吹口哨、热敷等 9. 排尿结束后协助产妇做好清洁卫生工作,穿好衣服,全程陪同,协助产妇回病床休息 10. 整理用物,洗手
效果评价	1. 操作熟练、动作敏捷、轻稳 2. 产妇顺利排尿 3. 未发生晕厥及跌倒 4. 关心体贴产妇,注意保护隐私

(三)注意事项

(1)如产妇有产后出血、生命体征异常、贫血等异常情况,遵医嘱暂缓下床,由护理人员协助床上排尿,无异常再督促产妇尽早下床小便。

(2)因产后膀胱持续充盈会影响子宫收缩,护理人员应在产妇回病房后 2~4 h 内及时督促产妇排尿,并在排尿过程做好准备和协助工作。

第二节　产褥期卫生指导

医疗护理员对产妇产褥期正确的卫生指导可以帮助产妇更好地恢复身体健康,预防产褥期可能出现的各类问题。

一、产褥期产妇日常个人卫生的指导

（一）温度要适宜

(1) 室内温度一般以冬季 18~22 ℃、夏季 25~28 ℃为宜。
(2) 冬天注意保温预防感冒；夏天不要捂得太严，因为产妇体内的热量散发不出去，可能会导致中暑。
(3) 可以使用空调和加湿器调节房间的温度和湿度。

（二）室内定时通风，保持空气清新

(1) 产妇的房间不论冬夏窗户都可以常开，每天 2 次，每次 15~20 min，保持室内空气新鲜，但一定避免风直接吹向产妇。
(2) 产妇的房间不要放花卉和有芳香气味的植物，以免引起新生儿和产妇过敏。

（三）保持全身清洁

(1) 产妇于产后 2~3 天即可洗澡。如果产后过于虚弱或发热，腹部或外阴伤口未愈合，可由家人协助用温水擦身，不要淋浴。产妇采取淋浴的方式洗澡，禁止坐浴，以免污水进入阴道引起感染。
(2) 不论洗澡或擦身，室温都应适宜。夏季一般室温即可，冬季以 26~28 ℃为宜。水温也要合适，夏季水温略高于体温即可，冬季应稍高些，一般在 42 ℃左右。每次洗澡的时间不宜过长，5~10 min 即可。浴后要迅速擦干，穿好衣服，以免受凉。
(3) 产妇也应经常洗头、梳头，这不仅能去除头发中的灰尘、污垢，让头发保持清洁卫生，还能刺激头皮，促进局部皮肤的血液循环，提神醒脑，满足头发生长所需的营养。洗头时，水温以 37 ℃左右为宜。可用指腹轻轻按揉头皮，洗完后立即将头发擦干并用吹风机吹干，避免着凉，引起头痛。一般来说，产妇产后头发较油，也容易掉头发，所以不要使用太刺激的洗发用品。

（四）保持口腔清洁

(1) 产妇在产褥期需要进食大量糖类、高蛋白食物，容易损害牙齿、引起口臭、口腔溃疡等情况。刷牙能清除口腔中的腐物、酸物，从而保护牙齿，保持口腔健康。
(2) 除了每天早晚用温水刷牙外，产妇还要做到饭后漱口。另外，还可用具有清洁、消毒作用的含漱剂在漱口或刷牙后含漱，每次 15 mL 左右，含漱 1~2 min，3~5 次/天。含漱后 15~30 min 内不要再漱口或饮食，以便药液能充分发挥清洁、杀菌的作用。
(3) 产妇可选择专为特殊人群刷牙用的软毛牙刷，刷牙时要用温热水，避免冷水刺激，且里外都要刷，用力不要过大、过猛。

（五）勤换衣物

(1) 分娩后，产妇的皮肤排泄功能旺盛，在睡眠和初醒时更多，汗液会经常浸湿衣服、被

褥。再加上乳房溢奶、恶露排出,容易污染内裤、被褥,所以产妇坐月子期间要经常换洗衣服。

（2）产后第一周内,产妇的内衣、内裤要天天更换,1周以后也要勤换、勤洗。被罩、床单也要勤换洗,保持清洁、干燥。更换衣物要避免着凉、感冒。产妇的内衣裤选用吸水性强的棉织品,且要宽松柔软,易于散热。

（3）坐月子期间,产妇不要穿紧身的内衣,选用柔软宽大的睡衣,可以促使皮肤血流通畅,减少刺激。产妇在产褥期和其他时间一样,要养成清洁卫生的好习惯。

二、产褥期专业护理的指导

（一）会阴清洁

通过会阴清洁,可以保持产妇会阴及肛门部位的清洁,促进产妇的舒适和会阴伤口的愈合,防止生殖系统、泌尿系统的逆行感染。清洁前,医疗护理员先告知产妇会阴清洁的目的和方法,而后在产妇臀下垫一个防水垫或棉布垫,将会阴洗盘放在床边,小心擦洗。

一般需要擦洗3遍,第一遍自耻骨联合一直向下擦至臀部,先洗净一侧,后同样擦洗另一侧,再自阴阜向肛门擦净中间。自上而下、自外向内,初步擦净会阴部的污垢、分泌物和血渍等。第二遍的顺序为自内向外,或以伤口为中心向外擦洗。擦洗时应注意最后擦洗肛门,并将擦洗后的湿巾丢弃。第三遍的顺序与第二遍相同。必要时可根据实际情况增加次数。最后用干纱布擦干。擦洗结束后,为产妇更换会阴垫,并整理好床铺。

（二）坐浴

坐浴是借助水温与药液的作用,促进局部组织的血液循环,增强抵抗力,减轻外阴局部的炎症及疼痛,使创面清洁,有利于组织的恢复。

（三）会阴部清洁技术

会阴部清洁技术一般适用于分娩后、会阴存在切口、留置尿管等情况的患者,保持会阴部的清洁,预防生殖道和泌尿系统的感染。

1. 目的

（1）保持孕产妇会阴、肛门部位的清洁,促进舒适。

（2）防止生殖道、泌尿道逆行感染。

2. 操作规程

表13.2.1　会阴部清洁技术操作规程

项　目	操　作　规　程
操作前准备	1. 医疗护理员准备：着装整齐,剪指甲,洗手,戴口罩 2. 患者准备：评估病情,合作程度,评估孕产妇会阴部情况 3. 物品准备：清洁容器一个、清洁毛巾一块或湿巾一包、洁净手套一副、水温计一个、温开水（38～41℃）、速干手消毒液、一次性防水床垫一张 4. 环境准备：室内环境清洁、温、湿度适宜,酌情关闭门窗和屏风遮挡

续表

项 目	操 作 规 程
操作方法与程序	1. 将用物携至床旁,告知孕产妇会阴护理操作的目的和方法,取得合作 2. 酌情关闭门窗和屏风遮挡 3. 在产妇臀下垫一次性防水床垫,协助脱对侧裤腿,盖在近侧腿部,帮助孕产妇取屈膝仰卧位,两腿分开,暴露外阴 4. 第一遍顺序:阴阜→大腿内侧1/3→对侧大阴唇→近侧大阴唇→对侧小阴唇→近侧小阴唇→尿道口及阴道口→会阴部→肛门,初步清除会阴部的分泌物和血迹 第二遍顺序:尿道口及阴道口→对侧小阴唇→近侧小阴唇→对侧大阴唇→近侧大阴唇→大腿内上1/3→阴阜→会阴部→肛门 第三遍顺序:同第二遍。 5. 每擦洗一个部位更换毛巾面或更换一块湿巾 6. 擦洗时,注意观察恶露情况、会阴部及伤口周围组织有无红肿、分泌物性质和伤口愈合情况。发现异常及时汇报 7. 结束后擦干外阴部,更换一次性床垫,协助孕产妇穿好裤子,盖好被子,取舒适体位 8. 整理用物,洗手
效果评价	1. 操作熟练、动作敏捷、轻稳 2. 孕产妇清洁、舒适、安全,保护隐私 3. 用物、污物处置正确

3. 注意事项

(1) 操作前应放平床尾,抬高产妇床头15°,保持头高臀低位,避免擦洗时污染的液体流入阴道引起上行感染。

(2) 操作时用力适度,动作要轻柔。

(3) 对于分泌物多者可重复上述步骤,直至清洁。

(4) 操作时注意观察阴道分泌物的颜色、质地、量,若发现异常,须及时汇报。

(5) 如有留置导尿,应避免过度牵拉引起产妇不适或尿管脱落,需由尿道口处向远端清洁尿管,要妥善固定,保持通畅,避免打折扭曲。

(四)孕产妇坐浴技术

孕产妇坐浴技术可借助水温或者药液的作用,促进局部组织的血液循环,增强抵抗力,减轻外阴局部的炎症及疼痛,使创面清洁,利于组织恢复。

1. 目的

(1) 保持孕产妇会阴部的清洁,促进舒适。

(2) 预防和减少孕产妇生殖系统、泌尿系统逆行感染。

2．操作规程

表13.2.2　孕产妇坐浴技术操作规程

项　目	操　作　规　程
操作前准备	1．医疗护理员准备：着装整齐，剪指甲，洗手，戴口罩 2．患者准备：评估病情，合作程度，评估孕产妇会阴部情况 3．物品准备：坐浴盆、30 cm高的坐浴架、无菌纱布、水温计、温开水、速干手消毒液、配制溶液2000 mL（1∶5000高锰酸钾溶液、0.02%聚维酮碘溶液） 4．环境准备：室内环境清洁，温、湿度适宜，酌情关闭门窗和屏风遮挡
操作方法与程序	1．坐浴前准备，将配置好的坐浴液倒入坐浴盆中，1/2～1/3满，置于坐浴架上 2．协助坐浴，协助孕产妇全臀和外阴部浸泡于溶液中，一般持续20 min 3．坐浴结束，结束后用清洁小毛巾蘸干外阴部，协助孕产妇上床休息，取舒适体位 4．整理用物、洗手
效果评价	1．操作熟练、动作敏捷、轻稳 2．孕产妇清洁、舒适、安全，保护隐私 3．用物、污物处置正确

3．注意事项

（1）阴道流血者、产后7天内的产妇禁止坐浴。

（2）孕产妇坐浴前先排空膀胱，将外阴及肛门周围擦洗干净。

（3）坐浴溶液应严格按比例配置，浓度过高容易造成黏膜损伤，浓度太低影响治疗效果。

（4）水温不能过高，以免烫伤皮肤，控制在41～43 ℃。

（5）应注意观察孕产妇的反应，为其提供生活护理。如有异常，停止坐浴，并汇报医护人员。

（6）注意保暖，以防受凉。

第三节　孕产妇营养指导

医疗护理员应给予孕产妇正确的营养指导，可以有效保证孕产妇自身及胎儿的健康发育，同时为顺利生产和产后恢复打下良好的基础。

一、孕期营养的重要性

孕妇孕期每日所吃的食物除了维持自身的机体代谢所需要的营养物质外，还要供给体内胎儿生长发育所需。营养作为最重要的环境因素，对母亲与子代的近期和远期健康都将产生至关重要的影响。孕期营养不良不仅与流产、早产、难产、死胎、畸形胎儿、低出生体重、巨大胎儿、妊娠期贫血、子痫前期、妊娠期糖尿病、产后出血等相关，也会对子代出生后的成长和代谢产生不利的影响。因此，医疗护理员应指导孕妇合理摄入蛋白质、脂肪、碳水化合物、维生素和矿物质，饮食多样化，对改善母儿健康十分重要。

二、孕妇的营养需要

（一）热能

孕妇孕期总热能的需求量增加，包括提供胎儿生长、胎盘、母体组织的增长、蛋白质脂肪的贮存以及增加代谢所需要的热能。妊娠早期不需要额外增加能量。妊娠4个月后至分娩，在原基础上每日增加能量200 kcal。孕妇每日应摄入主食200～450 g。

（二）蛋白质

孕妇孕期对蛋白质的需要量增加，妊娠早期不需要额外增加蛋白质，孕中、晚期胎儿生长加速，妊娠中期开始增加蛋白质15 g/天。蛋白质的主要来源是动物性食品，如鱼、禽、蛋、瘦肉和奶制品等。

（三）碳水化合物

碳水化合物是提供能量的主要物质，宜占总热量的50%～60%。妊娠中晚期，每日增加大约35 g的主粮类即可。

（四）脂肪

脂肪占总能量的25%～30%，过多摄入会导致超重，易引起妊娠并发症。然而，长链不饱和脂肪酸已经证实对胎儿大脑和视网膜发育有帮助，所以适当多吃鱼类水产品尤其是深海鱼类、核桃等食物有一定的好处。

（五）维生素

维生素为调节身体代谢及维持多种生理功能所必需，也是胎儿生长发育所必需，尤其在胚胎发育早期，供给不足或过量都可能增加胎儿畸形的风险。妊娠中、晚期胎儿快速成长需要的维生素也增加，因此整个孕期都需要增加维生素的摄入。

（六）无机盐和微量元素

无机盐中的钙、镁，微量元素如铁、锌、碘等是胎儿生长发育所必需的营养物质，缺乏易导致胎儿发育不良，早期缺乏还易发生胎儿畸形。孕期血容量增大，较容易发生生理性贫血，因此微量元素也是整个孕期都必须增加摄入的。

（七）膳食纤维

膳食纤维虽然不被人体吸收，但其可降低糖、脂肪的吸收和减缓血糖的升高，预防和改善便秘和肠道功能，妊娠期应该多食含膳食纤维丰富的食物，如蔬菜、低糖水果和粗粮类。

三、妊娠早期饮食

(一) 膳食清淡、适口

易于消化,并有利于降低妊娠反应。包括各种新鲜蔬菜和水果、大豆制品、鱼、禽、蛋以及各种谷类制品。

(二) 少食多餐

进食的餐次、数量、种类及时间应根据孕妇的食欲和反应的轻重及时进行调整,少食多餐,保证进食量。

(三) 保证摄入足量富含碳水化合物的食物

妊娠早期应保证每日至少摄入130 g碳水化合物,首选易消化的粮谷类食品(200 g左右的全麦粉或180 g大米)。因妊娠反应严重而不能正常进食足够碳水化合物的孕妇应及时就医,避免对胎儿早期脑发育造成不良影响,此时不必过分强调平衡膳食。

(四) 多摄入富含叶酸的食物并补充叶酸

妊娠早期叶酸缺乏可增加胎儿发生神经管畸形及早产的危险。妇女应从计划妊娠开始多摄取富含叶酸的动物肝脏、深绿色蔬菜及豆类,并建议每日额外补充叶酸400~800 μg。

(五) 戒烟、禁酒

烟草中的尼古丁和烟雾中的氰化物、一氧化碳可导致胎儿缺氧和营养不良、发育迟缓。酒精亦可通过胎盘进入胎儿体内造成胎儿宫内发育不良、中枢神经系统发育异常情况。

四、妊娠中晚期饮食

(1) 适当增加鱼、禽、蛋、瘦肉等优质蛋白质的来源,妊娠中期每日增加共计50 g,孕晚期再增加75 g左右。鱼类尤其是深海鱼类含有较多二十二碳六烯酸(即DHA,是人体所必需的一种多不饱和脂肪酸)对胎儿大脑和视网膜发育有益,每周最好食用2~3次深海鱼类。每100 g食物的蛋白质含量(可食部分)如表13.3.1所示;每100 g食物的DHA含量如表13.3.2所示。

表 13.3.1 每100 g食物的蛋白质含量(mg)表(可食部分)

猪肉(瘦)20.3	鸡肉 19.3	鲈鱼 18.6	对虾 18.6	牛奶 3.0	面条 8.3	鲜玉米 4.0
牛肉(瘦)20.5	鸡蛋 12.7	带鱼 17.7	河虾 16.8	酸奶 2.5	稻米 7.4	红薯 1.1
猪肝 19.3	鸭肉 15.5	三文鱼 17.2	基围虾 18.2	奶酪 25.7	馒头 7.0	红小豆 20.2
羊肉(瘦)20.5	鸡心 15.9	小黄鱼 17.9	鲍鱼 12.6	黄油 1.4	米饭 2.6	绿豆 21.6
豆腐 8.1	黄豆 3.5	豆腐干 57.7	腐竹 44.6	豆浆 1.8	素鸡 16.5	烤麸 20.4

表 13.3.2　每 100 g 食物的 DHA 含量表

三文鱼 1100 mg	小黄鱼 235 mg	鲈鱼 446 mg	鲢鱼 100 mg
银鳕鱼 720 mg	带鱼 483 mg	河鳗 471 mg	鳙鱼 88.5 mg

(2) 适当增加奶类的摄入：奶类富含蛋白质，也是钙的良好来源。从妊娠中期开始，每日应摄入 250～500 g 奶制品以及补充 600 mg 的钙。常见含钙食物搭配如表 13.3.3 所示。

表 13.3.3　常见含钙食物搭配表

食物总类	食用量	钙含量(mg)
牛奶	500 mL	540
豆腐	100 g	127
虾皮	5 g	50
蛋类	50 g	30
绿叶类	200 g	180
鱼类	100 g	79
合计		1005

(3) 适当增加碘的摄入：孕期碘的推荐摄入量 230 μg/d，孕妇除坚持选用加碘盐外，每周还应摄入 1～2 次含碘丰富的海产品，如海带、紫菜、鲜贝类等。

(4) 常吃含铁丰富的食物：孕妇是缺铁性贫血的高发人群，给予胎儿铁储备的需要，孕中期开始要增加铁的摄入，每日增加 20～50 g 红肉，每周吃 1～2 次动物内脏或血液。有指征时可额外补充铁剂。

(5) 需要给孕妇提供充足的能量，碳水化合物作为主要的能量物质，孕妇的需要量为 135～175 g/d。碳水化合物还可以帮助孕妇预防酮症，稳定血糖水平。

(6) 适量身体活动，维持体重的适宜增长，每日进行不少于 30 min 的中等强度的身体活动，如散步、体操、游泳等，有利于体重适宜增长和自然分娩。

(7) 戒烟戒酒，少吃刺激性食物。烟草和酒精对胚胎发育的各个阶段有明显的毒性作用，因此应禁烟、戒酒。

五、产前饮食

原则：吃好、吃饱，为分娩做好能源储备。

(1) 进食一些粗杂粮，能进行更好的糖原储备，且能提供丰富的 B 族维生素，帮助分娩时碳水化合物转化为体能。

(2) 继续补钙，钙可缓解分娩时神经和肌肉的紧张，孕妇还是应该继续进食奶制品或钙片。

(3) 少吃气味较重的食物，如大蒜、韭菜、洋葱等，以避免分娩时排气、排便的味道。

六、产时饮食

(1) 进食高能量的食物(不适合糖尿病产妇)如巧克力、小蛋糕、小甜品、甜饮料等,可以快速地给产妇提供能量。

(2) 进食易消化的食物,粥、烂面条、馒头、面包等淀粉类食物,消化吸收快,少量多次进食,可持续地为产妇提供能量。

(3) 也可以喝功能饮料,能为产妇快速补充能量、缓解疲劳。

(4) 分娩时进食的注意事项:① 吃得方便:食物大小合适、一伸手就可以放进产妇的嘴里;或是流质、半流质的食物,产妇头一偏就可以用吸管吸食。② 抓住时机:每次进食选择上次疼痛稍停的时机,立即进食;进食时量要小,防止吸入性窒息。

七、产后饮食

(1) 产后三天饮食宜清淡,产妇的乳腺管尚未通畅,禁多食含油脂高的荤汤。

(2) 产后第一餐应首选易消化、营养丰富的清淡食物,如米糊、小米粥、稀饭、烂面、蛋花汤、蛋羹,逐渐过渡至软食、普食。

(3) 剖宫产后,腹胀、用力解便会加重伤口疼痛,因此饮食应注意以下两个方面:第一,少食易腹胀、产气多的食品,如牛奶、黄豆、豆浆等豆制品,红薯、紫薯等薯类,洋葱、卷心菜、西兰花等;也不宜边吃饭边说话,以免吞入大量空气。第二,有便秘倾向的产妇,应少食油炸、辛辣、燥热食品,如辣椒、胡椒、芥末等。

八、乳母饮食

(一) 乳母饮食的十要点

(1) 食物多样,但不过量,少量多餐。每天 5～6 餐(3 个正餐加 2～3 个加餐)。最好每餐有汤、水,因产妇出汗较多并分泌乳汁,需要足够的水分。

(2) 增加优质蛋白质。比孕前增加 80～100 g 的鱼、禽、蛋、瘦肉,每天总量为 220 g,部分用大豆及其制品替代。选择瘦肉,如瘦猪肉、瘦牛肉/牛腱、鸡、鸭肉去皮吃。

(3) 经常选用粗杂粮和薯类,如小米、紫米、玉米、红豆、红薯、山药等,增加膳食纤维、维生素和矿物质摄入。

(4) 吃各种各样蔬菜、水果。保证每天摄入蔬菜 500 g,水果 200～400 g,多选用深色的蔬菜、水果。若觉口感偏凉,可用温热的水浸一下或煮成水果羹。

(5) 食用含铁丰富的食物,如瘦的猪肉、牛肉、羊肉等。配菜选用西兰花、青椒、西红柿等维生素 C 含量丰富的蔬菜,以促进产妇吸收更多铁质。

(6) 每天需补钙 1000 mg。相当于比孕前增加 200 mL 的牛奶,使饮奶总量达到每日 400～500 mL。如不能喝奶或喝奶少,建议补充 400～500 mL 钙剂。平时多选用深绿色蔬菜、豆制品、小鱼等含钙较丰富的食物。为增加钙的吸收和利用,产妇还应补充维生素 D 或经常户外散步、晒晒太阳。

（7）适当增加维生素 A 的摄入。可每周食用 1~2 次动物肝脏，每次少量，一般 20~50 g，如鸡肝、猪肝。也可食用其他食物如全脂奶类、鸡蛋，以及含类胡萝卜素丰富的深绿色叶菜、黄橙色的蔬菜和水果。

（8）适当增加碘的摄入。如无须控制碘，烹饪食物时可用碘盐，或每周可吃 1~2 次海带、紫菜、淡菜等海产品。

（9）清淡适宜。调味料葱、姜、蒜、辣椒、咖喱、酒等要少于一般人的量；盐少放，味精不放；可用番茄、炒熟的芝麻、花生等天然调味。

（10）不宜过分忌口，注意食品卫生，远离污染；不食未煮熟的鱼类、禽肉类；宜当餐煮当餐吃。

（二）乳母饮食的注意事项

（1）孕期有妊娠糖尿病的产妇，应注意少吃甜食，用粗杂粮代替部分精细米、面，适当锻炼，定期复查血糖。

（2）减少影响铁元素吸收的食物，如浓茶和咖啡；煮杂粮粥、饭，打豆浆之前，杂粮、豆子用温水泡，煮前弃去泡的水；有些蔬菜在烹饪前，宜用沸水焯一下，如菠菜等；少吃油腻食物，建议烹饪食物采用蒸、煮、炖等低油烹饪方式。

（3）母乳喂养过程中，如宝宝有过敏并加重，妈妈需留意自己的饮食，找出可能导致宝宝过敏加重的食物，尽量避免。常见过敏食物有牛奶、鸡蛋、坚果等（注：每位妈妈和宝宝的体质不同，过敏食物也会不同，如找不到原因或过敏比较严重，建议找医师诊断）。

（4）少食用味道重的食物，如大蒜、蒜苗、香椿等，食物烹饪少用香料，因为产妇摄入这些食料后，宝宝可能不会喜欢乳汁的味道。

第四节　母乳喂养指导

母乳喂养指导包含多方面的内容，正确的母乳喂养指导可以帮助母亲顺利启动和维持母乳喂养。

一、纯母乳喂养的概念

纯母乳喂养是指除了使用母乳外不添加任何食物和饮料，包括水（除药物、维生素、矿物质滴剂外）。世界卫生组织和联合国儿童基金会一致推荐：婴儿 6 个月内的纯母乳喂养是最佳的喂养方式，并在添加辅食的基础上持续母乳喂养到 2 岁或 2 岁以上。

二、母乳喂养的好处

母乳喂养对母子双方均有巨大的健康效应，特别是在婴儿方面。由于母乳中含有丰富的营养物质、抗感染因子和其他的生物活性成分，以及喂哺时母子之间密切的情感交流，对婴儿的身心健康与发育均非常有利，例如，在婴幼儿的体格、智力发育、预防肥胖症等不良影响方面发挥着重要的作用；降低患感染性疾病（如腹泻、肺炎）和过敏性疾病的发生概率和死亡风险。母乳喂养对产妇的益处包括降低乳腺癌、卵巢癌、产后抑郁症、高血压、心血管疾病的风险等。

三、母乳喂养的方法和技巧

（一）哺乳前的准备工作

（1）在母乳喂养前，先给婴儿，特别是新生儿更换清洁尿布，避免在哺乳时和哺乳后给婴儿更换尿不湿，这是因为来回翻动会引起婴儿吐奶。

（2）根据产妇的需要准备好哺乳枕、靠垫、脚踏凳等。

（3）哺乳前协助产妇清洁双手，准备好热水和毛巾，用温水毛巾清洁乳房。

（4）乳房过胀时应先挤掉少许乳汁，待乳晕发软时开始哺喂。

（5）协助产妇采取正确的哺乳姿势，避免引起身体不适。

（二）正确的哺乳姿势

1. 抱婴儿的正确做法

（1）婴儿的头枕于妈妈的臂弯中，婴儿的头、脖子与身体成一直线。

（2）让婴儿身体转向妈妈，婴儿的腹部贴于妈妈的腹部，婴儿脸面对产妇的乳房，鼻子正对乳头。

（3）如果是新生儿，不仅要托着新生儿的头和肩膀，还要托住其臀部。

2. 产妇母乳喂养体位

（1）摇篮式哺乳法：产妇的一只手托住婴儿的头、肩部及臀部，使婴儿身体转向产妇，婴儿腹部贴于产妇腹部，在产妇手臂下方空隙处可以垫靠垫或枕头支撑，用另一只手支撑着乳房。协助产妇背部紧靠椅背，两腿自然下垂，脚下垫踩脚凳，这种体位可以使产妇哺乳方便而且舒适，此体位适用于足月婴儿。

（2）橄榄球式哺乳法：产妇将婴儿放在一侧胳膊下方，用枕头托住婴儿的身体和头部，产妇的手托住婴儿的枕部、颈部和肩部。婴儿面向产妇，婴儿头部靠近产妇的胸部，让他（她）的嘴能接触到产妇的乳头、完成哺乳。此法适用于双胞胎、婴儿含接有困难、母亲乳腺管阻塞的情况，有利于产妇观察婴儿，在婴儿吃奶的时候可以调整位置。该方法与摇篮式相似。

（3）交叉式哺乳法：该方法与摇篮式相似，产妇环抱婴儿的手臂换成哺乳侧乳房对侧的手臂，用前臂托住婴儿的身体，婴儿的头枕在产妇的手上，产妇的手在婴儿的耳朵或更低一点的水平托住婴儿的头部、颈部和肩部，用枕头帮助托住婴儿的身体，用乳房同侧的手托起乳房。此体位适用于早产儿或含乳困难的婴儿。

（4）卧位式哺乳法：产妇侧卧位，头枕在枕头边缘，一只手臂放在枕头旁，背后垫枕头，斜靠躺卧，婴儿侧卧位，头不要枕在产妇手臂上。此体位适用于剖宫产术后，正常分娩后，夜间哺乳。

（5）半躺式哺乳法：产妇半躺在床或沙发上，婴儿腹部朝下趴在产妇的身上，头稍侧向一边。产妇和婴儿都会释放所有本能和反射，使哺乳更加轻松和愉快。

3. 婴儿正确的含接姿势

(1) 婴儿张大嘴巴,含住大部分乳晕。
(2) 婴儿下唇向外翻,下巴紧贴乳房。
(3) 婴儿的嘴唇在乳房上呈密闭状态,舌头呈勺状环绕乳房。
(4) 婴儿吸吮时,面颊鼓起呈圆形。
(5) 婴儿有节奏地"深而慢"地吸吮,中间停顿咽奶,可听到婴儿吞咽声音。
(6) 产妇乳头不感觉疼痛。

4. 托住乳房的正确姿势

手掌微握,拇指张开,食指和其他手指合拢并排,贴在乳房下方的胸壁上,拇指轻轻地放在乳房的上方,产妇的手不应离乳头太近,否则会妨碍婴儿的含接。

(三)促进母乳喂养成功的措施

(1) 分娩后即刻开始不间断的肌肤接触,帮助母亲尽快开始母乳喂养。
(2) 支持母亲尽早开始母乳喂养,维持母乳喂养以及应对母乳喂养常见的困难。
(3) 除非有医学上的指征外,否则不要为母乳喂养的新生儿提供母乳以外的任何食物或液体。
(4) 让母婴共处,并实行24 h母婴同室。
(5) 帮助母亲识别和回应婴儿需要喂食的征象。
(6) 为母亲提供关于奶瓶、人工奶嘴和安抚奶嘴使用和风险的相关指导。

四、母乳喂养常见的问题及处理

(一)产后初期新生儿含接困难

(1) 肿胀的乳房会让乳头显得更加平坦,不利于婴儿含住,可稍挤出一些乳汁,使乳晕变软,然后再用C形手法托住乳晕处,使乳晕连同乳头被婴儿吸吮,在口腔内形成一个易于吸吮的长乳头。
(2) 哺乳时先吸吮平坦一侧的乳头,婴儿饥饿时吸吮力强,易吸住乳头和大部分乳晕;母亲应取摇篮式或橄榄球式喂哺姿势,以便较好地控制婴儿头部,从而易于固定吸吮部位。
(3) 若吸吮未成功,可用抽吸法使乳头突出后再次吸吮。
(4) 哺乳结束可继续在两次哺乳间隙佩戴纠正乳头凹陷的纠正罩。
(5) 注意事项:① 暂时吸吮未成功的婴儿,切忌使用橡皮乳头,以免引起乳头错觉,给吸吮成功带来更大困难。② 母亲应每日挤乳8次或8次以上,用小杯或小勺喂养,同时继续纠正乳头并训练婴儿吸吮乳头。

(二)乳头凹陷

(1) 分娩后可以使用乳头矫正器。
(2) 如果有吸奶器,可以先用吸奶器把乳头吸出一点儿,再让婴儿含接或暂时使用乳盾进行含接,待乳头被婴儿吸出一点后再将乳盾取下让婴儿直接含接。

(3) 乳头伸展练习:将两拇指平等地放在乳头两侧,慢慢地由乳头向两侧外方拉开,牵拉乳晕皮肤及皮下组织,使乳头向外突出。随后将两拇指分别放在乳头上、下侧,由乳头向上、向下纵向拉开。此练习重复多次,做满 15 min,2 次/天。

(4) 乳头牵拉练习:用一手托乳房,另一手的拇指和中、食指抓住乳头向外牵拉,重复 10～20 次,2 次/天。

(三) 乳房胀痛

多因乳房过度充盈及乳腺管阻塞所致。
(1) 产后半小时内应尽早开始促进乳汁分泌。
(2) 确保婴儿正确的含接姿势,做到充分有效地吸吮并鼓励按需哺乳。
(3) 产妇穿戴合适的具有支托作用的乳罩,可减轻乳房充盈时的下坠感。
(4) 婴儿吸吮力不足时,可延长哺乳时间,增加哺乳次数;若因乳房过度肿胀,婴儿无法吸吮时,应将乳汁挤出喂哺婴儿。

(四) 乳汁不足

与产妇营养、情绪、睡眠及健康状况密切相关。
(1) 首先做到早吸吮,早开奶,按需哺乳,帮助母亲树立母乳喂养的信心。
(2) 同时保证母亲有足够的睡眠、丰富的营养和稳定的情绪。
(3) 让母婴共处,实行 24 h 母婴同室。

(五) 溢乳

易发生在刚开始哺乳的几周中,主要表现为产妇在开始一侧哺乳时,另一侧乳房会有乳汁溢出;不喂哺时,乳房也会自动流出大量的乳汁。是由于乳汁分泌量和婴儿需求之间不协调引起,可用一块小毛巾或防溢乳垫垫于文胸内,并经常更换。

(六) 乳头皲裂

由于婴儿含接姿势不良造成乳头局部破损,产妇感到乳头疼痛。
(1) 应纠正婴儿的含接姿势,注意乳头的清洁卫生,哺乳前先湿热敷乳房和乳头 3～5 min,并按摩乳房。
(2) 增加哺乳的次数,缩短每次哺乳的时间。轻者可继续哺乳,先喂健侧乳房,再喂患侧乳房。
(3) 如果产妇因疼痛不能哺乳时,用吸奶器吸出乳汁喂哺婴儿或使用乳头罩间接哺乳。每次哺乳后,挤出少许乳汁涂于皲裂的乳头和乳晕上,短暂暴露使乳头滋润,有利于伤口愈合。

五、乳房按摩及手挤奶操作技术

乳房按摩及手挤奶操作技术一般适用于产后乳胀、婴儿含接困难、母婴分离等情况的产妇,可以及时排空乳房,解除乳胀,保持泌乳通畅。

（一）目的

（1）协助产妇排空乳房,解除乳胀,减轻疼痛。

（2）保持乳腺管通畅,刺激泌乳,采集乳汁喂养婴儿。

（3）在母婴分离时保持泌乳。

（二）操作规程

表 13.4.1　乳房按摩及手挤奶技术操作规程

项目	操作规程
操作前准备	1. 医疗护理员准备：着装整洁,洗手,戴口罩 2. 产妇准备：评估产妇状况、合作程度、乳房肿胀及吸吮情况 3. 物品准备：大口清洁容器 1 个,毛巾 1 条,盆,温水(40～45 ℃) 4. 环境准备：屏风遮挡,环境安静
操作方法与程序	1. 携用物至床旁,核对,解释取得产妇合作；协助产妇取舒适体位 2. 将热毛巾敷一侧乳房 3～5 min 后,一只手拇指与其余四指分开,置于乳房下端 C 字形托起乳房,另一只手以三指指腹(食指、中指、无名指)按顺时针方向螺旋式按摩乳房 3. 将容器靠近乳房 4. 将拇指及食指放在乳晕上下方距乳头根部 2 cm 处,二指相对,其他手指托住乳房 5. 拇指及食指向胸壁方向轻轻按压,按压乳房挤出乳汁,直到乳房变软,使压力作用在乳晕下方的导管组织上 6. 依各个方向按照同样的方法按压乳晕,使乳房内每一个导管的乳汁都被挤出,不要按压乳头 7. 一侧乳房至少按压 3～5 min,以挤出足够的乳汁,双侧交替进行,持续 20～30 min 为宜 8. 协助产妇穿好衣服,将储奶袋上写明日期和挤奶结束时间,放在 4 ℃冰箱内保存,时间不超过 24 h 9. 恢复舒适体位,整理床单位 10. 洗手
效果评价	1. 操作熟练,乳腺导管通畅 2. 关心体贴产妇,用力适度,注意保护隐私

（三）注意事项

（1）挤奶前让产妇喝两杯热水且尽量放松。

（2）挤压过程中切忌用力过猛,以免损伤乳房皮肤,造成疼痛。

（3）禁止挤压乳头和牵拉乳头。

（4）挤奶时,母亲身体略向前倾,用手将乳头托起,乳头对准储奶杯。

码 13.4.1　乳房按摩及手挤奶操作技术

六、母乳喂养技术

母乳喂养技术是母亲在喂养婴儿时所采用的技巧和方法,掌握这项技术可以更好地进行母乳喂养,为婴儿提供充足的营养和保护。

(一)目的

(1)掌握母乳喂养的各种正确的哺乳姿势。
(2)运用技巧指导母乳喂养。
(3)解决母乳喂养过程中的问题。

(二)操作规程

表 13.4.2 母乳喂养技术操作规程

项目	操作规程
操作前准备	1. 医疗护理员准备:着装整洁,剪指甲,洗净双手,戴口罩 2. 产妇准备:评估产妇状况、自理程度、乳房肿胀及吸吮情况 3. 物品准备:靠背椅、搭脚凳、枕头等 4. 环境准备:拉上隔帘,环境安静,调节室温至 24~26 ℃
操作方法与规程	**哺乳姿势** A. 摇篮式哺乳 1. 选择带有背后靠枕的座椅,母亲取舒适坐位,将后背紧贴椅背,使身体得到足够的支撑,全身放松。必要时使用脚凳 2. 母亲将婴儿横抱在身前并贴近,婴儿头躺在母亲臂弯处,使用前臂托住婴儿颈部及肩部,如是新生儿还要托住其臀部,此时婴儿鼻尖应对着乳头。也可在母亲的腿上垫一个枕头 3. 可左臂托抱时哺喂左侧乳房,右臂托抱时哺喂右侧乳房 B. 交叉摇篮式 1. 协助产妇选择舒适的坐位,后背得到足够的支撑 2. 指导产妇将婴儿贴近并横抱在身前,顺着前臂抱紧,用手和手腕支撑住婴儿的头、颈和肩部,使用枕头帮助托住婴儿的身体 C. 环抱式或橄榄球式 　　协助产妇选择坐位或半卧位,手放在身侧,用手腕和手掌托住婴儿的头、颈和肩,前臂支撑婴儿的背部,使婴儿躺在手臂上。可以利用座椅扶手或使用枕头辅助支撑产妇托抱着婴儿的手臂 D. 侧躺式或半躺式 1. 侧躺式:产妇放松侧躺,后背可使用靠垫支撑,头枕在枕头的边缘,侧躺时将身体下方的手臂向上放在枕头旁。将婴儿侧身躺并贴近产妇,面对着位置较低的乳房,产妇可用一只手支撑婴儿后背,不要用手按住婴儿头部,要让婴儿的头部可自由活动,避免乳房堵住婴儿鼻部,引起呼吸不畅 2. 半躺式:协助产妇在床上或沙发上向后半躺约 45°,使用枕头或靠垫给予产妇头颈部、肩膀、腰部等良好的支撑。将婴儿面向产妇,头部稍侧趴在胸前,使其脸颊靠近乳房,并使婴儿脚底得到支撑,产妇双手分别轻轻搂抱婴儿的颈肩部及臀部,等待婴儿脸颊触碰到乳头时,完成自主转头、寻找到乳头

续表

项 目	操 作 规 程
操作方法与规程	**含接姿势** A. 托起乳房的正确手法 　　一手托抱婴儿,另一手托起乳房,大拇指放在乳房的上方,将其余四指靠在乳房下的胸壁上,支撑着乳房基底部,手呈"C"字形,拇指和食指相对轻压,可改善乳房的形态使婴儿容易含接 B. 指导产妇使婴儿正确的含接乳房 1. 指导产妇采用"C"字形手法托起乳房,用乳头刺激婴儿的口周围,建立觅食反射,当婴儿口张到足够大时,将乳头及大部分乳晕送入婴儿口中含接好 2. 婴儿正确的含接乳房: (1) 嘴巴张大,下颌应紧贴产妇乳房,乳头及大部分乳晕含在嘴里 (2) 下唇外翻 (3) 舌头呈勺状,包绕乳晕 (4) 面颊鼓起,呈圆形 (5) 乳房上方外露的乳晕比下方多 (6) 有节奏、深而慢地吸吮,时有停顿后再快速吸吮 (7) 在吸吮过程中或可听到吞咽的声音(产妇下奶之前可能婴儿需要持续吸几口才能听到吞咽声)
效果评价	1. 操作熟练,新生儿顺利吸吮乳汁 2. 产妇表现舒适、高兴,乳头无疼痛感 3. 观察婴儿吸吮过程是否安静,吸吮后表现放松并满意 4. 观察产妇乳房情况,哺乳前乳房饱满,哺乳后乳房应变软 5. 关心体贴孕产妇,用力适度,注意保护隐私 6. 产妇哺乳姿势

三、注意事项

(1) 产妇哺乳时,帮助产妇找到最适合自己的哺乳姿势,同时也要鼓励产妇不断尝试最适合自己和婴儿的姿势,保证婴儿能够以合适的姿势含接乳房。

(2) 在坐位哺乳时,如果搂抱婴儿的位置过高或过低、产妇坐位时没有紧靠椅背、婴儿身体与产妇没有贴近、婴儿腹部没有朝向产妇腹部、婴儿颈部扭曲等,都会直接影响婴儿含接乳房及产妇哺乳的舒适度。

(3) 在协助母亲哺乳过程中要使婴儿的身体成一条直线并且贴近产妇,婴儿下颌紧贴乳房,使鼻尖对着乳头,婴儿的身体贴近产妇,稳妥支撑婴儿头和颈部。

码 13.4.2 母乳喂养技术

参 考 文 献

[1] 李劲,庹焱.医疗护理员规范化培训教程[M].上海:上海交通大学出版社,2023.
[2] 安力彬,陆虹.妇产科学[M].北京:人民卫生出版社,2020.
[3] 姜梅,罗碧如.母乳喂养临床手册[M].北京:人民卫生出版社,2021.
[4] 王杰,黄妍,卢友锋,等.6月龄内纯母乳喂养与6月龄后及时合理添加辅食同等重要[J].中国妇幼健康研究,2021,32(12):1812-1816.
[5] 祖新霞,邵清春,李玉华.改进式母乳喂养指导对阴道分娩产妇母乳喂养技能掌握度的影响[J].中国妇幼健康研究,2021,32(5):664-667.
[6] 杨莘,崔春暖,张琳琪,等.医疗护理员[M].北京:人民卫生出版社,2022.
[7] 李彩霞.新生儿母乳喂养护理的几点体会[J].河南大学学报(医学版),2023,42(3):172-176.
[8] 吕华,胡国庆,李晔.浙江省55所医疗机构新生儿奶瓶清洗消毒现况调查[J].中华医院感染学杂志,2019,29(12):1901-1905.
[9] 吴芳芳,胡亚欣,雷榆,等.串联质谱技术联合基因检测在新生儿遗传代谢性疾病筛查诊断中的应用[J].中国妇幼保健,2024,39(3):422-425.
[10] 邹春平,张义强,王莹.听力筛查联合遗传性耳聋基因检测诊断新生儿听力障碍的应用评价分析[J].中国医学工程,2023,31(11):103-106.
[11] 郑锦,胡书君,王俊洲,等.河南洛阳地区新生儿听力与耳聋基因同步筛查临床推广工作现状分析[J].中华耳科学杂志,2020,18(1):117-125.
[12] 刘玉霞.乙肝疫苗接种预防控制婴幼儿乙肝感染的效果分析[J].中国实用医药,2023,18(9):153-156.
[13] 马萍.无缝链接式护理在保障新生儿卡介苗接种质量和安全中的研究[J].中国医药指南,2019,17(13):285-286.
[14] 黎莉.新生儿预防接种卡介苗的护理体会[J].实用医技杂志,2020,27(10):1415-1416.
[15] 疾病预防控制局.国家免疫规划疫苗儿童免疫程序及说明[EB/OL].(2023-03-12).[2024-08-01].http://www.nhc.gov.cn/jkj/s3581/202103/590a8c7915054aa682a8d2ae8199e222.shtml.
[16] 陈美铠,徐爱梅,张文青,等.消毒柜高温干燥消毒法与煮沸消毒法及高压蒸汽灭菌法消毒奶瓶及奶嘴的效果比较[J].医疗装备,2021,34(1):73-74.
[17] 李立伟.出生后第一道"安检":新生儿疾病筛查[N].医药养生保健报,2024-02-17(14).
[18] 曾香,傅微,郭丹燕.新生儿疾病筛查采集足跟血的最佳时间探讨[J].中国卫生标准管理,2023,14(24):19-22.
[19] 蒋丽红,杨茹莱,董敖,等.中国新生儿筛查进展[J].浙江大学学报(医学版),2023,52(6):673-682.

第十四章　孕产妇常见疾病照护

妊娠期常见的疾病及并发症,包括妊娠期高血压疾病、妊娠期糖尿病、妊娠合并肝内胆汁淤积综合征、前置胎盘、胎膜早破、胎盘早剥、产后出血、羊水量异常及早产,可伴有全身多器官功能损害或衰竭,严重影响母婴健康。医疗护理员应及时发现异常表现,汇报医护人员。

【学习目标】

1. 识记
(1) 了解妊娠期常见疾病的定义及分类;
(2) 了解妊娠期常见疾病对母儿的影响。

2. 理解
熟悉妊娠期常见疾病的临床表现。

3. 应用
掌握妊娠期常见疾病的照护方法。

第一节　妊娠期高血压疾病

妊娠期高血压疾病是妊娠期特有的疾病。我国的发生率为 $9.4\%\sim10.4\%$,该疾病严重影响母婴健康,是孕产妇和围产儿病死率升高的主要原因。

一、妊娠期高血压疾病的分类及对母儿的影响

(一) 分类

妊娠期高血压疾病是妊娠与血压升高并存的一组疾病。该组疾病包括妊娠期高血压、子痫前期、子痫,以及慢性高血压并发子痫前期和妊娠合并慢性高血压。

(二) 对母儿的影响

妊娠期高血压疾病可以造成孕妇脑、肾脏、肝脏、心血管、血液、内分泌等多脏器和系统的损害,也可以造成胎盘功能下降,胎儿生长受限,胎儿宫内窘迫,严重时会造成母儿死亡。

二、妊娠期高血压疾病的临床表现

(一) 妊娠期高血压

妊娠期首次出现收缩压不低于 140 mmHg 和(或)舒张压不低于 90 mmHg,于产后 12 周内恢复正常;尿蛋白(-)。

(二) 子痫前期

妊娠 20 周后出现收缩压不低于 140 mmHg 和(或)舒张压不低于 90 mmHg,伴有下面任一项:

(1) 尿蛋白不小于 0.3 g/24 h 或尿蛋白/肌酐比值不小于 0.3,或随机尿蛋白不小于 1 个"+"。

(2) 无尿蛋白但伴有任何一项脏器或系统受损。

(3) 孕妇伴有上腹部不适、血小板减少、肝肾功能的损害、肺水肿、新发生的中枢神经系统异常或视觉障碍等。

收缩压不低于 160 mmHg 和(或)舒张压不低于 110 mmHg,为重度子痫前期。

(三) 子痫

在子痫前期的基础上,孕妇出现不能用其他原因解释的抽搐,甚至昏迷,称为子痫。孕妇发病前常有子痫前期的症状,然后出现抽搐。子痫抽搐进展迅速,通常表现为全身强直阵挛性癫痫或昏迷。发病时,孕妇先表现为眼球固定、瞳孔散大、瞬间头扭向一侧、牙关紧闭,续而口角及面部肌肉颤动;几秒钟后迅速出现全身及四肢肌肉强直,双手紧握、双臂屈曲,发生强烈的抽动。抽搐时孕妇呼吸暂停、面部青紫、口吐白沫,持续 1~1.5 s,抽搐强度减弱,全身肌肉放松,随即深长吸气后呼吸恢复。抽搐过程中孕妇易发生唇舌咬伤、摔伤,甚至骨折等创伤。

(四) 慢性高血压并发子痫前期

慢性高血压孕妇妊娠 20 周前无尿蛋白,妊娠 20 周后出现尿蛋白;或妊娠前有蛋白尿,妊娠后蛋白尿明显增加;或血压进一步升高;或出现血小板减少(BPC<100×10^9/L),或出现其他肝肾功能损害、肺水肿、神经系统异常或视觉障碍等严重表现。

(五) 妊娠合并慢性高血压

既往存在高血压或在妊娠 20 周前发现收缩压不低于 140 mmHg 和(或)舒张压不低于 90 mmHg,妊娠期无明显加重;或妊娠 20 周后首次诊断高血压并持续到产后 12 周以后。

三、妊娠期高血压疾病的照护方法

(一) 休息

孕妇应适当减轻工作量,保持环境安静,光线暗淡,保证充足的睡眠(一般不少于 10 h/d)。

休息时以左侧卧位为宜,以改善子宫胎盘的血液循环。医疗护理员应限制陪护和探视人数,治疗和护理操作应尽量集中进行。床旁备急救用品。

(二) 吸氧

在医护人员的指导下,给予孕妇间断吸氧,以增加其血氧含量,改善全身主要脏器和胎盘的氧供。

(三) 合理饮食

指导孕妇合理饮食,摄入足够蛋白质(一般超过 100 g/d)、蔬菜,补充维生素、铁和钙剂。水肿的孕妇要低盐饮食。

(四) 密切监测

密切监测孕妇体重、血压,及时询问孕妇有无头痛、眼花、上腹不适等症状,指导孕妇学会自数胎动,每天进行 20 min 电子胎心监测,监测孕妇生命体征,协助孕妇进行尿蛋白测定,如有异常须及时报告医护人员。

(五) 病情记录

记录孕妇的血压变化,以协助医护人员调整降压药的剂量。硫酸镁是目前治疗妊娠期高血压疾病的首选解痉药物。如果应用硫酸镁治疗,应监测孕妇的血压,注意观察硫酸镁中毒症状,如面部潮红、出汗、口干、恶心、呕吐、心慌、头晕等。如果发现有异常那么必须及时报告医护人员。

(六) 其他方面

(1) 一旦发生子痫抽搐,立即呼叫医护人员,保持患者呼吸道通畅,使其头偏向一侧,随时清理呼吸道分泌物及呕吐物,同时把孕妇置于头低侧卧位,在上、下臼齿间放置一缠好纱布的压舌板,以防唇、舌咬伤。在昏迷期间,禁止一切饮食和口服药。观察记录抽搐发生次数、持续时间、间歇时间。

(2) 妊娠期高血压产妇易发生产后出血,终止妊娠后除密切观察生命体征和临床症状外,尤其要注意子宫复旧和阴道流血情况,如果月经量过多应报告医护人员。术后要及时按摩产妇双下肢,协助产妇床上活动,注意多喝水,预防深静脉血栓的发生。

(3) 告知孕妇保持愉快心情对预防疾病发展的重要性。协助孕妇合理安排休息时间,使其不感到紧张劳累,精神放松,积极配合治疗和护理。

第二节 妊娠合并糖尿病

妊娠期糖尿病属于高危妊娠,孕妇可增加与之有关的围生期疾病的患病率和死亡率。糖尿病孕妇的病程复杂多变,伴随着较高的母婴并发症风险,尽管大多数孕妇在分娩后血糖水平能够回归正常,但这增加了她们未来罹患 2 型糖尿病的风险。

一、妊娠合并糖尿病的分类及对母儿的影响

（一）分类

妊娠合并糖尿病有两种情况：
(1) 在孕前糖尿病的基础上合并妊娠，称为糖尿病合并妊娠。
(2) 妊娠前糖代谢正常，妊娠期才出现的糖尿病，称为妊娠期糖尿病。

（二）对母儿的影响

妊娠合并糖尿病容易引起胎死宫内、妊娠期高血压疾病、感染、羊水过多、难产、巨大儿、胎儿宫内生长受限、流产或早产、胎儿畸形等并发症。

二、妊娠合并糖尿病的临床表现

(1) 妊娠期由于血液稀释，胰岛素相对不足，主要表现为多饮、多食、多尿、体型肥胖。孕妇感到子宫增大快，胎儿大，全身乏力，全身瘙痒或阴道、外阴瘙痒。凡有糖尿病家族史、孕妇体重>90 kg、死胎或巨大儿史、本次妊娠胎儿偏大或羊水过多者，应警惕合并糖尿病的可能。

(2) 分娩期子宫收缩导致体内消耗大量糖原，产妇进食减少，易出现盗汗、头晕、心慌、面色苍白、饥饿等低血糖症状。

(3) 产后由于胎盘排出及全身内分泌激素逐渐恢复至非孕时水平，使抗胰岛素的水平迅速下降，易出现高血糖及低血糖的症状。

三、妊娠合并糖尿病的照护要点

(1) 医疗护理员应指导高危孕妇平时摄入低盐、低脂饮食，适度运动，避免体重增长过度，孕24~28周需做75 g口服葡萄糖耐量试验。

(2) 饮食应定量、定时，以达到正常血糖水平而孕妇又无饥饿感最佳。忌糖饮食，少食碳水化合物较多的食物，多选用大豆制品、玉米面。水果可以吃但必须限量。饮食要多样化，使之符合平衡饮食的需求。

(3) 向孕妇及其家属介绍妊娠合并糖尿病的有关知识，讲解降糖治疗的必要性和孕期血糖控制稳定的重要意义及孕期保持心情舒畅是最好的胎教，取得孕妇及家属的积极配合。

(4) 协助监测血糖，记录饮食和血糖变化，尽量控制空腹血糖在5.3 mmol/L以下，餐后2 h血糖在6.7 mmol/L以下。

(5) 指导胰岛素使用有关知识。胰岛素注射部位有上臂外侧、大腿前外侧、腹部，采用皮下注射法。在餐前注射剂量要准确，防止发生低血糖反应，如孕妇出现心悸、出汗、手抖等症状时，应考虑到低血糖的可能，立即测血糖，嘱患者喝糖水或进食。

(6) 产后及术后要关注产妇出血情况；鼓励支持产妇尽可能母乳喂养，至少坚持6个月；新生儿按需喂养监测血糖，观察新生儿呼吸，如有呻吟、吐沫、萎靡不振等应及时报告医护人员。

第三节 妊娠合并肝内胆汁淤积综合征

妊娠合并肝内胆汁淤积综合征(Intrahepatic Cholestasis of Pregnancy，ICP)是一种在妊娠期出现以皮肤瘙痒及黄疸为特点的重要的妊娠期并发症，主要危害胎儿，发病原因目前尚不清楚，可能与女性激素、遗传、免疫及环境等因素有关。

一、妊娠合并肝内胆汁淤积综合征的定义及对母儿的影响

ICP可能会导致产妇产后出血。胆汁酸毒性显著提升了围产儿发病率与死亡率，表现为胎儿窘迫、早产及羊水污染。更严重的是，可致突发胎儿宫内窘迫、胎死宫内或新生儿颅内出血等严重并发症。

二、妊娠合并肝内胆汁淤积综合征的临床表现

(一)瘙痒

无皮肤损伤的瘙痒是ICP的首发症状，70%以上的患者在妊娠晚期出现，少数在妊娠中期出现。瘙痒程度不一，常呈持续性，白昼轻，夜间加剧。瘙痒一般始于手掌和脚掌，后渐向肢体近端延伸甚至可发展到面部，瘙痒症状常出现在实验室检查异常结果之前，多于分娩后24～48 h缓解。

(二)黄疸

10%～15%患者出现轻度黄疸，多在瘙痒2～4周后出现，一般不随孕周的增加而加重，多数表现为轻度黄疸，于分娩后1～2周内消退。

(三)皮肤抓痕

ICP不存在原发皮损，瘙痒皮肤出现条状抓痕，皮肤组织活检无异常发现。

(四)其他

少数孕妇出现上腹不适，恶心、呕吐、食欲缺乏、腹痛等症状，但症状一般不明显或较轻，精神状况良好。

三、妊娠合并肝内胆汁淤积综合征的照护方法

(1) 医疗护理员应嘱患者适当卧床休息，取左侧卧位以增加胎盘血流量。给予吸氧、高渗葡萄糖、维生素及能量，既需要保肝又要提高胎儿对缺氧的耐受性。

(2) 由于ICP主要危害胎儿，因此，医疗护理员应加强胎儿监护的管理，及时发现问题，并及时报告医护人员。有胎儿宫内窘迫者应及时汇报医护人员，做好剖宫产术前准备。

(3) 医疗护理员应注意患者因瘙痒可能造成的皮肤受损。对重度瘙痒患者，可以采取

预防性的皮肤保护,如建议患者勿留长且尖的指甲或戴柔软的棉质手套。

(4) 医疗护理员可以向患者及家属讲解有关妊娠期肝内胆汁淤积症的知识,尤其是其对胎儿的影响,以引起患者及家属足够的重视,从而积极配合治疗。

第四节　前置胎盘

前置胎盘为妊娠晚期阴道流血最常见的原因,也是妊娠期严重并发症之一。高危因素包括多次流产史、宫腔操作史、产褥感染史、高龄、剖宫产史、多孕产次、孕妇不良生活习惯(如,吸烟或吸毒等)、双胎妊娠、辅助生殖技术受孕、子宫形态异常。

一、前置胎盘的定义及对母儿的影响

(一)定义

妊娠28周以后,胎盘位置低于胎先露部,附着在子宫下段、下缘达到或覆盖宫颈内口称为前置胎盘。

(二)对母儿的影响

前置胎盘容易引起产后出血、植入性胎盘、产褥感染、胎儿宫内窘迫、低出生体重和新生儿死亡。

二、前置胎盘的临床表现

典型症状是妊娠晚期或临产时发生无诱因、无痛性反复阴道出血,偶尔发生于妊娠20周者。孕妇的体征一般情况与出血量、出血速度密切相关,大量出血呈现面色苍白、脉搏细弱、四肢湿冷、血压下降等休克表现;反复出血表现为贫血貌。出血量过多时可导致胎儿宫内窘迫或胎死宫内。

三、前置胎盘的照护方法

(1) 前置胎盘孕妇应保证休息,减少活动与刺激,绝对卧床休息,取左侧卧位,避免妊娠子宫压迫下腔静脉,改善胎盘的血液循环。阴道出血停止后,经过观察和评估,孕妇可适当地进行活动,动作宜慢。

(2) 指导孕妇均衡营养尤其重要,饮食要合理搭配,以高蛋白、高热量、高纤维素、富含铁的食物为主。每天要保证水分的充足摄入。均衡营养不但可以供给孕妇充分的营养,保证胎儿的健康发育,还可以纠正和预防贫血,并且能增强孕妇的免疫力及降低长期卧床而引起的便秘。

(3) 指导孕妇学会自数胎动,每天进行20 min电子胎心监测,判断宫内胎儿的储备能力,监测孕妇生命体征,有异常及时报告医护人员。

(4) 观察孕妇面色、口唇颜色,询问有无头晕情况,以防隐性出血的发生。观察阴道有

无出血,出血的量、颜色,保留会阴垫;如有活动性出血,要及时报告医护人员。要加强巡视,以防止孕妇在熟睡中发生大出血。

(5)孕妇常因出现阴道反复出血的情况而焦虑不安,多有失眠多梦、食欲差、沉默寡言等表现。故要与孕妇多沟通、多交流,鼓励孕妇保持积极乐观的心态,树立治愈的信心。

(6)产后注意保持外阴清洁,消毒外阴,注意观察产妇的体温、脉搏、呼吸,如有异常,立即报告医师。

第五节 胎膜早破

胎膜早破是指胎膜在临产前自然破裂。未足月胎膜早破是早产的主要原因之一,胎膜早破时孕周越小,围产儿预后越差。

一、胎膜早破的分类及对母儿的影响

(一)分类

妊娠达到及超过37周发生者称足月胎膜早破;未达到37周发生者称未足月胎膜早破。

(二)对母儿的影响

胎膜早破会造成感染、胎盘早剥、剖宫产率增加、早产、感染、脐带脱垂和受压、胎肺发育不良及胎儿受压等。

二、胎膜早破的临床表现

典型症状是孕妇突感较多液体自阴道流出,增加腹压时阴道流液量增多。足月胎膜早破时检查触不到前羊膜囊,上推胎儿先露时阴道流液量增多,可见胎脂和胎粪。少量、间断、不能自控的阴道流液需与尿失禁、阴道炎溢液进行鉴别。

三、胎膜早破的照护方法

(1)胎膜早破孕妇要绝对卧床,采取平卧位并抬高臀部,禁止下床走动,避免脐带脱垂,同时可以减少羊水流出速度、防止胎儿因羊水过少而导致宫内缺氧。

(2)在照护孕妇时动作要轻柔,减少对腹部的刺激。及时发现孕妇的生活需要,协助孕妇做好各种生活照护,如洗、进食、穿脱衣服、大小便等。

(3)胎膜早破孕妇易发生宫内感染,需监测孕妇生命体征,若发生孕妇体温升高、脉搏变快、阴道分泌物有异味、子宫敏感性增加等异常情况,须及时报告医护人员。

(4)指导孕妇保持外阴清洁,每日擦洗会阴2次;孕妇在每次大小便后做好会阴护理,使用吸水性好的消毒会阴垫,并且勤换以保持清洁干燥,避免不必要的肛门及阴道检查。

(5)记录破膜时间,若破膜超过12 h,应及时告知医护人员,需预防性使用抗生素预防感染。若使用催产素引产,可协助医护人员记录宫缩间隔时间和持续时长。

(6)向孕妇及其家属讲解胎膜早破的注意事项,减轻或消除孕妇及其家属的紧张和恐惧心理。

第六节 胎盘早剥

妊娠20周后,正常位置的胎盘在胎儿娩出前,部分或全部从子宫壁剥离,称为胎盘早剥,属于妊娠晚期严重并发症,疾病发展迅猛,若处理不及时可危及母儿生命。

一、胎盘早剥对母儿的影响

胎盘早剥对母儿影响极大。剖宫产率、贫血、产后出血率、弥散性血管内凝血发生率均升高。由于胎盘早剥出血引起胎儿急性缺氧,新生儿窒息率、早产率、胎儿宫内死亡率明显升高。更为严重的是,胎盘早剥新生儿还可遗留显著神经系统发育缺陷、智力发育迟缓、脑性麻痹等后遗症。

二、胎盘早剥的临床表现

(一)阴道出血

阴道出血量与疾病严重程度不成正比,易发生贫血甚至休克。

(二)腹痛

多为妊娠晚期突发的持续性剧烈腹痛,伴有或不伴有阴道出血。发生在后壁的剥离,多表现为腰背部疼痛,腹部压痛不明显。

(三)子宫宫缩和子宫压痛

重者子宫呈板状,宫缩间歇期宫体不能松弛。压痛明显,胎位触不清,胎心异常或消失。

三、胎盘早剥的照护方法

(1)有胎盘早剥的高危因素存在时,应警惕胎盘早剥的发生,告知孕妇绝对卧床休息,建议左侧卧位,定期间断吸氧。应密切观察产妇及胎儿情况,及时发现病情变化。对于妊娠中晚期孕妇突发剧烈腹痛,伴有血压下降、面色苍白、大汗淋漓等情况,要高度重视,及时告知医护人员。

(2)发生胎盘早剥如需要抢救,应安慰孕妇和家属,保持镇定,听从医护人员的安排。

(3)产后加强营养,积极纠正贫血,密切观察孕妇生命体征、面色、尿量,注意阴道流血、子宫收缩情况,协助早期识别产后出血。保持会阴清洁、使用消毒垫,防止感染,必要时保留称重,以便评估出血量。

(4)根据孕妇身体情况给予母乳喂养指导,如产后母婴分离,应注意做好乳房护理,保持正常泌乳。

(5) 关注产妇精神状态,在给予生活照护的同时,给予产妇精神安慰。

(6) 向孕产妇及家属宣传预防保健知识,告知妊娠期高血压疾病及慢性肾炎的孕妇,应加强孕期保健,防止外伤,避免性生活,避免长时间仰卧位。

第七节 羊水量异常

正常妊娠时羊水的产生与吸收处于动态平衡中。妊娠前羊水量逐渐增加,妊娠 38 周约 1000 mL,此后羊水量逐渐减少,至妊娠 40 周约 800 mL。若羊水产生和吸收失衡,将导致羊水量异常。羊水量异常不仅可预示潜在的母胎合并症及并发症,可直接危害围产儿安全。

一、羊水量异常的分类

(一) 羊水过多

妊娠期间羊水量超过 2000 mL,称为羊水过多,发生率为 0.5%~1%。羊水量在数日内急剧增多,称为急性羊水过多;在数周内缓慢增多,称为慢性羊水过多。

(二) 羊水过少

妊娠晚期羊水量少于 300 mL 者,称为羊水过少。羊水过少的发生率为 0.4%~4%。羊水过少严重影响围产儿预后,与不良妊娠结局有关。

二、羊水量异常的临床表现

(一) 急性羊水过多

比较少见。多发生在妊娠 20~24 周。羊水迅速增多,子宫于数日内明显增大,因腹压增加而产生一系列压迫症状。孕妇自觉腹部胀痛,行动不便,表情痛苦,呼吸困难,甚至口唇、指(趾)甲床呈青紫色。腹壁皮肤紧绷发亮,严重者皮肤变薄,皮下静脉清晰可见。巨大的子宫压迫下腔静脉,影响静脉回流,出现下肢及外阴部水肿或静脉曲张。子宫明显大于正常妊娠月份。因腹部张力过高,胎位不清,胎心遥远或听不清。

(二) 慢性羊水过多

比较多见,多发生在妊娠晚期。数周内羊水缓慢增多,症状较缓和,孕妇多能适应。孕妇仅感觉腹部增大较快,临床上无明显不适或仅出现轻微压迫症状,如胸闷、气急。孕妇腹壁皮肤发亮、变薄。触诊时感觉子宫张力大,有液体震颤感,胎位不清,胎心遥远。

(三) 羊水过少

临床症状多不典型。多伴有胎儿生长受限,孕妇自我感觉腹部较其他孕妇小。孕妇于胎动时偶感腹部不适,胎盘功能减退时常伴有胎动减少。子宫敏感,轻微刺激易引发宫缩。临产后阵痛明显,且宫缩多不协调,宫口扩张缓慢,产程延长。

三、羊水量异常的照护方法

（1）注意饮食、休息。孕妇宜食用高蛋白、低脂、低盐、低糖饮食，少食多餐。羊水过多者应摄取低钠饮食，多吃蔬菜、水果，保持大便通畅。

（2）及时发现孕妇胎膜早破、胎盘早剥和脐带脱垂的征象，发现异常情况要及时报告医护人员。

（3）指导孕妇尽量卧床休息，采取左侧卧位，抬高下肢，压迫症状明显者可取半卧位。及时巡视，解决好孕妇的需求，协助孕妇做好日常生活护理。

（4）嘱咐孕妇注意孕晚期的自我监测。孕晚期需要每日关注胎动情况，如果胎动减少，则需要及时进行检查。如果感觉短时间内出现呼吸困难、腹部快速增大、影响休息及活动，则需要警惕羊水过多。

（5）鼓励孕妇说出内心的担忧，在倾听过程中予以及时、恰当地反馈，了解孕妇的需求，尽可能予以满足。帮助孕妇积极应对病情的变化，增加孕妇的信心，减轻孕妇的焦虑。必要时可以报告医护人员，提供专业的心理辅导。

第八节 早　　产

早产是指妊娠满28周至不满37足周分娩者。此时娩出的新生儿称早产儿，出生体重多在1000~2499 g，各器官发育尚不够成熟。预防早产是降低围生儿死亡率的重要环节之一。

一、早产的临床表现

主要是子宫收缩，最初为不规则宫缩，常伴有少许阴道血性分泌物或出血。继之可发展为规律有效宫缩，与足月临产相似。

二、早产的照护方法

（1）先兆早产的孕妇反复出现宫缩和阴道出血，首先要绝对卧床休息。对于胎膜早破的孕妇，医疗护理员应注意抬高其臀部，避免发生脐带脱垂。嘱其可以在床上左、右翻身侧睡，尽量以左侧卧位为主。做好会阴护理工作，保持会阴部的清洁干燥。

（2）医疗护理员应指导孕妇进行自我监护。妊娠28周后，应关注胎动计数，教会孕妇正确计数胎动的方法，5 min之内的胎动合并记为1次，1 h合并胎动次数不少于3~5次，若胎动有异常，应及时通知医护人员。胎动频繁或过少均要引起重视。还应注意观察阴道出血量、子宫收缩情况及胎心变化，如果阴道有流血、流液、流血块，或出现心悸、气急、恶心、腹痛、腹胀、腰酸等不适症状时，要主动告知医护人员。

（3）先兆早产的主要治疗为抗感染、抑制宫缩、促胎肺成熟。医疗护理员应了解常用药物的作用和不良反应，协助医护人员观察药物的不良反应，一旦出现立即报告医师。

（4）鼓励产妇摄入高蛋白、高热量、高维生素、易消化富含铁质的食物，尽量避免食用辛辣刺激的食物，少量多餐。同时辅以富含纤维素的新鲜蔬菜、水果，多饮开水，避免因卧床休息、活动量减少、肠蠕动减慢而造成便秘和小便不畅。

（5）长期卧床保胎的孕妇无法下床活动，再加上保胎药物和孕妇本身循环系统的影响，孕妇会感觉燥热难耐。在病情允许的情况下，医疗护理员要帮助孕妇更换床上用品和衣物，并帮助孕妇擦身、洗头，保持床单整洁、舒适。还应与孕妇多沟通交流，主动了解孕妇需求，使孕妇以愉悦的心情接受治疗。

（6）产后如果母婴同室，医疗护理员还应做好早产儿的护理，即出生后立即保暖，加强观察，加强喂养，防止新生儿低血糖、呼吸道综合征及感染的发生。如果产后母婴分离，应注意做好乳房护理，保持正常泌乳。

第九节　产后出血

产后出血是分娩的严重并发症，是我国孕产妇死亡的首要原因。产后出血的发病率为5%～10%。但由于临床上估计的产后出血量往往比实际出血量低，因此产后出血的实际发病率更高。医疗护理员应加强对产妇产后出血的观察。

一、产后出血的定义

产后出血是指胎儿娩出后 24 h 内，阴道分娩者出血量≥500 mL，剖宫产者≥1000 mL，或者失血后伴有低血容量的症状或体征。严重产后出血指胎儿娩出后 24 h 内出血量≥1000 mL。

二、产后出血的临床表现

（一）阴道出血

不同原因所致的产后出血临床表现不同，主要有：
（1）子宫收缩乏力所致出血：表现对胎盘娩出后阴道大量出血，色暗红，子宫软，轮廓不清。
（2）胎盘因素所致出血：多在胎儿娩出数分钟后出现大量阴道流血，色暗红。
（3）软产道裂伤所致出血：多表现为胎儿娩出后立即出现阴道流血，色鲜红。隐匿性软产道损伤时，常伴阴道疼痛或肛门坠胀感，而阴道流血不多。
（4）凝血功能障碍性出血：胎儿娩出后阴道流血呈持续性，且血液不凝。

（二）低血压症状

阴道出血量多时，产妇可出现面色苍白、出冷汗、诉口渴、心慌、头晕，出现脉搏细数、血压下降等低血压甚至休克的临床表现。

三、产后出血的照护方法

（1）产妇回到病房后，医疗护理员应该了解术中或产中是否有出血多或其他异常情况。如果有胎盘粘连、胎盘植入、胎盘残留或其他高危因素（如妊娠期高血压、巨大儿、子宫肌瘤切除术、瘢痕子宫、多胎妊娠等），一定要注意产后出血的发生。

（2）医疗护理员除观察产妇生命体征外，还要观察面色及神志的变化。如果产妇血压下降、脉率升高、面色或眼睑结膜苍白，应及时报告医护人员。

（3）重视产妇的主诉，如口渴、会阴或肛门坠胀、疼痛等。应鼓励产妇多饮水，协助产妇及时排尿。尽早进行母婴接触、早吸吮，促进子宫收缩，减少出血。

（4）产褥期禁止盆浴。医疗护理员应观察恶露的量、颜色、气味、持续时间及会阴伤口情况，保持会阴清洁，做好会阴护理。

（5）正常情况下产后子宫缩复旧成球状，阴道流血少于月经量。如果子宫软，流血量多，及时报告医护人员，并协助记录出血量。所有带血的卫生纸和护理垫都要保留，必要时称重，评估出血量。

（6）保持室内空气清新，指导产妇进食高蛋白、富含维生素饮食。陪伴在产妇身旁，给予安慰、关心，以增加其安全感。

（7）如果需要输血治疗，注意输血反应。如果发现产妇出现寒战、血压下降、皮肤瘙痒等情况应及时报告医护人员。

第十节　围产期抑郁症

围产期抑郁是女性在围产期经历的一项重大精神障碍性疾病，是指女性在妊娠期至产后1年内发生抑郁症，主要表现为无法缓解的情绪低落，不能适应妊娠后的改变，感到无助和被孤立，无法参与社会活动，严重者会表现出自杀或杀害婴儿的行为。医疗护理员应加强对产后抑郁症的了解，帮助产妇积极应对产后容易出现的负性情绪。

一、围产期抑郁症的病因及诱因

围产期抑郁症是多因素共同作用产生的，围产期女性面临着多种风险，体内激素变化、外界环境压力、分娩疼痛等都会影响女性情绪。

（一）激素水平

由于产妇妊娠至分娩过程中体内激素水平，如雌激素、孕激素、皮质醇会产生剧烈波动，而围产期抑郁的发生与激素的波动一致。目前，分娩过后体内雌激素的剧烈减少是围产期抑郁症的首要病因。

（二）社会压力

产妇分娩后，社会角色的转变也会带给其极大的社会和心理压力。刚生育的女性不仅要照顾新生的婴儿，还要承担相应的家庭、社会责任（如照顾年长的孩子和外出工作），这些会在很大程度上增加孕产妇的心理负担。

（三）其他

分娩疼痛是女性围产期的巨大挑战，极大地影响着产妇的情绪和精神。

二、围产期抑郁症的发生概况

(1) 孕产妇已被国家卫生健康委员会列为抑郁症防治的重点人群。

(2) 孕产期抑郁与孕产妇生活质量呈负相关特性,影响孕产妇及其子代的身心健康状态。过度抑郁和精神紧张会导致大脑皮层与内脏的平衡失调,循环系统功能紊乱,造成睡眠、饮食等障碍;而持续的孕期抑郁容易引起多种妊娠并发症,影响分娩结局如产后出血、产程延长、难产、剖宫产率和新生儿监护率增加等。

三、围产期抑郁症的照护

(1) 构建良好的信任关系,医疗护理员首先必须尊重孕产妇的决定,沟通时宜主动、亲切、热情、真诚、有耐心,应用保护性、礼貌性和安慰性语言。

(2) 提供温馨舒适的休养环境,让孕产妇觉得放松、安全,可以适当播放轻柔舒缓的音乐,有利于放松心情,保证孕产妇充足的休息。

(3) 合理安排饮食,保证营养的摄入。

(4) 产后协助产妇完成日常生活,鼓励、协助母乳喂养,帮助产妇学会自我护理、婴儿护理和母乳喂养的技能。

(5) 健康支持:知识缺乏会诱发甚至加重围产期抑郁的发生。医疗护理员应积极主动地与孕产妇沟通交流,使其了解孕产期身体和心理的变化、产后恢复知识及母亲角色准备。同时也要让孕产妇家庭的其他成员关心、理解、支持孕产妇的想法和行为,使其获得安全感,保持情绪稳定。

(6) 技能支持:医疗护理员要有扎实的护理技能水平,一方面提高孕产妇和婴儿的照护能力,另一方面能够赢得孕产妇的信任,解除其思想顾虑。

(7) 心理疏导:医疗护理员要用温和、接受的态度,鼓励孕产妇宣泄和抒发自身的感受,耐心倾听孕产妇诉说感受和困难,做好针对性的疏导和安慰。鼓励孕产妇使其增加自信心和应对能力。同时鼓励和指导家庭成员多倾听孕产妇诉述、在情感上给予理解、支持和表扬。

(8) 防止意外发生:做好安全防护,消除其生活环境中的不安全因素,评估孕产妇睡眠情况,及时发现其异常的情绪和行为,避免自伤、自杀等情况发生。

参 考 文 献

[1] 王琪,李平,张卫社.妊娠期高血压疾病的管理进展[J].实用妇产科杂志,2023,39(10):756-759.
[2] 李劲,庹焱.医疗护理员规范化培训教程[M].上海:上海交通大学出版社,2023.
[3] 安力彬,陆虹.妇产科学[M].北京:人民卫生出版社,2020.
[4] 秦煜,余雨枫,邹子翔,等.妊娠期糖尿病患者产前血糖管理的证据总结[J].中国护理管理,2023,23(3):444-449.
[5] 李晶,田海涛,王鸿燕,等.《2018欧洲心脏病学会妊娠期心血管疾病管理指南》妊娠期高血压疾病解读[J].转化医学杂志,2020,9(1):53-56.
[6] 杨莘,崔春暖,张琳琪,等.医疗护理员[M].北京:人民卫生出版社,2022.
[7] 周进,冯善武.围产期抑郁的研究进展[J].临床麻醉学杂志,2023,39(8):876-880.

第十五章　新生儿日常照护

新生儿期是指胎儿娩出脐带结扎至出生后的28天。新生儿期是一生中最重要的发展阶段之一,此期新生儿脱离母体独立生存,体内外环境发生根本性变化,由于其生理调节和适应能力尚不成熟,体温维持不够稳定,不仅发病率高,死亡率也高,尤以新生儿早期为高。此外,分娩过程中的损伤、感染延续存在,先天畸形也常在此期表现,因此,医疗护理员应加强新生儿日常照护,如保温、喂养、清洁卫生、消毒隔离等,为其一生的健康和发展奠定基础。

【学习目标】

1．识记
(1) 准确复述新生儿日常照护的目的。
(2) 复述新生儿常见的特殊生理状态。

2．理解
(1) 理解新生儿的生理特点。
(2) 复述新生儿日常照护的护理要点。

3．应用
(1) 正确给予产妇关于新生儿生理特点的观察和指导。
(2) 对新生儿实施恰当的日常照护。

第一节　新生儿的生理特点

新生儿期是胎儿的延续,又是人类发育的基础阶段,新生儿需完成多方面的生理调整以适应母体复杂多变的生活环境。医疗护理员应充分认识正常新生儿的生理特点,给予及时正确的护理。

一、正常新生儿的生理特点

正常新生儿是指正常足月新生儿,即37周≤胎龄<42周,出生体重≥2500 g、<4000 g,无畸形或疾病的活产新生儿。正常足月儿生理特点如下:

(一) 外观特点

皮肤红润,皮下脂肪丰满,头大,头发条纹清晰,耳壳软骨发育好,男婴睾丸已降到阴囊,女婴大阴唇遮盖小阴唇,指(趾)甲达到或超过指(趾)端,足纹遍及足底。

(二)呼吸系统

新生儿出生后约 10 s 出现呼吸运动,呈现腹式呼吸。新生儿呼吸频率较快,安静时 40 次/min 左右,超过 60 次/min 称呼吸急促,常由呼吸系统或其他系统疾病引起。新生儿呼吸道狭窄,黏膜薄嫩,纤毛运动差,容易导致气道阻塞、感染、呼吸困难,甚至拒绝吸吮母乳。

(三)循环系统

新生儿出生后血流动力学发生重大变化,完成胎儿循环向成人循环的转变。新生儿心率波动范围较大,通常 90～160 次/min。足月新生儿平均血压为 75/50 mmHg。

(四)消化系统

新生儿胃容量较小,肠道容量相对较大,胃肠蠕动较快以适应流质食物的消化;新生儿吞咽功能完善,胃呈水平位,胃贲门括约肌不发达,吸吮母乳后易发生溢乳。新生儿消化道可分泌消化酶(除胰淀粉酶外),因此,新生儿消化蛋白质的能力较强,消化淀粉的能力相对较差。胎便由胎儿肠道分泌物、胆汁及咽下的羊水组成,呈糊状,墨绿色。足月儿 24 h 内排胎便,2～3 天排完,如果出生后 24 h 不排胎便,应排除肛门闭锁或其他消化道畸形。

(五)血液系统

新生儿出生时血液中细胞数较高。由于胎儿血红蛋白对氧有较强的亲和力,不易将氧释放到组织,所以新生儿缺氧时发绀不明显。医疗护理员应注意观察新生儿的氧饱和度,出现异常情况应及时报告医护人员。由于胎儿肝脏维生素 K 储存量少,凝血因子活性低,故出生后常规注射维生素 K_1。

(六)泌尿系统

新生儿肾单位数量与成人相似,肾小球滤过、浓缩功能较成人低,容易发生水电解质紊乱。新生儿输尿管较长,弯曲度大,容易受压或扭转,发生尿潴留或泌尿道感染。新生儿一般在出生后 24 h 内排尿,一周内排尿可达 20 次/天。出生前几日的尿放置可有褐色沉淀是由于尿中含尿酸盐较多所致。女婴尿道短,仅 1 cm,且接近肛门,易发生细菌感染,而男婴尿道虽长但多有包茎、积垢后也可引起上行感染。医疗护理员应注意观察新生儿会阴部的清洁情况。

(七)神经系统

新生儿大脑皮质及锥体束尚未发育成熟,故新生儿动作慢而不协调,肌张力稍高,哭闹时可有肌强直;大脑皮质兴奋性低,睡眠时间长;眼肌活动不协调,对明暗有感觉,具有凝视和追视能力,有角膜反射及视听反射;味觉、触觉、温觉较灵敏,痛觉、嗅觉、听觉较迟钝。新生儿出生时具备多种暂时性的原始反射,如吸吮反射、觅食反射、握持反射、拥抱反射等,出生后数月自然消失。若上述反射减弱或消失,或数月后仍然不消失,提示神经系统或者其他异常。足月新生儿腹壁反射、提睾反射不稳定。

(八)免疫系统

新生儿免疫功能不完善。免疫球蛋白 IgG 可以通过胎盘到胎儿体内,而 IgM 和 IgA 不能通过胎盘,故新生儿容易患细菌感染,尤其是革兰氏阴性杆菌感染。母乳含较高免疫球蛋白 IgA,应提倡母乳喂养,提高新生儿抵抗力。T 细胞免疫功能低下是新生儿免疫应答无能的主要原因。随着出生后不断接触抗原,T 细胞功能逐渐成熟。

(九)体温调节

新生儿体温调节中枢发育不完善,皮下脂肪薄,体表面积相对较大,易散热,体温易随外环境温度的变化而波动。新生儿无寒战反应,寒冷时靠棕色脂肪化学产热。新生儿出生后的环境温度低于宫内温度,散热增加,需及时保暖,否则容易出现低体温、低氧血症、低血糖和代谢性酸中毒或寒冷损伤。新生儿正常体表温度为 36～36.5 ℃,直肠(核心)温度 36.5～37.5 ℃,体温过高见于室温高、保暖过度或脱水;体温低见于室温较低、早产儿、感染等。

二、正常新生儿的日常照护

(一)呼吸道管理

保持新生儿舒适体位,如仰卧时避免颈部前屈或过度后仰,俯卧时头偏向一侧。医疗护理员应专人看护,经常检查鼻孔是否通畅,清除鼻孔内分泌物,避免物品阻挡新生儿口鼻腔或按压其胸部。

(二)注意保暖

新生儿出生后应立即擦干身体,用温暖的毛巾包裹,以减少辐射、对流及蒸发热,并应因地制宜采取不同的保暖措施。保暖方法有戴帽、母体胸前怀抱、母亲"袋鼠"式怀抱,应用婴儿暖箱和远红外辐射床等。此外,接触新生儿的手和物品应保持温暖。新生儿室应安置在阳光充足、空气流通的朝南区域。室内最好备有空调和空气净化设备。保持室温在 22～24 ℃、相对湿度在 55%～65%。

(三)预防感染

医疗护理员应严格执行消毒隔离制度,接触新生儿前后勤洗手,做好手卫生,避免交叉感染。医护人员和家属患感染性疾病时应避免接触新生儿,以防交叉感染。

(四)合理喂养

新生儿喂养方法有纯母乳喂养、人工喂养和混合喂养。鼓励母乳喂养。正常足月儿在生后即刻开始母乳喂养,以促进乳汁分泌。

(1) 纯母乳喂养:除了使用母乳外不添加任何食物和饮料,包括水(除药物、维生素、矿物质滴剂外)。

(2) 人工喂养:指由于各种原因不能进行母乳喂养,选用配方奶或其他乳制品(如牛奶、羊奶和马奶等)完全替代母乳的喂养方法,人工喂养时注意奶头、奶孔大小的选择,避免呛奶发生。

(3) 混合喂养:混合喂养又称部分母乳喂养,当母乳不足不能纠正时,可以用母乳与配方奶、牛乳、羊乳等同时喂养新生儿。

每次喂奶后均需拍嗝,让其嗝出咽下的空气,然后取侧卧位,以防溢奶而引起窒息。

三、新生儿特殊的生理现象

(一) 生理性体重下降

新生儿初生数日内,因丢失水分较多及胎粪排出,出现体重下降,但一般不超过10%,生后10天左右恢复到出生时体重。

(二) 生理性黄疸

足月新生儿出生后2~3天出现皮肤、黏膜发黄称生理性黄疸,持续4~10天消退,最迟不超过2周。

(三) 皮肤特殊表现

(1) 胎脂:新生儿出生时,皮肤上覆盖一层灰白色胎脂,有保护皮肤免受感染和保暖作用。

(2) 新生儿红斑:新生儿出生后1~2天,头部、躯干、四肢常出现大小不等的多形性丘疹,称新生儿红斑,1~2天消失。

(3) 粟粒疹:由于皮脂腺堆积,鼻尖、鼻翼、颜面部形成小米粒大小黄白色皮疹,称粟粒疹,脱皮后自然消失。

(四) 口腔特殊表现

(1) "马牙":新生儿上腭中线和齿龈切缘上常有黄白色小斑点,俗称"马牙",系上皮细胞堆积或黏液腺分泌物积留所致,于生后数周至数月自行消失。

(2) "螳螂嘴":新生儿面颊部有脂肪垫,俗称"螳螂嘴",对吸乳有利,不应挑割,以免发生感染。

(五) 乳腺肿大和假月经

由于胎儿在母体内受胎盘分泌的雌激素、孕激素和催乳素的影响,出生后雌激素和孕激素很快消失,催乳素维持时间长,男女新生儿出生后4~7天可有乳腺增大,蚕豆或者核桃大小,部分可以挤出少量乳汁,2~3周后自行消失。部分女婴出生后5~7天,阴道可有少量血性分泌物,持续1周自然消失。

四、新生儿特殊生理现象的日常照护

（1）新生儿皮肤柔嫩,角质层薄而富于血管,局部防御能力差,易受损伤,再加之免疫功能不足,皮肤黏膜屏障功能较差,常受到各种因素的影响,易患各种皮肤病。这就要求医疗护理员对新生儿的皮肤、黏膜进行细心地观察,出现异常情况及时报告医护人员。

（2）胎脂因其有保护作用,一般不主张出生后即给新生儿洗澡,因为容易造成新生儿低体温,可推迟24 h以后进行。

（3）观察黄疸情况。医疗护理员应注意观察皮肤黏膜、巩膜的色泽。如果新生儿出现拒食、嗜睡、肌张力减退等胆红素脑病的早期表现,应立即通知医护人员。

（4）观察大小便次数、量及性质。

（5）口腔的特殊生理现象,医疗护理员应注意观察,一般情况下无须特殊处理。

（6）乳腺肿大切忌挤压,以免引起乳腺组织发炎。

第二节　新生儿生长发育

生长发育,不论总的速度或各器官、系统的发育顺序,都遵循一定的规律。体格发育是新生儿发育过程中的重要组成部分,神经系统发育和感知觉的发育是新生儿成长过程中是否偏移正常的评估内容。医疗护理员应了解新生儿生长发育的里程碑,协助医护人员正确评估新生儿的生长发育情况。

一、新生儿分类

（一）根据出生时胎龄分类

（1）足月儿:指胎龄满37周至未满42周(260～293天)的新生儿。

（2）早产儿:指胎龄满28周至未满37周(196～259天)的新生儿。

（3）过期产儿:指胎龄超过42周(294天)以上的新生儿。

（二）根据出生体重分类

（1）正常出生体重儿:指出生体重为2500～4000 g的新生儿。

（2）低出生体重儿:指出生体重不足2500 g者。其中体重不足1500 g者称极低出生体重儿,体重不足1000 g者称超低出生体重儿。低出生体重儿一般为早产儿和小于胎龄儿。

（3）巨大儿:指出生体重超过4000 g者。

二、新生儿体格发育

体格发育是新生儿生长发育中的一个重要组成部分。一般常用的指标为体重、身长、头围,必要时测量胸围和腹围,用于判断新生儿的成熟度和营养状态。新生儿出生体重与胎

次、胎龄、性别及宫内营养状况有关。平均男婴出生体重为 3.3 kg，女婴为 3.2 kg。新生儿出生时平均身长 50 cm，头围平均 33~34 cm，胸围平均 32 cm。新生儿出生后至第 28 天，整个新生儿期体重平均每天增加 25~30 g。

（一）体重测量

正常新生儿出生体重平均约为 3 kg。出生后数天内，由于水分丢失较多及胎粪排出，出现暂时性体重下降或称生理性体重下降，在生后 3~4 日达最低点，以后逐渐回升，至出生后第 7~10 日应恢复到出生时的体重。出生后及时合理喂养，可减轻或避免生理性体重下降的发生。

（二）身长测量

准确测量身长需要有效固定的测量工具，新生儿保持仰卧位，头部接触固定的挡板，躯体和双腿尽量伸展，保持平直，记录结果。

（三）头围测量

头围是指经眉弓上方、枕后结节绕头一周的长度。出生时头围平均为 34 cm，头围反映脑和颅骨的发育程度。头围过小提示小头畸形、脑发育不良；头围过大或增长过快提示脑积水、脑肿瘤。

（四）胸围测量

新生儿仰卧位时环绕乳头进行测量。足月新生儿胸围出生时胸围比头围小 1~2 cm，胸围反映胸廓、胸背肌肉、皮下脂肪及肺的发育程度。

三、新生儿神经发育

在胎儿期，神经系统的发育领先于其他各系统，新生儿脑重已达成人脑重的 25% 左右，此时神经细胞数目已与成人接近，但其树突与轴突少且短。出生后脑重量的增加主要是神经细胞体积增大和树突的增多、加长，以及神经髓鞘的形成和发育。神经髓鞘的形成和发育约在 4 岁完成。初生时婴儿即具有觅食、吸吮、握持、拥抱等先天性反射，这些反射会随年龄增长而消失，否则会影响动作发育。2 岁以下儿童巴宾斯基征阳性亦可为生理现象。

四、新生儿视觉发育

新生儿已有视觉感应功能，瞳孔有对光反应，但因视网膜视黄斑区发育不全和眼外肌协调较差，视觉不敏锐，只有在 15~20 cm 内视觉才最清晰，在清醒和安静状态下可短暂注视和追随近处缓慢移动的物体；由于对晶状体形状的调节功能和眼外肌反馈系统发育不成熟，不少新生儿可出现一时性斜视和眼球震颤，3~4 周内自动消失。

五、新生儿听觉发育

出生时因鼓室无空气,听力较差,但可辨认母亲的心音及其节奏;出生3~7天后听力已良好,50~90 dB的声音可引起呼吸节律改变;3~4个月时头可转向声源(定向反应),听到悦耳声时会微笑;6个月时能区别父母声音,唤其名有应答表示,能对发声的玩具感兴趣;7~9个月时能确定声源,区别语言的意义;13~16个月可寻找不同响度的声源;2岁时能听懂简单命令;4岁时听觉发育已经完善。听感知发育与语言发育直接相关,听力障碍如不能在语言发育的关键期内(6个月内)得到确诊和干预,则可因聋致哑。

六、新生儿味觉和嗅觉发育

出生时味觉发育已很完善。新生儿对不同味道,如甜、酸、苦、咸等可产生不同的面部表情;4~5个月的婴儿对食物味道的轻微改变已很敏感,喜欢原味食物,此时是婴儿"味觉发育关键期",应适时添加各类换乳期食物。出生时嗅觉发育已成熟。生后1~2周的新生儿已可辨别母亲和他人的气味,3~4个月时能区别愉快和不愉快的气味,7~8个月开始对芳香气味有反应,2岁左右能很好地辨别各种气味。

七、新生儿皮肤感觉

皮肤感觉包括触觉、痛觉、温度觉和深感觉。触觉是引起某些反射的基础,新生儿触觉已很灵敏,尤以眼周、手掌、足底等部位最为敏感,触之即有瞬目、张口、缩回手足等反应,而前臂、大腿、躯干部触觉则较迟钝。新生儿已有痛觉,但较迟钝,疼痛刺激后出现泛化的现象,第2个月起才逐渐改善。新生儿温度觉很灵敏,冷的刺激比热的刺激更能引起明显的反应,例如,出生时离开母体环境或温度骤降就啼哭。

八、新生儿知觉发育

知觉为人对事物各种属性的综合反映。知觉的发育与听、视、触等感觉的发育密切相关。出生后5~6个月的婴儿已有手眼协调动作,通过看、摸、闻、咬、敲击等逐步了解物体各方面的属性,其后随着语言的发展,知觉开始在语言的调节下进行。

九、体重测量

监测新生儿体重变化,及时了解体重增长情况。

(一)目的

正确测量新生儿体重。

（二）操作规程

表 15.2.1　新生儿体重测量操作规程

项　目	操　作　规　程
操作前准备	1. 医疗护理员准备：着装整洁，洗净双手（剪指甲），戴口罩 2. 新生儿准备：评估新生儿一般情况，了解上次体重情况 3. 用物准备：电子婴儿秤 4. 环境准备：温度、湿度适宜，光线充足
操作方法与程序	1. 校对体重秤，并将体重秤归零 2. 将新生儿松散包被，冬季应脱去外衣，称重后适当减去衣服重量 3. 将新生儿平稳地放置于体重秤上 4. 待数据平稳后读数 5. 整理新生儿衣被，安置舒适体位 6. 整理用物、洗手、记录
效果评价	操作熟练、动作轻柔、注意保暖

（三）注意事项

防止新生儿跌落，确保新生儿安全。

十、身长测量

监测新生儿身长变化，及时了解身长增长情况。

（一）目的

正确测量新生儿身长。

（二）操作规程

表 15.2.2　新生儿身长测量操作规程

项　目	操　作　规　程
操作前准备	1. 医疗护理员准备：着装整洁，洗净双手（剪指甲），戴口罩 2. 新生儿准备：评估新生儿一般情况，了解上次身长情况 3. 用物准备：电子婴儿秤（可测身长） 4. 环境准备：温度、湿度适宜，光线充足
操作方法与程序	1. 新生儿取仰卧位，将头部轻贴在两板的顶端 2. 一手按住新生儿双膝，使双腿伸直，一手移动主板，接触两足底 3. 查看刻度，准确记录身长厘米数，精确到 0.1 cm 4. 整理新生儿衣被，安置舒适体位 5. 整理用物、洗手、记录
效果评价	操作熟练、动作轻柔

（三）注意事项

防止新生儿跌落,确保新生儿安全。

第三节　新生儿日常照护

在新生儿的日常照护中,涵盖了新生儿的居室环境、穿衣、睡眠、抱姿、五官照护、脐部照护、臀部照护和抚触等关键环节。医疗护理员深刻理解和熟练掌握这些护理环节的知识与技能,对于确保新生儿健康成长而言,是至关重要的。

一、新生儿居室环境

（一）新生儿室的环境要求

（1）整体外观:新生儿室无论从家具、颜色搭配和灯光来说都应完全是家庭的感觉,灯要配有调暗的旋钮。

（2）新生儿室环境温度、湿度:新生儿室内温度保持在22～24 ℃,室内的湿度保持在55%～65%。可在室内放置温湿度计,可根据温、湿度的变化随时调节。

（3）新生儿室的灯光:将环境光照强度控制在10～600 lx(勒克斯)之间,并尽量采用渐进式照明方式,避免光线突然变化给新生儿带来的眼部刺激。白天采用自然光线避免强光直射,夜晚操作时使用床头壁灯,光线要根据新生儿的个体发育情况进行调整,确保光线不直接照在新生儿的脸上。

（4）新生儿室的声音:室内的声音不应超过60 dB,护理操作集中进行,为新生儿创造和保持一种安静、祥和的环境。周围使用吸音材料,使环境的背景音量控制在最小。

（5）视觉:谨慎选择新生儿暖箱和小床周围新生儿可视区域内的物品。应尽量避免在小床或暖箱壁上挂很多复杂图案的玩具,也不要让新生儿的视觉空间充满了仪器设备。

（6）嗅觉:新生儿躺在小床或暖箱中时要处于熟悉的、舒适的嗅觉环境。移去新生儿照护区域所有有毒、有害以及不舒适的味道(譬如香水、尼古丁、发胶的味道等)。

（二）不良的环境刺激对新生儿的影响

（1）强光作为应激源可导致机体出现应激反应,导致新生儿出现呼吸不规则、心跳呼吸频率加快、呼吸暂停、体重增长不理想等状态。

（2）新生儿比胎儿暴露在更多的高频声音下。噪音会干扰新生儿的睡眠,增加其心率,导致其周围血管收缩;突发的噪音可导致新生儿血氧饱和度降低、哭泣、烦躁、颅内压升高、生长激素水平降低等。

（3）新生儿室内消毒水、酒精、橡胶手套或者工作人员身上的香水等气味,会引起新生儿的嗅觉刺激,新生儿可能为了避开这样的刺激而表现出心跳加速及呼吸的改变。

二、新生儿衣着

(一) 新生儿穿衣

新生儿穿衣要根据新生儿自己对环境温度的感知来确定。熟练掌握新生儿穿衣服的步骤,掌握判断新生儿衣服是否适宜的方法,使新生儿舒适。

1. 目的

熟练地为新生儿穿衣,使新生儿舒适。

2. 操作规程

表 15.3.1 新生儿穿衣操作规程

项 目	操 作 规 程
操作前准备	1. 医疗护理员准备:着装整洁,洗净双手(剪指甲),戴口罩。 2. 新生儿准备:评估新生儿一般情况及皮肤情况 3. 用物准备:干净的上衣 4. 环境准备:温度、湿度适宜,关闭门窗,维持室温在 26～28 ℃
操作方法与程序	1. 将袖口收捏在一起,把新生儿的右手臂递伸到衣袖中,将穿好的一侧衣服捋平,左手托起新生儿将衣服塞入后背部,然后将新生儿向右侧躺,依照穿右侧衣袖的方法穿左侧衣袖,将新生儿的衣服捋平后,将系带系于腹部或腋下 2. 整理新生儿衣被,安置舒适体位 3. 洗手
效果评价	操作熟练、动作轻柔,注意保暖

3. 注意事项

(1) 穿衣袖时一定要将新生儿的小手握在手中,防止误伤。

(2) 动作轻柔,顺应其肢体的弯曲和活动方向,不能生拉硬拽,以免造成不必要的伤害。

(3) 新生儿的衣服要随着环境温度的高低而增减,以不出汗为宜。

(二) 新生儿包裹

新生儿神经系统发育还不够完善,若受到外来声音、摇动刺激后,易发生全身惊跳反射,睡觉时易惊醒,影响正常睡眠。对于刚出生的新生儿来讲,被柔软的小包被舒服地包裹起来,似乎回到了妈妈的子宫里,感到很安全,表现得更恬静。

1. 目的

应用正确的包裹方法使新生儿安全及舒适。

2. 操作规程

表 15.3.2　新生儿包裹操作规程

项　目	操　作　规　程
操作前准备	1. 医疗护理员准备：着装整洁，洗净双手（剪指甲），戴口罩 2. 新生儿准备：评估新生儿一般情况及皮肤情况 3. 用物准备：新生儿包被 4. 环境准备：温度、湿度适宜，关闭门窗，维持室温在 26～28 ℃
操作方法与程序	1. 平放一包被，使之呈菱形的形状 2. 叠起上角，将新生儿放在包被的顶部，使其肩膀刚好与折角齐平，让新生儿的左臂伸直，将左侧毯子塞入其右臂与躯干之间，反折被角下缘，兜住下肢，确保其下肢有一定的活动空间，让新生儿的右臂伸直，并将毯子右侧包裹覆盖在躯干上 3. 整理新生儿衣被、再次评估，确保包裹松紧合适（并拢 2～3 根手指较为轻松地插入襁褓与新生儿的躯体之间） 4. 洗手
效果评价	操作熟练、动作轻柔，注意保暖

3. 注意事项

（1）包被边缘避免有线头。

（2）包裹的松紧度适宜，包被外面不宜用约束带捆绑，这样不利于新生儿四肢自由活动，影响生长发育。

（3）新生儿的下肢呈自然屈曲状态，不要强行拉直，以免影响其骨骼发育。

（4）季节和室温的不同，包裹方法也应不同；外出时，要注意新生儿头颈部保暖。

码 15.3.1　新生儿穿衣及包裹技术

三、新生儿睡眠

睡眠是生命中的一个重要生理过程，人的一生中有 1/3 的时间在睡眠中度过。新生儿总睡眠时间在各期儿童中最长，每天 16～20 h，昼夜睡眠时间基本相等，这些睡眠均匀分布在 6～7 个睡眠—觉醒周期，高质量睡眠有助于新生儿的体格生长。

（一）睡眠准备

（1）优化环境建设，减少人员走动，降低电子产品音量，轻声开门、关门。

（2）新生儿房间的室温应保持在 22～24 ℃，寒冷的冬季要注意保暖，夏季则应注意通风和降温。湿度应保持在 55%～65%。

（3）保持房间内阳光充足，但要避免强光直射新生儿面部。夜间睡眠时尽量营造一个光线柔和而安静的环境。

（4）注重新生儿的体位护理,密切监测新生儿的呼吸情况,根据其呼吸频率及时调整体位,保持其呼吸顺畅。

（5）掌握新生儿当前的身心状态,给予相应的抚触、按摩,增强睡眠效果。

（6）在新生儿室播放舒缓、助眠的音乐,促使其身心放松,改善其身心状态,发挥助眠作用。

（二）注意事项、异常情况及处理

（1）新生儿的睡眠是深度睡眠与浅睡眠相互交替的,年龄越小,浅睡眠时间相对越长。新生儿在浅睡眠期有各种动作,如睁眼、吸吮、翻身、啼哭,有时还会抬头张望,但这些动作大多是无意义的。所以,不要因为有一点动静就给予新生儿过多的护理或关照,过多的呵护反而会打扰新生儿的正常睡眠,不利于新生儿的正常生理发育。

（2）由于新生儿大脑功能的发育还不完善,对白天和黑夜没概念,会出现日夜颠倒的现象。夜间入睡时不宜通宵开灯,要给新生儿养成白天清醒、夜间睡觉的生活习惯。

四、新生儿抱姿

新生儿抱姿包括手托法、腕抱法和飞机抱。抱起新生儿时要确保安全,尤其是颈部还不能自己挺起来,因此一定要注意保护。手托法、腕抱法比较适合新生儿,飞机抱可安抚肠绞痛的新生儿。

（一）目的

满足新生儿的需求,让新生儿感觉舒适、安全。

（二）操作规程

表 15.3.3　新生儿抱姿操作规程

项　目	操　作　规　程
操作前准备	1. 医疗护理员准备：着装整洁,洗净双手(剪指甲),戴口罩 2. 新生儿准备：评估并辨识出新生儿的需求 3. 环境准备：温度、湿度适宜,关闭门窗
操作方法与程序	1. 手托法：一只手轻轻托住新生儿头颈部,支撑其头部。稳定住新生儿的头部后,将另一只手从对侧伸到新生儿的臀部下面,托住新生儿的整个臀部,轻轻地抬高,让其靠近身体抱住 2. 腕抱法：新生儿头颈部放在左臂上,肘部护着新生儿的头,左腕和左手护住其背和腰部,右小臂从新生儿身上伸过,护着新生儿的腿部,右手托着新生儿的臀部和腰部 3. 飞机抱：用前臂挽住宝宝胸部和头部,确保孩子的脸朝外,手臂支撑住其头颈部；用另一只手轻拍或安抚宝宝的背部 4. 整理新生儿衣被,安置舒适体位,洗手
效果评价	操作熟练、动作轻柔,注意保暖

（三）注意事项

（1）新生儿抱姿不当，容易导致其脊柱受到损害，在抱新生宝宝时要横着抱，不宜竖抱。如果需要竖抱新生儿，用一手托住颈部，另一手托住其臀部，确保安全。

（2）新生儿的胃呈水平位，胃贲门括约肌不发达，哺乳后如果将新生儿抱在怀中逗玩，易发生溢乳。

（3）不要以摇晃的方式哄新生儿睡觉，新生儿的头部特别脆弱，组织的发育也不完全，轻微的晃动可能会给他们带来严重的伤害，如脑损伤或脑出血的发生。

码 15.3.2　新生儿抱姿技术

五、新生儿五官照护

（一）新生儿口腔护理

口腔护理是指用生理盐水对舌、腭、颊等部位的清洁和保护，是新生儿护理工作的重要环节，良好的口腔护理可以保持口腔清洁，预防感染，保持新生儿舒适。

1. 目的

使口腔清洁、湿润，预防口腔感染及其他并发症。

2. 操作规程

表 15.3.4　新生儿口腔护理操作规程

项　目	操　作　规　程
操作前准备	1. 医疗护理员准备：着装整洁，洗净双手（剪指甲），戴口罩 2. 新生儿准备：评估新生儿口腔情况，查看其有无分泌物或口腔炎症 3. 用物准备：生理盐水、棉签、小毛巾 4. 环境准备：温度、湿度适宜，光线充足，维持室温在 26～28 ℃
操作方法与程序	1. 摆放体位：将新生儿头偏向一侧，颌下垫小毛巾，防止沾湿衣服 2. 清洁口腔： 　（1）用棉签蘸取生理盐水湿润口唇 　（2）用一手拇指与食指轻捏新生儿两颊或下颌使其张口，另一手用棉签蘸取生理盐水依次擦拭口腔内两侧颊部、上颚、齿龈内面、齿龈外面、舌面，每擦一个部位都要更换一个新的棉签 　（3）观察新生儿口腔情况，查看有无分泌物或口腔炎症，如有异常及时报告医师和护士，遵医嘱用药 3. 清洁脸部，整理床单位，安置舒适体位 4. 整理用物，洗手

续表

项 目	操 作 规 程
效果评价	1. 操作熟练、动作轻柔 2. 准确、安全

3．注意事项

（1）擦洗一个部位需更换一个棉签。棉签蘸取生理盐水不能过湿，防止水误入气管导致呛咳。

（2）注意勿触及咽部以免引起恶心。

（3）擦拭过程中要仔细观察其口腔情况，如果发现新生儿口腔黏膜异常（如，口腔溃疡、鹅口疮、疱疹性口炎等），应及时汇报医护人员。

（4）切忌擦拭、挑剔新生儿马牙，防止口腔糜烂引起感染。

（5）操作前后认真检查棉签的完整性，并检查口腔内有无遗留物。

（二）新生儿眼部护理

眼部护理是指为新生儿清洁眼睑、眼周，及时发现异常分泌物并处理，预防感染。

1．目的

使新生儿眼部清洁，预防感染及其他并发症。

2．操作规程

表 15.3.5　新生儿眼部护理操作规程

项 目	操 作 规 程
操作前准备	1. 医疗护理员准备：着装整洁，洗净双手（剪指甲），戴口罩 2. 新生儿准备：评估新生儿眼部情况，查看有无红肿或分泌物 3. 用物准备：生理盐水、棉签、治疗药物 4. 环境准备：温度、湿度适宜，光线充足，维持室温在 26～28 ℃
操作方法与程序	1. 一手固定新生儿头部，另一手用棉签蘸取生理盐水从眼内眦向外眦清洁 2. 观察新生儿的眼部情况，查看有无红肿或分泌物，如有异常及时报告医师和护士 3. 根据医嘱，按时准确用药。将新生儿头偏向患侧，一手拇指和食指将上下眼睑轻轻分开，另一手持眼药水滴入眼睑内；松开眼睑，让药液充分分布于结膜囊内 4. 整理新生儿衣被，安置舒适体位 5. 整理用物、洗手、记录
效果评价	1. 操作熟练、动作轻柔 2. 准确、安全

3．注意事项

（1）眼部护理前必须做好手卫生，预防感染。

（2）用药前应检查药液有效期，查看有无浑浊、沉淀、变色等。

（3）用药后按住鼻梁根部的泪囊处 1～2 min 可以减少药液经鼻泪管被黏膜吸收引起不良反应。

(4) 如为单侧眼有炎症,先清洁健侧眼部,再清洁患侧眼部,防止交叉感染。

(5) 滴眼药水时防止瓶口接触睫毛或眼睑,造成药物污染,防止瓶口划伤眼睛。

(三) 新生儿耳部护理

新生儿耳郭软硬程度根据其成熟度而各有不同,咽鼓管比较短、宽,且呈水平位,流入污水后容易引发炎症感染。此外,新生儿在初生几天内,耳道内仍有少量羊水残留,因此需要做好耳部护理。

1. 目的

保持耳部清洁干燥,预防耳部感染及其他并发症。

2. 操作规程

表 15.3.6　新生儿耳部护理操作规程

项　目	操　作　规　程
操作前准备	1. 医疗护理员准备:着装整洁,洗净双手(剪指甲),戴口罩 2. 新生儿准备:评估新生儿的耳部情况,查看有无分泌物堵塞 3. 用物准备:棉签、棉球、生理盐水 4. 环境准备:温度、湿度适宜,光线充足,维持室温在 26～28 ℃
操作方法与程序	1. 耳郭周围皮肤护理:用棉签蘸取无菌生理盐水擦拭即可,胎脂较厚时可用棉签蘸石蜡油擦拭清洁 2. 外耳道护理:如果新生儿的耳垢掉到了外耳道,可以用棉签将其擦拭出来;稀状耳垢可以蘸取无菌生理盐水擦拭 3. 耳部给药:将新生儿侧卧,将耳部朝上,用无菌棉签轻擦外耳道分泌物,禁止将棉签伸入内耳道。然后一手牵引耳郭,一手以滴瓶或滴管将药液滴入耳道后壁,轻压耳屏,使药液沿耳道壁缓缓流入耳内 4. 整理用物:清洁脸部,整理床单位,置新生儿舒适体位
效果评价	1. 操作熟练、动作轻柔 2. 准确、安全

3. 注意事项

(1) 一般不建议进入新生儿耳道里清除耳垢,以免产生危险。

(2) 沐浴时应该反折新生儿耳郭,堵住其耳道,防止污水流入。宝宝吐奶时,也要尽快擦净污渍,避免流入耳道内引起感染。

(3) 新生儿耳郭柔软,长期保持一种体位容易导致耳郭扁平或招风耳,影响美观。所以适时变换睡姿,可轻轻按摩耳郭,保持正常形态。

(四) 新生儿鼻部护理

新生儿鼻黏膜柔嫩,血管丰富,易产生鼻痂,及时发现鼻腔异常分泌物并处理,保持呼吸道通畅,防止感染。

1. 目的

清洁鼻腔分泌物,保持呼吸道通畅。

2. 操作规程

表 15.3.7　新生儿鼻部护理操作规程

项　目	操　作　规　程
操作前 准备	1. 医疗护理员准备：着装整洁，洗净双手(剪指甲)，戴口罩 2. 新生儿准备：评估新生儿的鼻部情况，查看有无分泌物堵塞 3. 用物准备：棉签、棉球、生理盐水 4. 环境准备：温度、湿度适宜，光线充足，维持室温在 26～28 ℃
操作方法 与程序	1. 如有鼻痂，先将一滴温水或 0.9%氯化钠溶液滴入新生儿鼻腔，以润湿干痂，当新生儿打喷嚏时，就能将变软的鼻痂自然带出，也可以轻按新生儿鼻根部，将分泌物挤出鼻腔 2. 如无鼻腔分泌物及鼻痂时不需要特殊处理，避免损伤鼻黏膜 3. 整理用物：清洁脸部，整理床单位，安置舒适体位 4. 整理用物、洗手、记录
效果评价	1. 操作熟练、动作轻柔 2. 准确、安全

3. 注意事项

（1）新生儿鼻黏膜十分柔嫩，血管丰富，容易产生鼻痂，又不易清除。注意不要过度用力清洁新生儿的鼻腔，以防造成鼻黏膜损伤。

（2）新生儿鼻腔堵塞时易造成呼吸困难，吃奶时因呼吸不畅而拒乳，因此要注意观察，妥善护理，防止感染。

码 15.3.3　新生儿面部护理技术

六、新生儿脐部照护

新生儿出生后，在靠近宝宝的一端会留下脐带残端。在脐带干燥脱落前，如果不做好护理，被细菌污染，可使脐部发炎，引起败血症甚至导致宝宝死亡。脐部照护是日常照顾新生儿的重要环节，医疗护理员应掌握新生脐部护理的正确方法。

（一）目的

保持脐部清洁干燥，预防感染。

（二）操作规程

表 15.3.8　新生儿脐部护理操作规程

项目	操作规程
操作前准备	1. 医疗护理员准备：着装整洁，洗净双手（剪指甲），戴口罩 2. 新生儿准备：评估新生儿脐部情况，查看脐带残端是否脱落，有无红肿及分泌物 3. 用物准备：治疗盘、75%酒精、消毒棉签、污物杯/碗/盘 4. 环境准备：温度、湿度适宜，光线充足，维持室温在 26～28℃
操作方法与程序	1. 检查脐部情况，观察脐轮有无红肿、脐部有无异常分泌物、出血、渗血及脐带残端脱落等情况，按不同情况给予相应的处理 　（1）脐残端脱落前：充分暴露脐窝部，用消毒棉签蘸75%酒精轻轻擦净脐窝和脐轮，让脐带暴露自然干燥；如脐轮有红肿、脐部有异常分泌物或渗血等异常状况应及时报告医师，遵医嘱处理 　（2）脐带残端脱落后：脱落最初几天仍需观察脐部有无异常分泌物，如无异常分泌物无需特殊处理，如有肉芽组织增生、脐炎、脐疝等异常情况，要遵医嘱做对症处理 2. 安置新生儿：穿好衣服，系上一次性纸尿裤，尿裤要低于脐部，让脐部暴露于空气中，在操作过程中向产妇/新生儿护理者进行健康护理指导 3. 整理用物、安置舒适体位 4. 垃圾分类处置、洗手、记录
效果评价	1. 操作熟练、动作轻柔 2. 准确、安全

（三）注意事项

（1）脐部护理的原则为清洁和干燥。不要给脐带断端外敷任何药物，包括草药或其他消毒剂。不要在脐带上缠绷带、盖上纸尿裤或包裹其他东西。

（2）脐带暴露在空气中并保持清洁和干燥，有利于促进脐带残端脱落。如脐带被尿液、粪便污染，可用清水清洁后，用消毒干棉签擦干。

（3）脐带未脱落前勿强行剥离。如果脐带断端出血，要及时汇报医护人员，重新结扎脐带。

（4）发现脐部异常，及时汇报医护人员处理。

码 15.3.4　新生儿脐部护理技术

七、新生儿臀部照护

新生儿皮肤娇嫩，皮肤防御功能差，对周围环境敏感，臀部、会阴及周围皮肤长时间受大小便的刺激,加上尿不湿包裹,会形成潮湿而密闭的小环境。臀部护理旨在呵护宝宝皮肤,保持臀部的清洁干燥,预防红臀的发生,提升新生儿的舒适度。

(一) 目的

保持臀部清洁干燥,预防红臀发生,增进新生儿舒适度。

(二) 操作规程

表 15.3.9 新生儿臀部护理操作规程

项目	操 作 规 程
操作前准备	1. 医疗护理员准备:着装整洁,取下手部饰口,剪指甲,洗手,戴口罩 2. 新生儿准备:评估新生儿臀部皮肤情况,有皮肤问题及时通知医护人员处理 3. 用物准备:38~40 ℃温水、水盆、小毛巾1~2块、婴儿湿纸巾、婴儿沐浴液、一次性纸尿裤、婴儿护臀霜、消毒棉签 4. 环境准备:温度、湿度适宜,光线充足,维持室温在26~28 ℃
操作方法与程序	1. 解开纸尿裤,一手提起新生儿双腿,另一手将尿布折起,使前半部清洁面遮住污染部分并垫于臀下 2. 用温水或滴有适量婴儿专用沐浴液的温水清洗臀部皮肤,也可用婴儿湿纸巾轻柔擦拭清洁,顺序应从前向后并注意会阴、腹股沟和皮肤皱褶处的清洗 3. 擦干皮肤,均匀涂抹婴儿护臀霜 4. 包裹纸尿裤要注意松紧适宜,包好后要有成人一指的宽松度 5. 整理用物、安置舒适体位 6. 洗手
效果评价	操作熟练、动作轻柔

(三) 注意事项

(1) 操作时动作要轻柔,注意保暖,防止新生儿受凉或损伤。

(2) 尿布区污染严重时,用温和无刺激的婴儿沐浴液清洗尿布区皮肤;外出和夜间可使用温和无刺激的婴儿湿巾轻柔擦拭清洁。

(3) 建议每次臀部清洁待干后,均匀涂抹婴儿护臀霜,不建议使用抗生素药膏。

(4) 应根据新生儿自身情况,按需更换尿布,通常情况下,白天每1~3 h更换一次,晚上至少要更换一次。

(5) 每次更换尿布时注意观察新生儿大便性状、量,记录排便次数,如有异常,应及时汇报医护人员。腹泻时,应增加更换次数,减少排泄物对臀部皮肤的刺激。

码 15.3.5 新生儿臀部护理技术

八、新生儿沐浴

沐浴可及时清除胎脂,使新生儿皮肤保持清洁;沐浴可帮助新生儿舒缓情绪、放松心情、增强安全感;此外,沐浴时新生儿全身裸露,便于观察其全身及四肢活动情况,若发现异常,可及时处理。

(一) 目的

(1) 保持皮肤清洁,舒适。
(2) 促进新生儿血液循环,促进生长。
(3) 活动肢体,观察全身健康状况。

(二) 操作规程

表 15.3.10　新生儿沐浴操作规程

项　目	操　作　规　程
操作前准备	1. 医疗护理员准备: 　(1) 实施标准预防措施,修剪指甲,取下手部饰品,洗手 　(2) 由于孕妇的血液与羊水可能会对医疗护理员造成威胁,提倡在新生儿首次沐浴期间全程戴手套,尤其是母亲患有体液感染性疾病或可能患感染性疾病时必须戴手套 2. 新生儿准备:精神状况、喂奶时间(前、后 1 h)、四肢活动以及有无骨折等 3. 用物准备: 　(1) 新生儿沐浴专用盆 　(2) 水温计,保证水温在 38～40 ℃,注意,如果皮肤完整无破损,无论是足月儿还是早产儿沐浴均可使用自来水,但若皮肤有破溃,建议使用煮沸过的温开水(水温 38～40 ℃) 　(3) 清洁或消毒的浴巾、小毛巾、婴儿服及一次性纸尿裤 　(4) 沐浴液、润肤露、婴儿护臀霜 　(5) 治疗盘,内放 75% 酒精、消毒棉签及污物盘 4. 环境准备:关闭门窗,避免空气对流,维持室温在 26～28 ℃
操作方法与程序	1. 观察新生儿全身皮肤情况,准确及时识别新生儿的皮肤问题,如有异常均应及时汇报给医护人员 2. 用水温计测试水温后开始沐浴 3. 洗脸:用干净的小毛巾蘸水拧干清洗眼部、鼻、口唇四周、面颊及前额。注意眼部应由内向外清洗 4. 洗头部:抱起,用肘关节夹住新生儿的身体,并托稳头颈部,用一只手的拇指及食指(或中指)堵住新生儿双耳孔,取适量婴儿沐浴露,轻柔按摩头部,用清水洗净,擦干(首次沐浴时头和身体要分开清洗) 5. 将新生儿头部枕于医疗护理员前臂,手置于新生儿腋下,握住其上臂,按顺序清洗全身:颈部→腋下→上肢→前胸→腹部→腹股沟→会阴→下肢 6. 背部清洗:将手置于新生儿腋下握住其上臂,让其趴在手腕上,清洗其背部和臀部 7. 洗完后将新生儿放置在备好的浴巾上;蘸干全身,注意保暖,检查全身各部位情况

续表

项　目	操　作　规　程
操作方法与程序	8. 予脐部护理、臀部护理及皮肤护理 9. 移开大毛巾,穿好衣服,一次性纸尿裤 10. 根据当时实际情况进行耳、鼻清洁 11. 抱回母亲身边与母亲再次核对新生儿信息,置新生儿舒适体位 12. 整理用物、洗手
效果评价	1. 操作熟练、动作轻柔 2. 稳重、准确、安全

(三) 注意事项

(1) 医疗护理员要注意手卫生,规范洗手。

(2) 沐浴操作过程规范、动作轻柔(尽量在 10 min 内完成),注意保暖和安全,防止烫伤,医疗护理员中途不得离开婴儿,沐浴时注意观察新生儿皮肤及全身情况,如有异常及时处理。

(3) 在沐浴过程中要与新生儿进行情感交流。

(4) 沐浴时间和频率:新生儿出生 24 h 以后开始沐浴,沐浴的频率应根据每个新生儿的个体需要来确定,同时还要结合不同地区、不同季节和环境洁净程度等综合因素考虑。

(5) 在不洗澡当天,可用温热的湿毛巾擦洗新生儿的面部、颈部、腋下、腹股沟等皮肤皱褶处,每天给新生儿换衣服,同时观察和评估皮肤情况。

(6) 必须使用婴儿专用、对眼睛无刺激、中性或弱酸性的沐浴液,沐浴或擦浴后建议使用婴儿润肤露轻柔涂抹全身,为新生儿戴好帽子,注意头部保暖。

(7) 新生儿用物要一婴一用,避免交叉感染。给新生儿穿的衣服或包被要柔软、干净。

码 15.3.6　新生儿沐浴

九、新生儿抚触

对于新生儿而言,皮肤上遍布触觉感受器,触觉是新生儿与外界交流的最主要方式,其中面部、口周和手部的触觉感受发育更好。良好的触觉刺激可以帮助新生儿舒缓情绪、增进食欲、促进生长发育。

(一) 目的

促进新生儿生长发育;改善睡眠质量;增加机体免疫力,促进消化功能。

（二）操作规程

表 15.3.11　新生儿抚触操作规程

项　目	操　作　规　程
操作前准备	1. 医疗护理员准备：着装整洁，剪指甲，洗手，戴口罩，在掌心倒入适量的润肤剂并轻轻揉搓温暖双手 2. 新生儿准备：出生时间、一般情况及喂奶情况 3. 用物准备：准备好温和无刺激的婴儿润肤剂、毛巾、一次性尿布和干净的衣服 4. 环境准备：房间温度调至 26～28 ℃；可播放一些柔和的音乐，有助于母亲和新生儿放松
操作方法与程序	1. 头面部： （1）新生儿仰卧，医疗护理员用两拇指指腹自额部中央向两侧推至太阳穴处 （2）双手两拇指指腹自新生儿下颌中央向上推至耳前划出微笑状 （3）除拇指外的其余四指指腹自新生儿前额发际向后推按至耳后 2. 胸部： 左手置于新生儿躯干右侧固定新生儿，用右手食指和中指的指腹自新生儿左侧肋缘向新生儿的右斜上方滑向其右肩，复原；右手置于新生儿躯干左侧固定新生儿，用左手食指和中指指腹自新生儿右侧肋缘向新生儿的左斜上方滑向其左肩。两手交替进行。抚触时应注意避开乳头，避免新生儿不适 3. 腹部： 右手四指指腹自新生儿右下腹滑向其右上腹，自右上腹经左上腹滑向左下腹；自右下腹经右上腹，左上腹滑向左下腹。抚触过程中对孩子说："I love you/我爱你"，注意避开脐部，一只手操作，另一手放在躯干侧固定新生儿，两手可交替进行 4. 上肢： （1）双手握住新生儿一侧手臂，自上臂至手腕轻轻挤捏和搓揉 （2）用四指按摩新生儿手背，拇指从新生儿手掌心按摩至手指尖 （3）同法抚触对侧上肢 5. 下肢： （1）双手握住新生儿一侧下肢，自股根部至踝部轻轻挤捏和搓揉 （2）用拇指从新生儿脚后跟按摩足心至脚趾 （3）同法抚触对侧下肢 6. 背部及臀部： 新生儿俯卧，操作者用四指指腹由背中线向两侧按摩，由上至下；用手掌自新生儿枕部至腰骶部按摩，结束前可用双手掌轻揉臀部 7. 穿衣，将新生儿抱回床单位放至母亲身边，置于舒适体位，交待其注意事项 8. 整理环境、用物，洗手
效果评价	1. 严格查对，注意室温 2. 操作熟练、动作敏捷、轻稳

(三)注意事项

(1) 抚触的时间应选择在新生儿沐浴后、晚上睡觉前,两次喂奶之间,清醒、不饥饿、不烦躁时。

(2) 每日抚触 1~2 次,每次 10~15 min。

(3) 抚触时,应动作轻柔,力度适当。

(4) 抚触不能局限于机械的手法,抚触传递着爱和关怀,注意与新生儿进行目光和言语的情感交流,做到对新生儿的多感官刺激。

(5) 抚触过程中如新生儿出现哭闹、肤色异常、呕吐等应暂停抚触,经过安抚没有好转,则应完全停止抚触。

(6) 抚触过程中指导父母亲自操作并掌握规范的手法。

(7) 可根据不同的季节,选用婴儿润肤油或润肤露为新生儿抚触。在新生儿抚触的每一个环节,都要结合"触觉、视觉、听觉、嗅觉"等对宝宝进行多感官刺激。

码 15.3.7　新生儿抚触

第四节　新生儿喂养

新生儿喂养包括纯母乳喂养、人工喂养和混合喂养,医疗护理员应掌握新生儿喂养的方法和注意事项。

一、新生儿母乳喂养

具体内容详见本书第十三章第四节母乳喂养指导。

二、新生儿人工喂养

人工喂养是指妈妈因为疾病以及其他原因不能进行母乳喂养,选择奶粉喂养新生儿的一种方式。

(一)目的

保证新生儿充足的营养来源。

(二)操作规程

表 15.4.1　人工喂养操作规程

项　目	操　作　规　程
操作前准备	1. 医疗护理员准备:着装整洁,洗净双手(剪指甲),仪表大方,举止端庄,语言柔和、恰当,态度和蔼可亲 2. 新生儿准备:评估新生儿腹部情况,了解上次喂养情况 3. 用物准备:奶嘴、奶瓶、配方奶、饮用水(温度 40~60 ℃)、纸巾 4. 环境准备:温度、湿度适宜,光线充足
操作方法与程序	1. 选择大小合适的奶嘴,以奶瓶倒置时两奶滴之间稍有间隔为宜 2. 按照冲配要求调制配方奶 3. 调制好的奶用手腕内侧测试温度,并再次检查奶嘴孔大小是否合适 4. 将奶嘴送入新生儿口中,不要硬塞入口中 5. 将奶瓶倾斜,奶嘴内充满奶液 6. 喂奶,并保持新生儿的头部和身体呈正中位 7. 擦净嘴角,竖抱、拍嗝,整理新生儿衣被,安置舒适体位 8. 洗手,记录吃奶时间、吃奶量
效果评价	操作熟练、动作轻柔、注意保暖

(三)注意事项

(1) 选择大小合适的奶嘴,避免过大或过小。开口过大容易引起呛咳;开口过小则会让新生儿吸吮费力,能量消耗大。开口大小应以奶瓶倒置时两奶滴之间稍有间隔为宜。

(2) 每次喂奶前均应试奶温。可将奶液滴几滴在手腕内侧处,试温,以不烫手为宜。喂奶时奶瓶斜度应使奶液始终充满奶嘴,以免宝宝将空气吸入。哺乳后应将新生儿竖抱拍嗝。

(3) 每次吃剩下的配方奶应弃去,不能留到下一餐再吃。

码 15.4.1　人工喂养技术

第五节　新生儿感染的预防

新生儿病房应为新生儿提供安静、舒适、安全的治疗环境,保障新生儿的健康需求,医疗护理员应严格遵守消毒隔离制度及各项规章制度规定,保障新生儿住院期间的安全,预防感染。

一、手卫生

手卫生为医院工作人员在从事职业活动过程中的洗手、卫生手消毒和外科手消毒的总称。医院工作人员的手是医院感染传播的重要途径之一。因此,手卫生质量直接关系到医院感染防控措施的效果,医疗护理员应严格掌握。

(一)目的

手卫生是最经济且有效地预防医院感染的措施之一,同时也是保障患者安全和医院工作人员进行自我防护最基本的方法。

(二)什么情况下需要洗手

接触宝宝之前要洗手,特别是喂奶前;接触宝宝后要洗手,特别是换尿布后。

(三)洗手方法

(1) 在流动水下,将双手充分淋湿,取适量洗手液,均匀涂抹至整个手掌、手背、手指和指缝,掌心相对,手指并拢,相互揉搓。

(2) 手心对手背沿指缝相互揉搓,交换进行。

(3) 掌心相对,双手交叉指缝相互揉搓。

(4) 弯曲手指使关节在另一手掌心旋转揉搓,交换进行。

(5) 右手握住左手大拇指旋转揉搓,交换进行。

(6) 将五个手指尖并拢放在另一手掌心旋转揉搓,交换进行。

(7) 认真揉搓双手至少15 s,在流动水下彻底冲净双手,并用擦手纸擦干双手。

(四)注意事项

(1) 洗手时应彻底清洗指背、指尖、指缝等部位。

(2) 手被感染性物质污染或处理传染病新生儿污染物之后,应当先用流动水洗手,然后用速干手消毒剂揉搓消毒双手。

(3) 当手部有肉眼可见的污染时,应用肥皂(皂液)和流动水洗手。手部没有肉眼可见污染时,宜使用速干手消毒剂消毒双手代替洗手。

(4) 卫生手消毒的方法:取适量的手消毒剂于掌心,均匀涂抹双手;严格按照洗手方法的揉搓步骤进行揉搓;揉搓时保证手消毒剂完全覆盖手部皮肤,直至手部干燥。

(5) 穿着短袖工作服时,要清洗手腕部。

(6) 擦手毛巾每天清洗,干燥备用。

(7) 禁止戴戒指、手链、手镯等首饰。

二、新生儿保护性隔离

保护性隔离是以保护易感人群作为制定措施的主要依据而采取的隔离,也称反向隔离,是对某些免疫力特别低下或易感染的患儿,为保护其不再受其他感染所采取的隔离方法。

(一) 目的

对在院期间的新生儿通过采取保护性隔离措施,从而预防和减少医院感染的发生。

(二) 新生儿保护性隔离措施

(1) 病房布局:新生儿病房必须严格区分工作区域和休息区域,工作人员进入病房区域前必须严格洗手、更换工作服和工作鞋,外来人员进入病房必须穿戴隔离衣和鞋套;新生儿病房应设置单独的隔离病房和隔离暖箱设施,非单间隔离者床间距不大于1 m。

(2) 房间环境:空气新鲜,每日通风2次,每次30 min;室内温度保持在22~24 ℃,湿度保持在55%~65%;非层流房间使用空气净化机定时进行空气消毒;房间所有物表及地面用500 mg/L含氯消毒液湿式清洁、消毒;未经消毒处理的物品不可带入隔离病房;每月定期做空气培养、物表环境卫生学监测。

(3) 工作人员:① 体检:每年体检一次,必须持有健康证方可上岗。患呼吸道或其他感染性疾病、皮肤有伤口者应暂停工作。② 卫生:进入病房要求戴帽子、口罩、清洁工作服、拖鞋、修剪指甲;必要时戴手套、穿隔离衣。非本护理单元工作人员禁止入内。

(4) 手卫生:进入病房、接触新生儿、处置前后均要严格手卫生;使用非手触式水龙头,严格按照"七步法"洗手,洗手时间至少30 s;洗净后使用干手纸擦干。

(5) 新生儿用品:床单、被套、枕套、衣服等用物均需高温高压灭菌后每日更换;所有用物单独存放,沐浴液、眼药水、护臀膏等用物单人单用。

(6) 床、暖箱:新生儿床单位每日用消毒湿巾或500 mg/L含氯消毒液浸泡30 min后的毛巾消毒,再用清水擦拭干;暖箱每周用紫外线灯照射消毒一次。

(7) 终末消毒:解除保护性隔离后,病床单元进行严格终末消毒,保持备用状态。

(8) 基础护理:加强新生儿的基础护理,预防感染。

(9) 无菌操作:严格执行无菌操作技术及消毒隔离制度。

(三) 注意事项

(1) 医疗护理员必须在医护人员的指导和管理下从事该项工作,严格区分需要保护性隔离的新生儿。

(2) 必须严格执行手卫生及无菌操作技术,杜绝发生院内感染。

(3) 新生儿所有用物必须专人专用,避免交叉感染。

三、新生儿配奶用品清洁和消毒

使用过的奶瓶和奶嘴中存在油脂和蛋白质等非水溶性物质,特别是有机物质、微生物含量较多,选择合理消毒奶瓶、奶嘴的方法对保障新生儿的健康成长具有重要意义。

(一) 奶瓶的清洗

使用奶瓶刷、奶瓶清洗剂来清洗奶瓶,洗净附着在瓶壁上的奶渍。

（二）奶瓶的常见消毒方法

1. 煮沸消毒法

消毒前，先将奶瓶、奶嘴洗净沥干；再将奶瓶、奶嘴用纱布包好后放入水中，以防沸腾过程中产生碰撞；从水开始沸腾时计时，通常需要 20~30 min。注意事项：

（1）应保持水面高于奶瓶及奶嘴，奶瓶及奶嘴间不能贮留气泡，不能将增加黏稠度的物质放入奶瓶及奶嘴中。

（2）应该使水始终保持沸腾状态，不能放入新污染的奶瓶及奶嘴，否则应从水再次沸腾时开始计时。

（3）在取用和保存过程中，应严格遵守无菌操作原则。

（4）完成消毒的奶瓶、奶嘴应放置到储物容器内，防止再次污染。

2. 消毒柜高温干燥消毒法

（1）首先，将奶瓶、奶嘴洗净沥干，然后，将其放入消毒柜中消毒，以有效缩短消毒时间，降低电能能耗，消毒时间为 30 min。

（2）注意事项：① 消毒柜应放置在干燥、通风的位置，距离墙面的距离应>30 cm；② 在消毒的过程中，如果不是必要情况，尽量不要开门，以免影响消毒效率；③ 打开消毒柜门可能会形成少量臭氧味，属于正常现象，不会影响到人体健康。

（三）奶瓶清洁和消毒注意事项

（1）每次喂奶后，应立即对奶瓶、奶嘴进行清洗，确保奶瓶、奶嘴上的污垢和奶垢得到有效清除。

（2）需对奶瓶颈部和瓶口螺纹处进行认真清洗，还需要将奶嘴和奶嘴座拆开，将奶嘴翻过来，使用奶嘴刷进行全面清洗，清洗的过程中应注意对奶嘴孔中污垢的清洗，确保出奶口通畅。

（3）在煮沸中途加入新的消毒物件，需要在新加入物件煮沸后重新开始计时。

（4）完成消毒的奶瓶、奶嘴应放置到储物容器内备用，防止再次污染。

（5）已消毒 24 h 后仍旧没有使用的配奶用品，须重新进行消毒后才能使用。

第六节　新生儿预防保健

由于新生儿在出生后的一段时间内，身体各项免疫功能不完善，容易受到各种疾病的侵袭，因此，预防保健显得尤为重要。医疗护理员应掌握新生儿各类预防措施的时间节点，保障新生儿健康成长。

一、新生儿疾病筛查

先天性遗传代谢病是导致先天缺陷的主要原因之一，可以使孩子早期夭折或造成智力低下。大多数遗传代谢病为隐性遗传，患儿的父母可以都正常。目前，孕妇产前筛查及诊断方法并不能完全检出。新生儿疾病筛查是出生缺陷三级预防的重要措施。

（一）新生儿疾病筛查的定义

新生儿疾病筛查是指在新生儿期，用快速、简便、敏感的检验方法，对严重危害新生儿健康、导致儿童体格及智能发育障碍的先天性、遗传性疾病施行专项检查。新生儿筛查确定的疾病多为遗传代谢病。此外，广义的新生儿疾病筛查通常还包括听力筛查和严重先天性心脏病筛查。

（二）新生儿疾病筛查的范围

新生儿疾病筛查项目各省市有区别，多数省市涵盖了以下疾病：

（1）先天性甲状腺功能减退症：又称"呆小症"，会影响甲状腺激素的合成和分泌，引起儿童发育迟缓、智力落后。

（2）苯丙酮尿症：该疾病是一种常染色体隐性遗传病，因缺乏苯丙氨酸羟化酶而引起的氨基酸代谢紊乱。患儿表现为色素减少、特殊体味和智力低下。

（3）葡萄糖-6-磷酸脱氢酶缺乏症：又称为"蚕豆病"，作为一种比较常见的不完全显性遗传代谢病，男性发病多，女性多为致病基因携带者。患者意外食用蚕豆或某些药物后会出现溶血，表现为全身不适、皮肤黏膜苍白、恶心、腹胀、皮肤黄染、尿色加深等急性贫血和黄疸症状，严重时会出现休克、昏迷、全身衰竭，如果不及时治疗会危及生命。

（4）先天性肾上腺皮质增生症：先天性肾上腺皮质增生症是由于皮质激素在合成过程中，所需酶的先天缺陷而导致的常染色体隐性遗传病。新生儿期的大部分患儿可能出现肾上腺皮质功能低下危象，引起宝宝不适，进而出现发热、烦躁不安和频繁哭泣等症状。女婴有外生殖器的男性化，男婴有假性性早熟。

（三）新生儿进行遗传代谢病筛查的时机

正常筛查时间为出生72 h后，并且充分哺乳6~8次后，对于各种原因（早产儿、低体重儿、正在治疗疾病的新生儿、提前出院者等）未采血者，筛查时间一般不超过出生后20天。

（四）听力筛查的定义

新生儿听力筛查是通过耳声发射或自动听性脑干诱发电位，在新生儿出生后自然睡眠或安静的状态下进行的客观、快速无创的检查。

（五）听力筛查的意义

听力障碍是一种常见的新生儿耳部病变，该病主要是由于新生儿在母体体内发育不完善或者其他因素导致，若未能及时有效治疗可对新生儿的听力发育产生不良影响，甚至会造成耳聋。听力障碍在出生后存在着一定敏感时期，在这一时期积极诊断和治疗能够显著降低听力障碍对新生儿听力发育造成的伤害，从而避免或减少听力损伤发生，由此可见，积极加强新生儿听力障碍的筛查意义重大。

（六）新生儿进行听力筛查的时机

常规检查新生儿的外耳道，并选择隔音效果良好的房间作为听力筛查室，筛查时间为新生儿出生 48 h 后病情稳定时,应选择在新生儿入睡之后或处于安静状态的时候进行检查。

二、新生儿预防接种

(一)重组乙型肝炎疫苗(乙肝疫苗,HepB)

按"0—1—6 个月"程序共接种 3 剂。其中,第 1 剂在新生儿出生后 24 h 内接种,第 2 剂在 1 月龄时接种,第 3 剂在 6 月龄时接种。

(二)卡介苗

出生时,接种 1 剂。

(三)接种后的注意事项

(1)接种后注意观察 30 min。如出现预防接种异常反应,及时报告医护人员。

(2)接种部位的疼痛、红肿,一般在接种后数小时及 24 h 之内发生,多在 24~48 h 内消退,很少超过 4 天,不必特殊处理。若高热不退,遵医嘱用药。

(3)接种卡介苗 2 周左右,局部可出现红肿,随后化脓,形成小溃疡,大多在 8~12 周后结痂(卡疤),一般不需处理,保持局部清洁即可;不能热敷。

(四)特殊健康状态新生儿疫苗接种

(1)早产儿与低出生体重儿:如医学评估稳定并且处于持续恢复状态(无须持续治疗的严重感染、代谢性疾病、急性肾脏疾病、肝脏疾病、心血管疾病、神经和呼吸道疾病),按照出生后实际月龄接种疫苗。

(2)人类免疫缺陷病毒(Human Immunodeficiency Virus,HIV)感染母亲所生新生儿:对于 HIV 感染母亲所生新生儿的 HIV 感染状况分 3 种:HIV 感染新生儿;HIV 感染状况不详新生儿;HIV 未感染新生儿。新生儿母亲 HIV 感染,新生儿在出生后暂缓接种卡介苗,当确认新生儿未感染 HIV 后再予以补种;当确认新生儿 HIV 感染,不予接种卡介苗。新生儿母亲 HIV 感染,新生儿可按照免疫程序接种乙肝疫苗。

参 考 文 献

[1] 崔焱,张玉侠.儿科护理学[M].7 版.北京:人民卫生出版社,2021.
[2] 安力彬,陆虹.妇产科护理学[M].7 版.北京:人民卫生出版社,2021.
[3] 陈妮.新生儿常见特殊生理现象及新生儿护理[N].医药养生保健报,2024.01.29(009).
[4] 魏璐,何莎莎,张先红.新生儿重症监护室环境布局对极/超早产儿临床结局及神经发育的影响[J].中国当代儿科杂志,2023,25(8):812-817.
[5] 朱柔霖.病房环境中声光因素对新生儿的影响及控制措施[J].中国妇幼保健,2021,36(21):4967-4969.
[6] 吴素梅,林雅玲,郑小津.保护性睡眠护理对新生儿睡眠质量及疼痛程度的影响分析[J].世界睡眠医学杂志,2022,9(12):2357-2359.

［7］ 程莉.新生儿医院感染常见病原因分析及对策[J].临床医药文献电子杂志,2019,6(55):42.

［8］ 郑小津.抚触护理对新生儿生长发育及睡眠质量的影响[J].世界睡眠医学杂志,2021,8(07):1186-1187.

［9］ 姜梅.妇产科护理指南[M].北京:人民卫生出版社,2021:31-40,133-139.

［10］ 李劲,庹焱.医疗护理员规范化培训教程[M].上海:上海交通大学出版社.2023:367-369.

［11］ 蔡霞.护理安全管理策略预防母婴同室新生儿感染的实践研究[J].当代护士(上旬刊),2020,27(7):112-114.

［12］ 李妍,何文斌,冯毕龙,等.医疗机构保洁人员"一前五后"手卫生干预效果研究[J].中国感染控制杂志,2023,22(5):591-596.

［13］ 中华人民共和国卫生健康委员会.医务人员手卫生规范:WS/T 313-2019[EB/OL].(2019-11-26)[2024-08-01]. http://www.nhc.gov.cn/fzs/s7852d/201912/70857a48398847258ed474ccd563caec.shtml.

第十六章 新生儿常见疾病与症状及其照护

新生儿期是新生儿脱离母体,从宫内生活转为宫外生活的适应阶段,在这一阶段,新生儿因组织器官的生理功能不健全而具有抵抗力低、适应能力差、全身免疫功能差,易受感染等特点,从而导致黄疸、尿布皮炎、脐炎、湿疹、排泄异常、体温异常等疾病和症状的发生。了解新生儿常见疾病和症状的基本知识、识别方法、防护措施对保障新生儿正常生长发育至关重要。

【学习目标】

1．识记
（1）准确识别新生儿常见疾病和症状。
（2）复述新生儿常见疾病和症状的处理原则。

2．理解
（1）了解新生儿常见疾病和症状的发生原因。
（2）描述新生儿常见疾病和症状照护的注意事项。

3．应用
（1）正确区分新生儿正常和异常生理现象。
（2）对新生儿常见疾病和症状提供应急处理和日常照护。

第一节 黄 疸

新生儿黄疸是新生儿最常见的症状之一,尤其是早期新生儿。它可以是正常发育过程中出现的症状,也可以是疾病的表现,严重者可致脑损伤。

一、新生儿黄疸的定义

新生儿黄疸又称高胆红素血症,是由于新生儿时期血清总胆红素浓度升高而引起的皮肤、黏膜及巩膜等黄染的临床现象。

二、新生儿黄疸分类

(一) 生理性黄疸

生理性黄疸通常在出生后 2~3 天出现,4~5 天达到高峰,5~7 天消退,最迟不超过 2 周。黄疸症状较轻,主要分布在面部、颈部、巩膜后遍及躯干及四肢,粪便呈黄色。一般不需要特殊治疗,可以通过增加喂养量、晒太阳、腹部按摩等方法促进胆红素排泄。

(二) 病理性黄疸

病理性黄疸在出生后 24 h 内出现,持续时间较长(足月儿＞2 周,早产儿＞4 周)。黄疸程度较重,并且退而复现,伴有肌张力低下、吃奶无力、发热、抽搐、嗜睡、大便发白等表现,需要及时就医。

三、新生儿黄疸的病因

(一) 生理性黄疸

生理性黄疸是最常见的黄疸类型,主要是由于新生儿出生后红细胞破坏较多,而肝脏功能尚未发育完全,导致胆红素排泄不畅而引起的。

(二) 病理性黄疸

由多种原因引起,如母婴 ABO 血型不合、母乳性黄疸(通常发生于纯母乳喂养或以母乳喂养为主的新生儿)、新生儿感染、胆道闭锁、新生儿肝炎等。这些疾病会影响肝脏对胆红素的代谢和排泄,导致胆红素在体内积累,引起黄疸。

四、新生儿黄疸处理原则

(一) 生理性黄疸

一般不需要特殊治疗,可以通过增加喂养量、腹部按摩、纯母乳喂养等协助尽早排出胎便;母婴同室、早接触、日光照射(太阳光可帮助宝宝降低黄疸值,需要在阳光下充分暴露身体,日光照射注意遮挡宝宝的眼睛和避免着凉)等方法促进胆红素排泄;预防感染,接触宝宝做好手卫生,保持脐部和臀部清洁干燥。同时,需要密切观察新生儿的黄疸情况,注意区分生理性黄疸和病理性黄疸。

(二) 病理性黄疸

治疗方法包括光疗、药物治疗、必要时换血治疗,具体治疗方法需要根据病情和医师的建议来确定,治疗过程中需要配合正确的护理,以确保疗效,避免并发症。

(1) 光疗:光疗是最常用、最安全且有效的方法,临床上最常用的是蓝光。光疗过程中,新生儿可能会出现体温升高、大便次数增多、皮疹等现象,症状较轻,停止照射后便会恢复。

照光前,一般先洗澡,清洁皮肤,减少感染,洗澡后不应扑粉,以免妨碍光线照射皮肤,剪短指甲,防止抓伤;光疗时,用黑色不透光护眼罩遮盖双眼(注意眼部护理),遵医嘱补充水分,每 2 h 翻身一次,保护会阴和骨突处;光疗结束后应再次进行全身沐浴或擦身,并检查全身有无皮损。

(2) 药物治疗:治疗新生儿黄疸常用药物有益生菌、白蛋白、免疫球蛋白等,务必遵医嘱用药。

(3) 换血疗法:宝宝血液中的胆红素超过 342 μmol/L,或已经出现大脑受损的症状时,可换血治疗,是有效控制重度高胆红素血症重要的干预手段。换血过程中要禁食,避免胃肠道血流波动和吃奶引起的呕吐和误吸,同时遵医嘱严密监测生命体征和胆红素水平。

第二节 尿布皮炎

新生儿尿布皮炎是新生儿期的一种常见和多发的皮肤损害性疾病。尿布皮炎不仅会引起患儿不适,处理不当还会引起感染,甚至导致败血症。医疗护理员应加强对新生儿臀部的清洁及观察,及时发现异常情况,上报医护人员。

一、新生儿尿布皮炎的定义

新生儿尿布皮炎也称红臀、尿布疹,是会阴区域皮肤的急性炎症反应,表现为尿布接触部位(如肛周、会阴部、臀部等)潮红、破损或斑丘疹,可伴有溃疡、脓性分泌物和糜烂。

二、新生儿尿布皮炎的病因

(一)机体因素

新生儿皮肤娇嫩,表皮的角化层薄,易脱落,皮肤屏障薄弱更容易受外部环境的影响。皮肤屏障作用差,易导致微生物侵入损伤皮肤。与足月儿比较,妊娠不足 28 周的早产儿发生尿布皮炎的风险更高。

(二)腹泻

新生儿腹泻时稀便中会有较多的脂肪、体液以及变形杆菌和微生物等,这些均可诱发皮炎,继发细菌、真菌感染。此外,腹泻时大便次数增多,患儿臀部长时间处于湿热状态,导致肛周及尿布接触部位发红、溃烂和渗液。

(三)尿布因素

长期使用塑料或橡皮布,或不透气的尿不湿,或劣质粗糙、质硬的尿布,对新生儿皮肤造成直接伤害。

(四)喂养因素

纯母乳喂养的新生儿较配方奶喂养和混合喂养的新生儿尿布皮炎的发生风险小,这可能与母乳易消化吸收,产生的粪便刺激性小有关。

（五）刺激因素

新生儿大小便处于无法自控状态，会阴部、臀部容易积聚尿液、汗液、粪便等，皮肤表面及粪便中的细菌分解尿液中的尿素，产生大量的氨，浸泡和刺激皮肤，在尿布包裹下，形成潮湿而密闭的环境，加重对皮肤的刺激，从而造成皮肤损害。

（六）摩擦因素

新生儿无意识活动或者因不适、疼痛、饥饿等加剧活动度和移动度，增大了皮肤与尿布之间的摩擦，也会增加尿布皮炎发生率。

三、新生儿尿布皮炎的临床表现

根据严重程度分为三级四度，三级指 0 级、1 级、2 级；4 个分度依次为：正常皮肤、轻度尿布皮炎（皮肤红疹、无破损）、中度尿布皮炎（皮肤红疹、部分皮肤破损）、重度尿布皮炎（皮肤红疹、大面积皮肤破损或非压力性溃疡）。

四、新生儿尿布皮炎的预防和处理原则

（一）新生儿尿布皮炎的预防

1. 选择合适的尿布

首选质地柔软、吸水性强、大小合适的一次性尿布，一次性尿布具备清洁、便携、吸水性强的特点。同时使用屏障制剂涂层，能更好地保护局部皮肤。避免纸尿裤过紧，调整为适度松紧状态，以减少摩擦和压力。

2. 尿布更换时机

建议新生儿每 2 h 更换尿布 1 次，婴幼儿每 3～4 h 更换尿布 1 次，敏感性皮肤患儿应增加更换频次，有大便时立即更换。保持尿布区域皮肤清洁、干燥。每天固定时间解开尿布，充分暴露臀部 30～60 min/次，每日 3 次，注意保暖。

3. 清洁尿布区域皮肤

每次排便后及时移除尿布，使用 37～40 ℃温水和软棉布清洁皮肤或使用婴幼儿专用的湿巾（不含芳香剂、乙醇、荧光剂）清洁皮肤；动作轻柔，采用非摩擦的方法清洁皮肤，轻轻拍干或沾干未破损的皮肤，保持皮肤清洁、干燥。

（二）新生儿尿布皮炎的处理原则

根据风险评估后患儿尿布皮炎严重程度，给予针对性的护理措施。

（1）0 级（正常皮肤）：每次更换尿布清洁皮肤后涂抹滋润油（如滋润隔离霜、凡士林、鞣酸软膏等），不建议使用爽身粉。

（2）1 级（轻度尿布皮炎）：在皮肤发红处涂抹不含乙醇、有隔离作用的皮肤保护剂，将乳膏、软膏或糊剂形式的外用屏障制剂作为轻度尿布皮炎的一线治疗药物，在皮肤表面形成保护膜，隔绝粪便和尿液对皮肤的刺激。

（3）2级（中度/重度尿布皮炎）：若有液体渗出应先处理渗液，再涂吸收性粉状药物（如羧甲基纤维素钠粉末或其他成分的造口护肤粉），最后涂抹不含乙醇的皮肤保护剂。

（4）如合并真菌感染，可在涂抹抗真菌粉剂后使用皮肤保护剂覆盖或遵照医嘱使用抗真菌药物。

（5）不建议常规使用抗生素药膏预防和治疗尿布皮炎，不鼓励局部使用激素类药物。

第三节 脐 炎

脐带是胎儿在母体内由母亲供给胎儿营养和胎儿排泄废物的通道。胎儿出生断脐后，脐带残端会逐渐干枯变细，慢慢变为黑色。一般宝宝出生后3~7天脐带脱落。在断脐前后，如果消毒不严格，护理不当，易造成细菌污染，引起脐部发炎。

一、新生儿脐炎的定义

新生儿脐炎是指因断脐时或出生后处理不当，脐带残端被细菌入侵、繁殖所引起的急性炎症，亦可由于脐血管置管或换血时被细菌污染而导致的炎症。脐炎典型症状为脐轮与脐周皮肤发红，脐带根部脓性分泌物增多，严重者可向周围组织扩散，引起蜂窝组织炎、皮下坏疽和败血症。

二、新生儿脐炎的病因

金黄色葡萄球菌是新生儿脐炎最常见的病原菌之一，其他常见的有大肠埃希菌、铜绿假单胞菌和溶血性链球菌。

（一）脐带处理不当

如果在医院期间断脐时，对脐带残端未进行适当的消毒处理，或者消毒不严，就容易引起细菌感染，导致脐炎的发生。另外脐带残端预留过长，或者未进行适时的二次脐带修剪术，也可能增加脐炎的发生率。

（二）环境卫生不良

新生儿的脐部是一个相对脆弱的部位，如果周围环境不干净或者卫生条件不佳，容易引入细菌，增加脐炎发生的风险。

（三）家属护理不当

家属在新生儿护理中的不当行为也可能成为影响因素，比如，过度捂盖脐部、未能进行适当的清洁以及尿布更换不及时等，这些都可能导致脐部长时间处于潮湿状态，增加细菌感染的风险。

此外，低出生体重、滞产（总产程超过24 h）、破膜时间过长、母体有感染、新生儿免疫系统异常等也是新生儿脐炎的危险因素。

三、新生儿脐炎的临床表现

根据病程可将新生儿脐炎分为急性脐炎和慢性脐炎。

（一）急性脐炎

轻者脐轮与脐周皮肤红肿，或伴有少量脓性分泌物。重者脐轮与脐周明显红肿发硬，脓性分泌物量多，带臭味，或形成局部脓肿，可向周围皮肤及组织扩散，出现高热、拒乳、烦躁不安、少动不动、黄疸加深等全身中毒症状。当脐炎患儿出现嗜睡、发热、易激惹、喂养困难等全身性表现往往提示存在严重感染或并发症。

（二）慢性脐炎

慢性脐炎因迁延不愈或分泌物长期刺激，可形成脐部肉芽肿或湿疹样改变，脐部肉芽肿为一小樱桃红色肿物突出，常常流黏性分泌物，经久不愈。

四、新生儿脐炎预防和处理原则

（一）新生儿脐炎的预防

1. 产前保健
孕妇在产前应防治感染性疾病，并加强围产期保健，以减少新生儿感染的风险。

2. 脐部护理
（1）新生儿脐带未脱落前，洗澡最好以擦浴为主，避免水分浸湿脐带，延长脐带脱落时间，减少细菌感染的风险。同时，避免使用爽身粉，如果需使用，应注意避免爽身粉落入脐部，以免刺激引起肉芽肿。

（2）保持脐部局部干燥和清洁卫生，勤换尿布，防止粪便尿液污染。如果脐带断端被粪便或尿液污染，可用清洁的水清洗后擦干保持干燥。

（3）避免在脐带残端上缠绷带、盖纸尿裤或包裹其他东西，减少厌氧菌生长繁殖。选择质地柔软的棉质衣物，减少摩擦。让脐部暴露于空气中，或盖清洁、松大的衣服，避免过度捂盖。

（4）不必在脐带残端及周围使用任何消毒剂，包括乙醇、中草药或氯己定（除有感染迹象外）。

3. 家属教育
家属应接受医护人员的脐带护理指导，并严格按照要求进行护理。特别注意观察脐根部至前腹部是否有红肿、出血、反复潮湿、渗液等情况，如果有，建议及时就医。

（二）新生儿脐炎的处理原则

1. 局部护理
如果脐带残端出血，需重新结扎脐带；如果脐带残端红肿或流脓，每日用消毒剂护理感染部位3次，用干净棉签擦干；如果脓性分泌物和红肿2天内无好转，应转诊治疗。

2. 抗生素治疗

当发现有明显脓液、脐周有扩散,特别是宝宝伴有发热、吃奶差、精神不好或烦躁不安时,提示脐炎严重。除局部处理外,需及时就医,遵医嘱进行抗生素治疗,以免出现更严重的败血症。

3. 外科治疗

脓肿形成后,需行外科切开并引流。如果脐部反复潮湿、渗液,需警惕脐尿管瘘或脐肠瘘,需及时就医。

第四节 湿 疹

新生儿湿疹是一种常见的皮肤疾病,通常在出生后几周内出现。病因复杂,多由遗传和环境因素相互作用,导致机体免疫调节失常,引发疾病。湿疹易导致宝宝哭闹、抓挠,反反复复,久而不愈。因此,新生儿湿疹的预防和护理对提高其生活质量有重要意义。

一、新生儿湿疹的定义

新生儿湿疹又称特应性皮炎或奶癣,是一种慢性、反复发作的炎症性皮肤病,通常会出现在宝宝的两侧面颊、额头、眉间、头皮等部位,严重时可波及全身。皮疹可表现为对称性红斑、丘疹、丘疱疹、水疱、渗液或浸润、肥厚等特征。

二、新生儿湿疹的病因

(一)遗传因素

遗传因素在湿疹的发生中起着重要作用。如果父母或近亲有湿疹、过敏性鼻炎或哮喘等过敏性疾病史,新生儿患湿疹的风险将显著增加。

(二)免疫系统和皮肤屏障功能不完善

新生儿的免疫系统尚未完全发育,皮肤屏障功能较弱,容易受到外界刺激和过敏原的影响,导致湿疹的发生。

(三)环境因素

(1)食物过敏:母亲在哺乳期间摄入某些食物,如牛奶、鸡蛋、坚果等,可能通过母乳传递过敏原,导致新生儿湿疹。

(2)空气过敏原:如尘螨、花粉和动物毛屑等可能引发过敏反应,导致湿疹发生或加重。

三、新生儿湿疹的临床表现

新生儿出生不久后,头面部(如额部、脸颊、头顶部)首先出现皮疹,逐渐蔓延至下颌、颈部、肩背部、臀部和四肢,甚至全身。湿疹初起时为散在或群发的红斑,边界不清,红斑上起小丘疹,逐渐增多,表面附有灰白色鳞屑;有的表面可见小水疱和渗液,渗液干燥形成黄白色鳞屑及痂皮,如果因湿疹剧烈瘙痒挠抓致痂皮脱落,可见鲜红糜烂面,继发感染可导致广泛皮炎、脓疱和高热。患儿常因瘙痒而烦躁不安,夜间哭闹,影响睡眠。

此外,根据皮疹特点,新生儿湿疹可以分为三类:

(一)溢出型

该型多见于体脂高、体型肥胖的患儿,皮疹主要分布在脸颊的两侧,典型表现为片状红斑基础上可见密集大小不一的丘疹、丘疱疹和水疱,部分皮疹表面可伴有少许黄色渗液,渗液干燥后形成黄色痂皮。

(二)干燥型

该型多见于体脂低、体型较瘦的患儿,皮疹主要分布于头面部、躯干和四肢等,典型表现为淡红色或暗红色斑片、密集小丘疹而无水疱,皮肤干燥无明显渗出,表面附有灰白色糠状鳞屑。

(三)脂溢型

该型少见且重,主要分布于头面部,可以见到较多黄色脂溢性的液体渗出,随后可形成黄色的片状结痂。

四、新生儿湿疹的预防和处理原则

(一)新生儿湿疹的预防

1. 选择合适的衣物

新生儿的衣物、床单、被褥等以浅色棉布为主,尽量给患儿穿宽松透气的衣服。

2. 避免冷热刺激

每天给病房消毒、开窗通风,并及时更换床单被罩,保持病房的清洁卫生。注意室外温度、湿度的变化,防止内外温差对患儿皮肤造成一定的刺激。避免风吹日晒。

3. 注意清洁和保湿

每天清洗患儿皮肤,特别注意皮肤褶皱处的清洁。沐浴时需要轻柔搓洗,使用不含碱性的沐浴剂,每次沐浴后擦干水并涂上非油性润肤霜。

4. 科学喂养

尽可能坚持母乳喂养,母亲在哺乳期间不宜食用刺激性食物。如果明确患儿在母乳喂养后出现湿疹,则需要立即停止母乳喂养,改为安全、营养的配方奶并增加喂养次数,保证营养的有效吸收。

(二)新生儿湿疹的处理原则

轻型湿疹以避免外界环境刺激和保湿护肤为主,重型湿疹需要在医师的指导下外用激素,同时做好保湿护肤,若皮肤破溃需要给予抗生素软膏外涂。

1．一般治疗原则

避免任何外部刺激,如洗澡过多、用力揉擦、肥皂及清洁剂使用不当、过冷过热、穿着羊毛织品等均可诱发或加剧皮损。

2．特殊治疗

（1）保湿剂:新生儿湿疹常规使用保湿剂,具有保护和修复皮肤屏障的作用。

（2）局部外用糖皮质激素:需要在医师的指导下合理使用不同强度的激素,待病情稳定后逐步减量和停用。

（3）预防或抗感染:若皮肤破溃或皮肤发生感染,则需要给予抗生素软膏外涂,例如,莫匹罗星软膏。

（4）抗组胺制剂:口服抗组胺药有助于改善瘙痒、减轻搔抓,促进皮损愈合。

第五节 排泄异常

新生儿排泄主要涉及消化系统和泌尿系统。因此,排泄异常包括大便排泄异常和小便排泄异常,具体表现为排便次数、性状、颜色、气味和排便量的异常。

一、大便异常

（一）概述

正常情况下,足月新生儿出生 24 h 内排出胎便,呈墨绿色,质黏稠,无臭味,2～3 天后大便逐渐由墨绿色变为黄色,质稀软,有时伴有黏液。早产儿由于胎便形成少、肠蠕动慢,胎便排出常延迟。新生儿排便性状与喂养方式密切相关,纯母乳喂养的宝宝大便呈黄褐色、质地柔软、略酸不臭;奶粉喂养的宝宝大便呈棕黄色或淡黄色、质地干稠,呈"药膏"状,有臭味,这与配方奶较母乳不好消化有关。此外,由于消化不良、感染和先天发育不良等原因,宝宝会出现异常排便。因此,每日观察大便的颜色、性状、次数等,对于预防营养不良和及时发现消化系统疾病具有重要意义。

（二）大便异常的观察

1．大便次数异常,便秘或腹泻

（1）便秘:新生儿排便困难、排便次数少,大便量小、干燥、呈颗粒状或又大又硬,考虑便秘。

（2）腹泻:新生儿频繁排泄、大便较稀,可能是腹泻,新生儿腹泻易导致水、电解质紊乱,威胁其健康。

2．大便颜色、性质异常

大便呈水样或蛋花汤样、有腥臭味或出现黏液、脓血（鲜血）或颜色变白则为异常大便,应及时就诊。就诊时应留少许异常大便,带到医院化验,以协助诊疗。

（三）大便异常的原因

1. 便秘的原因

（1）功能性便秘：功能性病变的新生儿可1~3天排便一次，生长发育正常，且无呕吐、发热或其他表现，心肺无异常，腹部不胀，肠鸣音正常，无包块，多见于奶粉喂养的新生儿。

（2）先天性疾病：先天性消化道畸形或遗传代谢性疾病可引起排便异常。

2. 腹泻的原因

（1）非感染性腹泻：① 喂养不当，如冲调奶粉不注意卫生；② 牛奶蛋白过敏；③ 吸收不良。

（2）感染性腹泻：① 细菌性：大肠埃希菌是引起新生儿腹泻最常见的细菌；② 病毒性：以轮状病毒为多见；③ 真菌性：多发生在长期应用抗生素后，以白色念珠菌多见；④ 寄生虫：滴虫、梨形鞭毛虫都可引起新生儿腹泻。

3. 大便颜色、性状异常的原因

（1）大便呈水样或蛋花汤样提示病毒性肠炎，大便呈黄绿色带黏液豆腐渣样提示霉菌性肠炎，大便有腥臭味提示阿米巴肠炎，出现黏液、脓血（鲜血）提示细菌性肠炎。

（2）大便带鲜血，可能存在肛裂；大便为暗红色，可能是肠道内有不正常出血，如坏死性肠炎、肠套叠。

（3）大便呈灰白色，可能存在胆道阻塞。

（四）大便异常的处理原则

1. 便秘的处理原则

（1）新生儿便秘多为功能性便秘，处理原则包括坚持母乳喂养、增加喂养次数。使用配方奶喂养的新生儿需要严格按照说明冲调合适浓度的配方奶，并适当增加水分摄入。抚触和短期内口服双歧杆菌可促进肠道蠕动改善便秘。如果仍未改善可以外用温盐水或开塞露灌肠。

（2）对于消化道畸形（如先天性巨结肠）和遗传代谢性疾病引起的便秘，则需要积极治疗原发病。

2. 腹泻处理原则

（1）预防脱水，纠正脱水，继续饮食，维持肠黏膜屏障功能：一般只需继续母乳喂养，奶量逐步增加。

（2）液体疗法：基于累计损失量、生理需要量和异常继续丢失量计算最终补液量。

（3）控制感染：针对不同病原选择药物。病毒性肠炎不必使用抗生素，细菌性肠炎选用高效窄谱抗生素，真菌性肠炎给予抗真菌制剂。同时辅以肠黏膜保护剂并补充肠道益生菌。

3. 异常颜色、性状大便的处理

积极寻找病因和治疗原发病，如抗感染和胆道手术引流。

二、小便异常

(一) 概述

新生儿小便需要观察排尿时间,排尿次数、尿液颜色和气味等,大多数新生儿在出生后 24 h 内排尿,少数到 48 h 才开始排尿。一般出生后第 1 日排尿次数为 2~6 次,以后逐渐增加,1 周后约每日 20 次。新生儿尿液一般为淡黄色,尿量随吃奶及饮水量的多少而增减,尿液的颜色也随之有深浅变化。

(二) 小便异常的原因及处理

1. 延迟排尿

多数新生儿在出生后第 1 天排尿,少数到第 2 天才开始排尿,如出生后 48 h 无尿,要检查原因。

2. 颜色异常

新生儿的尿一般是淡黄色,尿量随吃奶及饮水量的多少而增减,尿液的颜色也随之有深浅变化。如果尿液明显发黄,可能是喂养不足或者伴有黄疸。此外,生后 2~5 天的新生儿于排尿时啼哭并见尿液染红尿布,这与白细胞分解较多使尿酸盐排泄增加及小便较少有关,一般持续数天后消失,不需要处理。如果尿液持续发红或者浑浊,则需要排除泌尿道感染的可能。新生儿尿路感染通常伴有全身症状。

3. 气味异常

当尿液出现异味(如苯丙酮酸尿症的患儿,排出的新鲜尿带有一种特殊的霉臭味),需要检查原因并积极治疗原发病。

4. 排尿次数和排尿量异常

记录喂奶量,喂奶次数,小便次数和小便总量,新生儿排尿次数和尿量如表 16.5.1 所述,如果一周后新生儿排尿次数每天少于 6 次,多为奶量摄入不足,可以加强喂养并观察尿量变化。

表 16.5.1 新生儿每日排尿次数和排尿量

年龄	每日排尿次数	每日排尿总量
出生~第 3 天	4~5 次	0~80 mL
第 4 天~第 10 天	20~30 次	30~300 mL
第 11 天~第 28 天	25~25 次	120~450 mL

第六节 体温异常

体温由位于下丘脑的体温中枢控制,新生儿体温中枢发育不成熟,调节功能差,产热及散热功能都不完善,体温容易波动,加之新生儿皮下脂肪薄,体表面积相对较大,体温易受周围环境温度影响,易低体温,也易发热。

一、发热

(一)新生儿发热的定义

新生儿的正常核心温度(肛温)36.5～37.5 ℃,体表温度为36.0 ℃至37.0 ℃。发热一般指新生儿的核心温度高于37.5 ℃。低热(37.5～38.0 ℃)、中等度热(38.1～39 ℃)、高热(39.1～41 ℃)和超高热(41 ℃以上)。

新生儿对发热的耐受性差,体温过高可引起心动过速、呼吸急促、呼吸暂停,严重者引起惊厥、脑损伤甚至死亡。

(二)新生儿发热的病因

1. 非感染性发热

(1)保温或衣着过多引起发热。与新生儿汗腺组织发育不完善、散热较差有关。在出生后最初2～3天,如果母乳不足,摄入水分少,而环境温度又偏高,则可发生脱水热,表现烦躁、哭闹、皮肤潮红、尿少等。如果衣被捂盖过多,可引起捂热综合征而发生高热。当降低环境温度,补充水分后,体温可降至正常。

(2)光疗时热输入过多可引起发热。

(3)其他原因如惊厥持续状态、窒息、颅脑损伤等影响中枢体温调节功能可引起发热。

2. 感染性发热

因细菌、病毒、真菌、寄生虫、支原体、卡氏囊虫等引起的各种感染均可引起发热,如肺炎、败血症、化脓性脑膜炎、肠炎、脐炎和呼吸道及肠道病毒感染等。

(三)新生儿发热的处理原则

首先要明确发热的原因,如因环境因素引起发热,要及时调整温度,降低室温,打开包被,温水擦浴等;如因脱水引起,需要尽快补充水分或者增加奶量;如因感染引起,应尽快进行相关的检查,积极控制感染。

新生儿发热的处理以物理降温为主,可于头部枕冷水袋或用温水擦浴。擦浴水温33～35 ℃,部位为前额、腹股沟、腋下及四肢。忌用酒精擦浴,以防体温骤降。退热药易产生不良反应或引起虚脱,新生儿期应慎用,高热不退及时就医。

二、低体温

(一)新生儿低体温的定义

新生儿皮肤温度低于35 ℃时称为低体温。多因寒冷刺激或疾病所致,低体温可导致新生儿寒冷损伤。

(二)新生儿低体温的病因

低体温是产热不足和(或)失热增加的结果。

(1) 低温环境：冬春寒冷季节环境温度低，容易发生低体温。

(2) 热量摄入不足：胎儿所需的葡萄糖几乎全部由母体经由胎盘脐带供给，随着初生时脐带的离断，母体的葡萄糖供给也随之中断。初生新生儿血糖调节功能不成熟，且对葡萄糖的利用增加，生成或储备减少，导致低血糖发生，影响产热，也易出现低体温。此类低体温多发生于出生24 h内，与未及时进食母乳，或米汤、牛奶及糖水等代乳品，或进食不足有关。

(3) 早产/低出生体重：早产儿或低出生体重儿能量储备少，消化系统发育不成熟可导致摄入不足，进而影响产热，且早产儿或低出生体重儿棕色脂肪含量少，进一步影响产热能力，难以耐受冷应激。同时，早产儿或低出生体重儿的体表面积大，皮下脂肪薄，失热相对较多。加之早产儿或低出生体重儿的体温调节中枢不成熟，体温调节能力差，故更容易发生低体温。

(4) 疾病因素：严重缺氧、窒息、重症感染等疾病常导致新生儿热量摄入不足，消耗增加，造成低体温的发生，甚至皮肤硬肿。

（三）新生儿低体温的处理原则

(1) 保证适宜的环境温度，宝宝的衣物及包被有良好的保暖性。最简单易行的方法就是将宝宝抱在怀里，以自己的体温为宝宝保暖。如果在采取了一定措施后，体温仍低，及时医院就诊。

(2) 新生儿早期基本保健技术：出生时和出生后3天内提供新生儿保暖、延迟脐带结扎至出生后1~3 min、不间断的皮肤接触90 min、早开奶、早吸吮等，可以有效减少新生儿感染、窒息、低体温的发生。

三、新生儿体温测量技术

新生儿体温测量传统的部位有直肠和腋窝，从操作性和安全性考虑，首选腋窝体温测量。测得的温度接近新生儿的核心温度，但比肛温略低（约低0.5 ℃）。

（一）目的

正确测量新生儿体温，了解新生儿体温情况。

（二）操作规程

表16.6.1 新生儿体温测量操作规程

项目	操作规程
操作前准备	1. 医疗护理员准备：着装整洁，摘除首饰，剪指甲，洗手，戴口罩 2. 新生儿准备：出生时间、一般情况及腋窝皮肤情况 3. 用物准备：水银体温计、纱布、75%酒精 4. 环境准备：温、湿度适宜，酌情关闭门窗，调节室温至26~28 ℃

续表

项　目	操　作　规　程
操作方法与程序	1. 携用物至床旁,核对新生儿床号、姓名,并向家属解释 2. 检查体温计,确认无破损,刻度清晰,并将水银柱甩至35℃以下 3. 将新生儿取平卧位或侧卧位 4. 松解包被,用纱布擦干腋下汗液,将体温计水银端放在新生儿腋窝中央 5. 将新生儿手臂放下并屈臂于胸前,双手分别扶持宝宝的手臂及体温计上端,夹紧体温计5~10 min取出 6. 横拿体温计上端,背光站立,使体温计的刻度与眼平行,缓慢旋转体温计,正确读数 8. 将新生儿放至母亲身边,告知母亲测量结果,合理解释 9. 用75%酒精消毒体温计,擦干后拆入表套中备用 10. 洗手,记录
效果评价	1. 严格查对,注意室温 2. 操作熟练、动作敏捷、轻稳

(三)注意事项

(1) 新生儿体温测量传统的部位有直肠和腋窝,从操作性和安全性考虑,首选腋窝体温测量。

(2) 测量体温要在喂奶30分钟后进行,刚哭闹过、喝水、洗澡后都不能马上测量,以免影响测量的准确性。

(3) 测量过程中注意保暖、注意观察新生儿的面色、呼吸及反应,有异常及时停止操作。

(4) 做好安全防护工作,尤其要防止水银体温计碎裂。

(5) 每天测体温2次,如体温低于36 ℃或高于37.5 ℃,应每4 h测1次。

(6) 体温过低应加强保暖,过高需检查原因,如室温过高、盖被太厚、穿衣太多等,应及时予以纠正。

码 16.6.1　新生儿体温测量

附:新生儿给药照护

新生儿由于其特殊的生理特点,各个器官如神经系统、肝和肾脏发育还不成熟,药物吸收、分布、代谢和排泄与成年人不同。且新生儿对药物耐受性差,容易引起不良反应。因此,新生儿给药时,医疗护理员应注意使用方法、剂量和给药途径。

一、新生儿给药的途径

(一) 口服给药

口服给药是最方便、最安全的给药途径,口服给药需要注意:

(1) 不要让宝宝完全平卧位,最好抱起宝宝或者抬高其头部,以防呛咳。喂药之前不应喂饱奶,以免饱后宝宝拒绝服药。

(2) 新生儿用糖浆、水剂、冲剂口服较合适。片剂要将药片研碎和少量温开水溶解。但任何药物均不可混入奶中服用,以免降低药物疗效。

(3) 从宝宝的口角处顺口颊方向慢慢倒入药液,一次性量不可过多,待药液咽下后方可将药勺拿开,以防宝宝将药液吐出。或者把药水或药粉溶于糖水倒入奶瓶,让宝宝像吸奶一样服药。

(4) 早产儿喂养可用滴管或小药勺喂药。

(5) 胶囊类可用消毒剪刀或者消毒针头剪胶囊前端,再挤入宝宝口中。

(二) 透皮给药

透皮给药方便且依从性好,药物剂型为软膏、水剂或混悬剂等。用药时要注意防止宝宝用手抓摸药物,误入眼、口引起意外,且不宜使用刺激性较大的药物。

二、新生儿给药照护的注意事项

(一) 严格掌握给药剂量

新生儿用药应严格遵守服药剂量,避免一日或多次剂量一次误服。

(二) 密切监护,防止产生不良反应

新生儿服药后极易产生药品不良反应,在用药过程中应注意密切观察,以免造成严重后果。

(三) 发热时不宜轻易使用退热药

新生儿体温调节功能不完善,在体温不超过38℃时,只要多喂温开水即可,再升高时可采用物理降温法,如仍无效,请医师决定是否使用退热药。体温下降后,立即停止降温措施。

(四) 乳母应慎重用药

很多药物能够通过乳汁进入正在哺乳期的新生儿体内。因此,对于处于哺乳期的新生儿,乳母应谨慎用药。必须服药的乳母,需要咨询医师是否暂停哺乳。

参 考 文 献

[1] 谭涛,浦科学,张敏.新生儿病理性黄疸治疗策略的卫生经济学评价[J].重庆医学,2023,52(6):

951-955.
［2］ 张玉侠.实用新生儿护理手册［M］.北京:人民卫生出版社,2019.
［3］ Slaughter JL, Kemper AR, Newman TB. Technical report: diagnosis and management of hyperbilirubinemia in the newborn infant 35 or more weeks of gestation［J］. Pediatrics, 2022, 150(3):e2022058865.
［4］ 鄢建华,刘彦彦,武毅.抚触结合早期游泳在新生儿黄疸患儿中的应用效果［J］.齐鲁护理杂志,2023,29(18):156-158.
［5］ 杨静丽,王建辉.2022版美国儿科学会新生儿高胆红素血症管理指南解读［J］.中国当代儿科杂志,2023,25(1):11-17.
［6］ 李燕,江艳,康琼芳,等.婴幼儿尿布性皮炎预防策略的最佳证据总结［J］.上海交通大学学报(医学版),2022,42(3):357-363.
［7］ 任平,马丽丽,顾莺.新生儿尿布性皮炎结构化管理方案的构建与应用［J］.护理学杂志,2021,36(24):1-4.
［8］ 张琳琪,李杨,宋楠,等.婴幼儿尿布性皮炎护理实践专家共识［J］.中华护理杂志,2020,55(8):1169.
［9］ 邵肖梅,叶鸿瑁,丘小汕.实用新生儿学［M］.5版.北京:人民卫生出版社,2018.
［10］ 孙瑞阳,李俊英,朱秀,等.新生儿娩出后脐带处理的最佳证据总结［J］.护理学杂志,2023,38(13):93-98.
［11］ 陈惠芬,魏彦敏,邱净净,等.实用新生儿疾病诊疗手册［M］.石家庄:河北科学技术出版社,2020.
［12］ 张小敏,朱梦茹.新生儿泌尿系统感染的病原菌分布、临床特征及危险因素分析［J］.临床医学研究与实践,2021,6(33):17-19.
［13］ 国家卫生健康委员会办公厅,国家中医药局办公室.儿童急性感染性腹泻病诊疗规范(2020年版)［J］.全科医学临床与教育,2020,18(11):964-967.
［14］ 胡婕.探讨新生儿早期保健技术对改善新生儿低体温发挥的作用［J］.哈尔滨医药,2023,43(6):123-125.

第十七章　新生儿安全与急救

预防新生儿意外伤害的发生是保证新生儿安全的重要内容之一,新生儿常见的意外伤害包括新生儿呛奶窒息、烫伤、跌落伤等。造成意外伤害的部分原因是现场人员对意外伤害的预防和应急处理措施不当。本章着重介绍新生儿常见意外伤害的高危因素、常见预防措施和应急处理技术,以保护新生儿的安全。

【学习目标】

1．识记
（1）能准确描述新生儿呕吐窒息抢救的流程。
（2）能准确对新生儿烫伤程度进行分类。
2．理解
（1）能了解新生儿烫伤的原因和预防措施。
（2）能了解新生儿跌落伤的原因和预防措施。
3．应用
（1）能正确地对呕吐窒息的新生儿给予海姆立克急救。
（2）能对跌落伤的新生儿给予正确的紧急处理。
（3）能对烫伤的新生儿给予正确的紧急处理。

第一节　新生儿呕吐窒息的急救——海姆立克急救法

新生儿呕吐窒息的急救一般适用于奶水、羊水或痰液堵塞气道的新生儿。

一、目的

（1）掌握新生儿呛奶后急救护理及预防措施。
（2）保证新生儿安全、减少护理安全隐患。
（3）降低新生儿窒息并发症的发生率。

二、操作规程

表 17.1 新生儿海姆立克急救法操作规程

项 目	操 作 规 程
操作前准备	1. 医疗护理员准备：就地快速反应、判断并呼救 2. 评估新生儿：评估新生儿呼吸、咳嗽、哭声和皮肤颜色 3. 用物准备：新生儿手口湿巾 4. 环境准备：环境安全、整洁、宽敞、光线明亮
操作方法与程序	1. 评估新生儿病情：轻微阻塞，能咳嗽，但啼哭困难，有异样杂音，皮肤稍有青紫；严重阻塞，不能发出任何声音，停止呼吸，皮肤青紫或苍白 2. 紧急呼救：呼救家人或周围人并要求其立即拨打"120"急救电话；若独自一人，立即拨打"120"急救电话，拨通免提并徒手进行抢救 3. 清除口鼻异物：将新生儿侧卧，使用手口湿巾清除口鼻异物 **实施新生儿海姆立克急救法操作** 4. 背部拍击和胸部冲击 　(1) 背部拍击：拍背/冲胸法适用于有反应新生儿 　　① 体位：取坐位，将新生儿骑跨并俯卧于急救者的一侧手臂上，以大腿为支撑，手指张开托住新生儿下颌，打开气道并固定头部，保持新生儿头低于躯干位置 　　② 拍击方法：另一只手掌根部连续叩击肩胛骨连线中点处 5 次 　(2) 胸部冲击：5 次背部拍击不能解除气道异物梗阻时 　　① 体位：两臂夹紧新生儿将其翻转为仰卧位使其仰卧于另一只手的前臂上，前臂放在大腿之上，使新生儿头部略低于躯干 　　② 冲击手法：医疗护理员用两手指按压两乳头连线中点下方，实施 5 次胸部冲击，每次间隔 1 s 　(3) 反复交替操作上述两个步骤，直到异物排出 5. 对于意识丧失、呼吸心跳停止的新生儿应立即按心肺复苏流程操作，专业医护人员赶到后积极配合医护人员抢救 6. 安置新生儿，将新生儿放至母亲身边，与家属交代注意事项 7. 洗手，整理用物
效果评价	1. 新生儿排出异物；呼吸道恢复通畅；皮肤转为红润 2. 操作熟练、动作敏捷、轻稳

三、注意事项

(1) 背部叩击时，手臂要紧贴自己的大腿，否则难以固定新生儿；固定新生儿头部时注意不要堵住新生儿口鼻，观察新生儿口内是否排出异物，动作不可粗鲁。

(2) 胸部冲击翻转新生儿时，应注意安全；如果发现新生儿口中异物，可小心将其取出，如不能看到异物，继续使用背部拍击和胸部冲击法，直至异物排出。

(3) 注意观察新生儿有无其他症状，做好向医护人员汇报的准备。

第二节 新生儿跌落的照护

新生儿无法主动识别外界的跌落风险。常见的致伤原因主要有坠床、怀抱新生儿的成人被物体绊倒等。常见的跌落伤包括擦伤、扭伤、骨折、刺伤、颅脑损伤等。

一、新生儿跌落的原因

在新生儿沐浴、人工喂养时医疗护理员怀抱新生儿的姿势错误，或单手抱婴导致新生儿坠落；照护者安全意识薄弱，没有在新生儿（以下简称"宝宝"）身边时刻陪同，未妥善安置床垫；地板潮湿打滑或有障碍物，怀抱新生儿的医疗护理员摔倒。

二、跌落伤后的紧急处理方法

（1）固定伤处：宝宝从床上掉下后，必须先确认其是否骨折。如果宝宝跌落后剧烈哭闹或失去意识，且手脚不能活动，需要怀疑是否为颈椎受伤及颅内出血。注意千万不要移动，应立刻将受伤部位固定，等急救人员进行操作，以免因为处理不当而造成更严重的伤害。

（2）立即就医：如果确定受伤宝宝是头部着地，尤其是后脑先着地时，照护者需要特别重视。发现受伤宝宝出现高声哭叫、睡觉不醒、呕吐、非常兴奋、四肢肌肉紧张、牙关紧闭、眼斜视等任何一个表现时，都要立即送往医院，检查是否存在颅脑损伤。

（3）紧急止血：宝宝掉下床后如果肢体出血，可先进行止血处理，最简单有效的方法就是直接加压止血法。可拿一块干净的纱布或者毛巾按压在伤口上，直到出血停止。如果受伤宝宝流鼻血，可以用手捏住其鼻翼两侧以帮助止血，但不要把受伤宝宝的头仰起，以免血液反流到胃部引起刺激性呕吐窒息，紧急止血处理后立即送医。

（4）注意事项：宝宝跌落以后，千万别立即抱起来。可能由于"抱起"的过程动作太大，造成二次损伤。比如，脊柱裂缝损伤在抱起过程中可能造成横断伤。首先，要冷静判断。受伤宝宝如果能够马上大哭，一般说明脑部受伤的可能性较小。先观察几秒，确定宝宝没出现出血、肢体活动正常、皮肤没有变紫黑或苍白、呕吐等情况，可以一侧托住头部，一侧抱住臀部，动作轻柔地横抱到床上安抚。可以安抚宝宝，止住哭泣，转移注意力，尽量不要让宝宝立即睡去。之后，要密切观察宝宝的睡眠、饮食、玩耍等是否规律，如果宝宝有嗜睡、无食欲、哭闹不止、异常行为等，家长应送医院检查。

三、避免跌落的预防措施

（1）防止怀抱宝宝的医疗护理员跌倒：医院或者家中使用防滑地板，穿防滑拖鞋，特别是给宝宝沐浴或喂奶时；不要单手怀抱宝宝；物品有序摆放，尤其是板凳等小的障碍物，否则怀抱宝宝的医疗护理员容易因处在视觉盲区而被绊倒。

(2) 选择合适的床：选择设有护栏的婴儿床，床档高、稳当牢固、床栏间隙小的床可防止宝宝坠落。可在床边的地面上铺些具有缓冲作用的物品，如厚的防滑垫、厚地毯、海绵垫等，防止宝宝发生严重的跌落伤。

(3) 树立危险意识，时刻陪伴：时刻保持警惕，多留心，切勿存侥幸心理。宝宝玩耍须在医疗护理员的看护下进行。如果有事须暂时离开，最好将宝宝交给其他家人。宝宝随年龄的增长会慢慢学会翻身、爬行、站立等动作后，跌落伤发生的可能性也在逐渐增加，防止疏忽大意造成严重的不良后果。

第三节　新生儿烫伤的照护

烧烫伤是热力（即高温物质如热液、火焰）对皮肤及组织造成的损伤，既可发生于体表，也可发生于其他部位，常见于皮肤及皮下组织。

一、新生儿烧烫伤的原因及症状

（一）烧烫伤的原因

(1) 沐浴时水温过高：新生儿沐浴时，水温37～39℃，如果水温过高，新生儿娇嫩的皮肤就有被烫伤的风险。如果使用非恒温的流动水，水温突然增高也是原因之一。

(2) 保暖不当：冬季有些家长会给新生儿用热水袋保暖，水温一般不超过50℃，灌上热水后，应在热水袋外面用毛巾包裹。但是新生儿皮肤娇嫩，一般不建议给新生儿使用热水袋。

(3) 喂奶未测温度：吃配方奶的新生儿，配奶未使用恒温水（40～60℃）进行配奶，若奶的温度过高，易发生消化道黏膜烫伤。

(4) 医疗护理员疏忽：怀抱新生儿喝水或拿茶壶倒水时不慎烫伤新生儿；家中其他幼童碰翻热水造成新生儿烫伤。

（二）烫伤的程度及症状

(1) Ⅰ度：只有皮肤的表皮受伤，皮肤发红，无水疱，3～5天痊愈。

(2) 浅Ⅱ度：损伤达真皮浅层，有大的水疱，如果不感染，2～3周痊愈，可能会有色素沉着，但不会留瘢痕。

(3) 深Ⅱ度：损伤达真皮深层，有水疱，但比浅Ⅱ度小，如果不感染3～4周可痊愈，但会留瘢痕。

(4) Ⅲ度：损伤达皮下脂肪层或更深，会遗留瘢痕，而且烧烫伤面积大的还需要进行手术。

二、新生儿烫伤的处理

(1) 迅速脱离热源，大声呼救：新生儿被热水或热汤类烫伤后，立即将其抱离热源。若烫伤部位被衣服覆盖,不要强行脱去衣物,快速地用干净的剪子剪开衣物并轻轻去除,避免扯伤皮肤。

(2) 冷水冲:应尽快将烫伤部位放在水龙头下面,用流动的凉水不停地冲10~15 min,这样做不仅能减轻皮肤损伤,还可以清洁创面,减轻疼痛。

(3) 烧烫伤部位的皮肤烧焦或发白,因神经损坏,新生儿没有明显的痛感,创面应该用干净的毛巾、床单遮盖或包裹,然后尽快到医院就医。

(4) 遵医嘱用药:新生儿烫伤处皮肤不要随意涂抹任何膏剂、油剂、药物,烫伤部位如出现水疱,不要将水疱挑破,使烧烫伤创面恶化,避免引起感染。

(5) 特殊部位的护理:面部、手部、会阴部等。

① 面部:面部器官比较多,要仔细看护,避免患儿哭闹时双手抓伤面部器官而加重烧烫伤创面,尽快盖上消毒纱布或干净不掉毛的毛巾,送往医院治疗。

② 手部:要注意有无缺血、坏死(苍白变色),需制动,尽量保持手部处于功能位。

③ 会阴部:新生儿大小便后要及时清理干净,以免大小便污染烧烫伤的创面。

三、预防措施

(1) 沐浴时水温适宜:准备沐浴时,先放凉水,再放入热水,建议使用恒温热水器,其温度最高设定在47 ℃,避免在沐浴时烫伤新生儿。

(2) 保暖得当:经济条件允许的话,一般不建议使用暖水袋给新生儿保暖,如果必须,应加倍小心,须尽量排空暖水袋内多余空气,并检查盖子是否已拧紧,暖水袋内的水温应<50 ℃,暖水袋用毛巾包裹后再给新生儿使用。

(3) 奶温合适:建议使用恒温水,给新生儿喂奶时,要将奶瓶中的奶液滴到手腕内侧测试温度,感觉温热方可。

(4) 认真看护,避免意外:医疗护理员喝热水及去厨房炖汤、烧水时不要怀抱新生儿,一定要把新生儿安置在一个安全的环境里。

参 考 文 献

[1] 杨莘.医疗护理员[M].北京:人民卫生出版社,2022.
[2] 王爱平,孙永新.医疗护理员培训教程[M].北京:人民卫生出版社,2021.
[3] 李玲,孙晖.医疗护理员岗前培训手册[M].北京:人民卫生出版社,2022.
[4] 陈静,邢薇.医疗护理员职业培训教程[M].北京:人民卫生出版社,2022.
[5] 中华护理学会.母婴居家护养[M].北京:人民卫生出版社,2020.
[6] 黄莹莹.新生儿烫伤的临床护理体会[J].中国实用护理杂志,2012,28(z1):88.
[7] 吴鸿波,李曼曼,林丽丽,等.单中心儿科门急诊0~16岁儿童10年死亡数据分析[J].首都医科大学学报,2021,42(5):852-856.
[8] 胡晓静,刘芳,沈国妹,等.住院患儿跌落发生率的监测与分析[J].中国护理管理,2017,17(7):960-962.

［9］ 殷彩欣,林文春,张志尧,等.预防和降低患儿跌落的改进实践[J].中华护理杂志,2013,48(6):546-547.

［10］ Ghanem M A H, Moustafa T A, Megahed H M, et al. A descriptive study of accidental skeletal injuries and non-accidental skeletal injuries of child maltreatment[J]. J Forensic Leg Med., 2018, 54:14-22.

［11］ AlSahlawi A, Morantz G, Lacroix C, et al. Bilateral parietal skull fractures in infants attributable to accidental falls[J]. Pediatr Neurosurg., 2021, 56(5):424-431.